现代医学科技译丛
MODERN MEDICAL SCIENCE AND TECHNOLOGY SERIES

肿瘤整形外科
乳房重塑技术

Breast Reconstruction
An Issue of Clinics in Plastic Surgery

[美] 尼尔·塔纳（Neil Tanna） **主编**

于志勇　尹　健　龚益平 **主译**

中国出版集团有限公司
世界图书出版公司
上海　西安　北京　广州

图书在版编目（CIP）数据

肿瘤整形外科: 乳房重塑技术/(美) 尼尔·塔纳主编; 于志勇, 尹健, 龚益平译. -- 上海: 上海世界图书出版公司, 2025.6.--ISBN 978-7-5232-1937-9

Ⅰ. R655.8

中国国家版本馆 CIP 数据核字第 20259HT661 号

书　　名	肿瘤整形外科：乳房重塑技术 Zhongliu Zhengxing Waike : Rufang Chongsu Jishu
主　　编	[美] 尼尔 · 塔纳
主　　译	于志勇　尹　健　龚益平
策　　划	曹高腾
责任编辑	芮晴舟
出 版 人	唐丽芳
出版发行	上海世界图书出版公司
地　　址	上海市广中路 88 号 9-10 楼
邮　　编	200083
网　　址	http://www.wpcsh.com
经　　销	新华书店
印　　刷	运河（唐山）印务有限公司
开　　本	787 mm × 1092 mm　1/16
印　　张	15.25
字　　数	285 千字
版　　次	2025 年 6 月第 1 版　2025 年 6 月第 1 次印刷
版权登记	图字 09-2024-0489 号
书　　号	ISBN 978-7-5232-1937-9 / R·775
定　　价	120.00 元

ELSEVIER
Elsevier (Singapore) Pte Ltd.
3 Killiney Road,
#08-01 Winsland House I,
Singapore 239519
Tel: (65) 6349-0200; Fax: (65) 6733-1817

ISBN-13: 978-0-323-93971-3

This translation of Breast Reconstruction, An Issue of Clinics in Plastic Surgery by Neil Tanna was undertaken by World Publishing Shanghai Corporation Limited and is published by arrangement with Elsevier (Singapore) Pte Ltd.

Breast Reconstruction: An Issue of Clinics in Plastic Surgery by Neil Tanna由世界图书出版上海有限公司进行翻译，并根据世界图书出版上海有限公司与爱思唯尔（新加坡）私人有限公司的协议约定出版。

《肿瘤整形外科：乳房重塑技术》（于志勇 尹 健 龚益平 主译）
ISBN 978-7-5232-1937-9

译者名单

主　译　于志勇　山东第一医科大学附属肿瘤医院

尹　健　天津医科大学肿瘤医院

龚益平　武汉大学人民医院

副主译（按姓氏笔画排序）

李　超　山东第一医科大学附属肿瘤医院

李文涛　河南省人民医院

唐　军　中山大学附属肿瘤医院

译　者（按姓氏笔画排序）

王　磊　济宁医学院附属医院

王福凯　山东第一医科大学附属肿瘤医院

王蕾蕾　山东第一医科大学附属肿瘤医院

尹永硕　山东第一医科大学附属肿瘤医院

刘兆芸　山东第一医科大学附属肿瘤医院

刘政锐　山东第一医科大学附属肿瘤医院

孙飞霞　山东第一医科大学附属职业病医院

孙德峰　济南市章丘区人民医院

李佳琦　山东第一医科大学附属肿瘤医院

李浩嘉　山东第一医科大学附属肿瘤医院

杨振芳　山东第一医科大学附属肿瘤医院

宋书彬　山东第一医科大学附属肿瘤医院

张　良　山东第一医科大学附属肿瘤医院

张延韬　天津医科大学肿瘤医院

金玉芹　山东第一医科大学附属肿瘤医院

曹晓珊　山东第一医科大学附属肿瘤医院

霍志军　山东第一医科大学附属肿瘤医院

主译简介

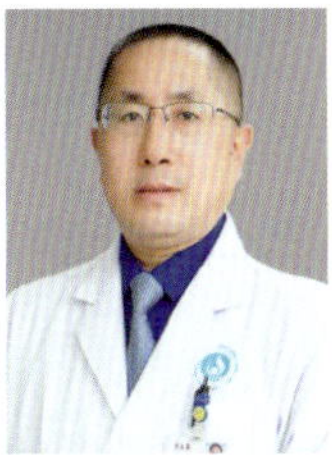

于志勇　二级教授，主任医师，博士研究生导师。现任山东第一医科大学附属肿瘤医院学科带头人，兼任山东第一医科大学附属肿瘤医院乳腺外三科主任。中国抗癌协会肿瘤整形外科专业委员会副主任委员，中国中医药研究促进会乳腺病分会副主任委员，中国康复医学会健康管理专业委员会乳腺学组副主任委员，中国中西医结合学会乳房术后畸形修复专业委员会副主任委员，山东省临床肿瘤学会乳腺专家委员会首任主任委员，山东省抗癌协会肿瘤整形外科分会主任委员，山东省医师协会乳腺及甲状腺专业委员会副主任委员，山东省医药教育协会乳腺专业委员会副主任委员。曾获得山东第一医科大学优秀研究生指导教师，山东第一医科大学附属肿瘤医院“最美医师”称号，山东第一医科大学附属肿瘤医院“2023 年度十佳科主任”，山东第一医科大学附属肿瘤医院“2024 年度十大知名专家”等荣誉。

擅长乳腺肿瘤手术及综合治疗。专注乳腺癌转移和耐药靶点开发研究，临床上倡导保乳及乳房重建、创新实践。获得山东省科技进步二等奖、山东省高校科技成果一等奖等奖项。

主译简介

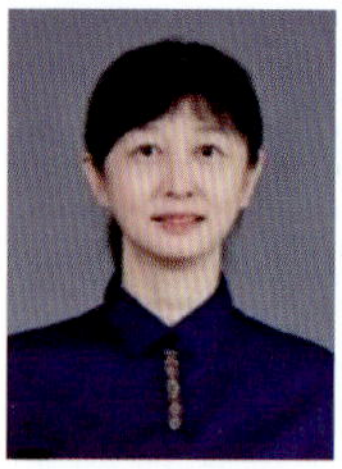

尹　健　主任医师，博士研究生导师。现任天津医科大学肿瘤医院乳房重建科主任。兼任中国抗癌协会肿瘤整形外科专业委员会主任委员、中国抗癌协会乳房重建科普教育基地主任委员等。主编《乳房重建加速康复外科中国专家共识（2022版）》《中国肿瘤整合诊治技术指南——整形重建》。担任天津市“项目＋团队”重点培养专项（B级）负责人。先后获得天津医科大学“临床专科建设贡献奖”、天津医科大学肿瘤医院“优秀新世纪人才”、天津医科大学肿瘤医院“十三五杰出人才计划”等荣誉，以及天津医科大学肿瘤医院“优秀党员标兵”、天津医科大学肿瘤医院“优秀党务工作者”等称号。

2010年，作为学科带头人在天津医科大学肿瘤医院建立我国第一个乳腺肿瘤整形专科。2019年，作为负责人建立了我国首个乳腺肿瘤整形国际合作中心“中俄乳腺肿瘤整形联合研究中心”。

主译简介

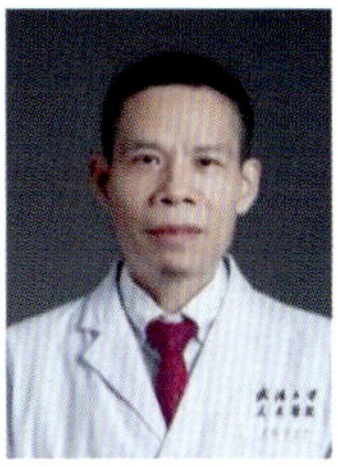

龚益平　主任医师，硕士研究生导师。现任武汉大学人民医院（东院）乳腺甲状腺外科主任。中国抗癌协会肿瘤整形专业委员会常务委员，中国医疗保健国际交流促进会理事，中国医促会肿瘤整形与功能外科分会副主任委员，湖北省临床肿瘤学会肿瘤整形专业委员会主任委员，湖北省抗癌协会理事，湖北省“两癌”专家。担任 *Plos One* 杂志审稿专家，《肿瘤防治研究》杂志编委。发表专业学术论文 40 余篇，主译《乳房重建图谱》《乳腺外科学：原则与技术》《乳房重建：肿瘤整形外科技术》学术著作 3 部。

原著贡献者

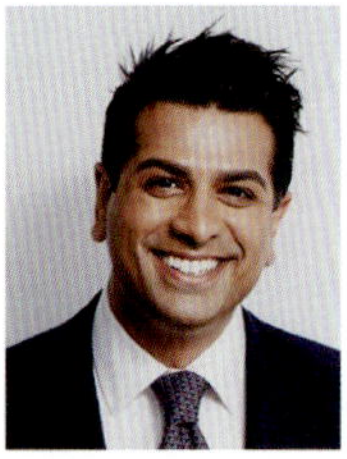

主编

尼尔·塔纳（Neil Tanna），医学博士，工商管理硕士，美国外科学院院士
纽约州，大颈市，诺思韦尔健康中心，女性外科副主任；霍夫斯特拉/诺思韦尔唐纳德和芭芭拉·祖克医学院，整形外科教授

编者

萨尔玛·A. 阿卜杜（Salma A. Abdou），医学博士
华盛顿哥伦比亚特区，医疗之星整形与重建外科

罗伯特·艾伦（Robert Allen），医学博士
路易斯安那州，新奥尔良市，路易斯安那州立大学外科系，整形与重建外科临床教授

小罗伯特·J. 艾伦（Robert J. Allen Jr），医学博士
纽约州，纽约市，纪念斯隆凯特琳癌症中心，整形与重建外科

赛义德·C. 阿祖里（Saïd C. Azoury），医学博士
纽约州，纽约市，纪念斯隆凯特琳癌症中心，整形与重建外科

莎拉·L. 巴内特（Sarah L. Barnett），医学学士
纽约州，大颈市，诺思韦尔健康中心，整形与重建外科

乔丹·T. 布劳（Jordan T. Blough），医学博士
得克萨斯州，坦普尔市，得克萨斯A&M医学院外科系，整形与重建外科

迈克尔·博雷罗（Michael Borrero），医学博士
路易斯安那州，新奥尔良市，路易斯安那州大学外科系，整形与重建外科住院医师

卡琳娜·查里波娃（Karina Charipova），医学博士
华盛顿哥伦比亚特区，医疗之星整形与重建外科

米纳斯·T. 克里索普洛（Minas T. Chrysopoulo），医学博士
得克萨斯州，圣安东尼奥市，PRMA整形外科

马克·W. 克莱门斯（Mark W. Clemens），医学博士，工商管理硕士，美国外科学院院士
得克萨斯州，休斯敦市，得克萨斯大学MD安德森癌症中心，整形外科

扎克·科恩（Zack Cohen），医学博士
纽约州，纽约市，纪念斯隆凯特琳癌症中心，整形与重建外科

凯蒂·G. 伊根（Katie G. Egan），医学博士
得克萨斯州，休斯敦市，得克萨斯大学MD安德森癌症中心，微血管重建外科研究员、临床专家

希瑟·R. 福克纳（Heather R. Faulkner），医学博士，公共卫生硕士
佐治亚州，亚特兰大市，埃默里整形与重建外科

梅根·E. 福尔克（Megan E. Fracol），医学博士
得克萨斯州，休斯敦市，得克萨斯大学MD安德森癌症中心，整形外科

弗朗西斯·D. 格拉齐亚诺（Francis D. Graziano），医学博士
纽约州，纽约市，西奈山伊坎医学院外科系，整形与重建外科

大卫·T. 格林斯庞（David T. Greenspun），医学博士，科学硕士，美国外科学院院士
康涅狄格州，格林威治市，整形与重建及微血管外科，美国整形外科学会会员

尼古拉斯·T. 哈多克（Nicholas T. Haddock），医学博士
得克萨斯州，达拉斯市，得克萨斯大学西南医学中心，整形外科系副教授、商务副总裁

雨果·ST. 圣希莱尔（Hugo ST. Hilaire），医学博士
路易斯安那州，新奥尔良市，路易斯安州立大学外科系，整形与重建外科主任

乔丹·M.S. 雅各布斯（Jordan M.S. Jacobs），医学博士
纽约州，纽约市，西奈山医院，西奈山伊坎医学院，外科助理教授

诺兰·S. 卡普（Nolan S. Karp），医学博士
纽约州，纽约市，纽约大学朗格尼健康中心，Hansjoörg Wyss整形外科

阿尔伯特·洛斯肯（Albert Losken），医学博士
佐治亚州，亚特兰大市，埃默里整形与重建外科

乔瑟琳·陆（Jocelyn Lu），医学博士
纽约州，纽约市，西奈山伊坎医学院外科系，整形与重建外科

埃文·马特罗斯（Evan Matros），医学博士，医学科学硕士
纽约州，纽约市，纪念斯隆凯特琳癌症中心，整形与重建外科

乔纳斯·A. 纳尔逊（Jonas A. Nelson），医学博士，公共卫生硕士
纽约州，纽约市，纪念斯隆凯特琳癌症中心，整形与重建外科

丽贝卡·C. 奥尼尔（Rebecca C. O’neill），医学博士
得克萨斯州，休斯敦市，贝勒医学院，整形与重建外科

奥斯卡·奥乔亚（Oscar Ochoa），医学博士
得克萨斯州，圣安东尼奥市，PRMA整形外科

艾玛·L. 鲁宾逊（Emma L. Robinson），外科学士
纽约州，亨普斯特德市，霍夫斯特拉/诺思韦尔医学院唐纳德和芭芭拉·祖克医学院，整形外科

梅根·M. 罗德里格斯（Megan M. Rodriguez），外科学士
得克萨斯州，休斯敦市，得克萨斯大学MD安德森癌症中心，整形外科

米歇尔·H. 圣西尔（Michel H. Saint-Cyr），医学博士，工商管理硕士，加拿大皇家外科医学院院士
亚利桑那州，吉尔伯特市，班纳MD安德森癌症中心，整形与重建外科

阿拉·A. 萨利比安（Ara A. Salibian），医学博士
加利福尼亚州，萨克拉门托市，加州大学戴维斯分校，整形与重建外科

查尔斯·安德鲁·萨尔茨伯格（Charles Andrew Salzberg），医学博士
佛罗里达州，维罗海滩，克利夫兰诊所，外科教授

哈尼·斯比塔尼（Hani Sbitany），医学博士
纽约州，纽约市，西奈山伊坎医学院，整形与重建外科主任、外科教授

杰西·C. 塞尔伯（Jesse C. Selber），医学博士，公共卫生硕士，人力资本管理硕士，美国外科学院院士
得克萨斯州，休斯敦市，得克萨斯大学MD安德森癌症中心，整形外科副主任、教授

马克·L. 史密斯（Mark L. Smith），医学博士，美国外科学院院士
纽约州，大颈市，诺思韦尔健康中心，整形与重建外科；纽约州，亨普斯特德，霍夫斯特拉/诺思韦尔唐纳德和芭芭拉·祖克医学院，整形外科

大卫·H. 宋（David H. Song），医学博士，工商管理硕士，美国外科学院院士
华盛顿哥伦比亚特区，医疗之星整形与重建外科

阿尔多纳·J. 斯皮格尔（Aldona J. Spiegel），医学博士
得克萨斯州，休斯敦市，休斯敦卫理公会医院，重建外科研究所

斯内哈·苏布拉马尼亚姆（Sneha Subramaniam），医学博士
纽约州，纽约市，诺思韦尔健康中心，外科住院医师

史蒂文·M. 苏丹（Steven M. Sultan），医学博士
纽约州，纽约市，西奈山医院，外科助理教授

苏米特·S. 特奥蒂亚（Sumeet S. Teotia），医学博士
得克萨斯州，达拉斯市，得克萨斯大学西南医学中心，整形外科教授

主译前言

回顾自己的职业历程，乳腺外科发展方向从最大限度乳房破坏性切除到有效治疗前提下的乳房最小范围切除与其他破坏性运作，体现出当代医学科技的创新与临床工作者理念的进步。外科医生要避免成为只重手技的“手艺人”，要懂生理、病理、解剖、生物学、美学专业等知识，这需要我们不断地追踪前沿知识，具备创新意识。将“手技”“科学”和“艺术”综合，提倡“用心”开刀，体现在术前评估要全面，术前规划是灵魂，术中技术精准应用是核心，术后用心管理是成功保障。目前，总体治疗提倡医患共同决策模式，有利于减少患者焦虑及减少决策冲突，提升患者的接受程度和满意度，当然更需要以我们提供给患者先进的治疗手段做前提。

肿瘤整形外科是乳腺外科的一次革命，是多学科协作的结晶。特别是乳腺肿瘤外科医生，既要认真学习整形外科技术新理念，又要掌握并平衡肿瘤治疗基本原则。即医生应知晓该做什么手术、会达到什么效果，从而使患者利益最大化。

本书是有关整形外科临床乳房重建方面的最新文献荟萃，汇集了当今顶尖整形外科医生的新理念、新技术。例如，乳房部分缺损修复、各种各样游离皮瓣的技术选择性应用、高超的显微外科技术应用、机器人技术等，并用数据论证了其技术的科学性。

本书由山东第一医科大学附属肿瘤医院的于志勇教授、天津医科大学肿瘤医院的尹健教授、武汉大学人民医院的龚益平教授带领年轻医生及学生团队翻译完成。

相信本书将有助于广大乳腺外科同道提升肿瘤整形方面的理论与实践，当然最终受益者将是我们经治的广大乳腺肿瘤患者。

于志勇

2025 年 1 月

原著前言

现代乳房重建：最优化美学效果、效率和结局

在众多前辈的努力下，乳房重建技术有了显著的发展。过去，乳房切除术后乳房重建主要局限于二步法胸肌后假体重建和自体腹部皮瓣重建。如今，乳房重建的方法越来越多，如一步法植入物重建、胸肌前植入物重建、替代皮瓣重建、联合乳房重建和乳房神经重建等。

在过去，由于乳房重建的方法很少，患者和外科医生在手术方式的选择上受到限制。因此，患者重建方案的选择通常比较单一，而不是根据个体量身定制手术计划。随着乳房重建技术的进步，当代外科医生可以根据患者个体化的特点，依据乳房解剖、体型和患者偏好来进行手术。此外，这些手术技术可以满足患者对美学、满意度、效率和安全性的要求。

本书旨在集结乳房重建专家的力量，提出乳房重建手术的最新选择和技术。每一位作者都是各自专题的专科医师，他们在讨论具体手术方法的基础上介绍了目前可选择的各种手术方案，并结合自身经验与科学证据证明了其方法的正确性。

本书首先概述了对乳房重建患者的评估。对于乳房部分切除术后缺损的患者，可采用肿瘤整形手术方式。其次，通过一系列章节介绍假体乳房重建的现代理念，之后提供了包括腹壁下动脉穿支（deep inferior epigastric perforator，DIEP）皮瓣、股深动脉穿支（profunda artery perforator，PAP）皮瓣、横行股薄肌（transverse upper gracilis，TUG）皮瓣、腰动脉穿支（lumbar artery perforator，LAP）皮瓣、堆积皮瓣等全范围的显微外科乳房重建方案。最后，介绍了乳房重建手术的创新，包括联合重建、乳房神经重建和机器人乳房手术。

我们相信，本书将成为执业外科医生的日常参考，帮助他们为女性提供更高质量的乳房重建。本着同样的精神，我们也希望本书能够激发对乳房重建的激情、创造力和创新。

尼尔·塔纳（Neil Tanna）
医学博士，工商管理硕士，美国外科学院院士
霍夫斯特拉 / 诺思韦尔祖克医学院
诺思韦尔健康中心
美国纽约州大颈市北大道 600 号 310 室
邮编：11021
电子邮箱：ntanna@gmail.com

目 录

第一章
乳房重建患者术前评估

奥斯卡·奥乔亚，米纳斯·T. 克里索普洛

关键词

术前评估；乳房重建；自体乳房重建；植入物乳房重建；辅助治疗；共同决策

关键点

- 乳房重建必须由多学科团队配合完成。
- 既要考虑患者的目标和期望，又要考虑存在危险因素情况下的术后效果，在两者之间取得平衡才能获得最佳患者满意度。
- 全面的术前评估将有助于个体化沟通和通过共同决策来选择合适的重建方案。

第一节　背景

据估计，在美国，每年有 30 多万女性被诊断为乳腺癌[1]。与乳腺癌相关的危险因素包括环境因素和遗传因素，据估计 5%~10% 的乳腺癌是由于乳腺癌相关基因（breast cancer-associated genes），如 *BRCA* 胚系突变[2]。乳腺癌不仅会改变患者的生活，也会对患者的情感造成深远和持久的影响[3]。对于放弃或不适合保乳治疗（breast conservation therapy，BCT）的患者，乳房切除术可能对其女性自我形象和社会心理健康构成严峻挑战[4-8]。相反，即刻和延期乳房重建均可以改善乳房切除术后的生活质量[9-13]。

当考虑乳房重建时，必须深思熟虑。要从肿瘤学和乳房重建角度优化治疗效果，而有效的多学科合作至关重要[11,14]。内科、外科、放射肿瘤科、整形外科、麻醉科、放射科医生和物理治疗师是构成乳腺癌诊疗团队的基本成员。尽管必须严格追求健康相关指标

（如总生存期和无病生存期）并使其最大化，但在综合治疗中生活质量评估同样重要。患者评价报告，如 BREAST-Q 量表 [15,16] 被广泛接受和使用。借助这些工具，外科医生可通过共同决策 [17] 来指导患者选择满意度和生活质量最佳的重建方式。

通过与患者进行适当沟通，不仅能准确评估其既往和（或）预期的肿瘤治疗，还可以理解患者的偏好、价值观和重建目标。根据这些信息，可以进行更有效的讨论，以确定更安全、更有效的实现目标的重建方式。例如，1 名早期乳腺癌女性患者，拥有积极支持的家庭以及尽量减少重复手术的愿望，将被引导做自体乳房重建。或者，1 名体型偏瘦、有隆乳手术史的职业女性可能更适合做植入物乳房重建。

尽管患者满意度与手术结果密切相关 [18-21]，但是在整个重建过程中，让患者对重建效果有适当预期是患者形成正确认知的关键。此外，使患者的预期与术后近远期重建结果达成一致，将促进患者与重建团队之间达成有效的沟通，特别是当重建过程中出现并发症的情况下。患者对乳房重建效果的期望越全面细致，患者的满意度越高。

一、共同决策

共同决策是由专业医护人员和患者共同努力作出的对患者最有利的决定。最佳决策需要考虑各种治疗方案的循证数据、医生的知识和经验以及患者的价值取向和偏好等因素。

医患之间的“信息交流” [22] 与传统的“家长作风”模式截然不同。与共同决策不同，“单纯知照”模式可为患者提供全面的信息，但未考虑患者的价值取向或偏好（图 1-1）。而共同决策还纳入了患者的生物、社会和心理因素。

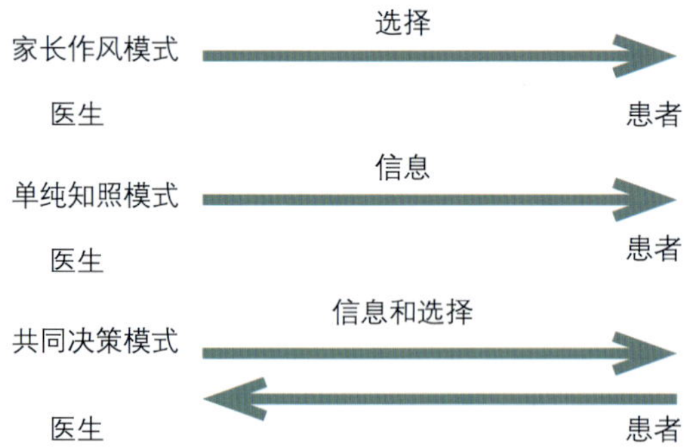

图 1-1　决策类型（来自 Dinwoodie M. Consent and shared decision making. 2014.2022.6.1 访问 https://www.medicalprotection.org/newzealand/casebook/casebook-january-2014/consent-and-shared-decision-making.）

通过互联网和社交媒体获取的健康信息正在改变患者在医疗中的角色。患者越来越多地主张自我，并寻求更多地参与医疗决策，甚至在某种程度上成为自己的医疗专家。在接受乳房切除术的患者中，不到一半的患者可根据自己的意愿作出高质量的乳房重建决定[23]。“高质量”被定义为“对至少 50% 的重要事实有所了解，并且接受与个人偏好相一致的治疗”。

几项医学和外科专业的研究表明，共同决策有几个益处：①改善患者教育；②减少患者焦虑；③减少决策冲突；④帮助设定适当的患者预期；⑤改善患者的接受程度和满意度；⑥改善患者结果。

共同决策是一种非常有效且符合伦理的与患者互动和制定治疗计划的方法，也有助于提供优质的“以患者为中心”的服务。从市场营销的角度来看，改善患者的治疗结果和满意度也可以对外科医生的实践产生非常积极的影响。患者心情愉悦将有利于整个诊疗过程的顺利进行。

共同（SHARE）方法（图 1-2）将共同决策分解为简单的 5 个步骤[24]：以患者为中心，以证据为基础的决策辅助工具 [如乳腺倡导者应用程序（Breast Advocate® App）] 可以大大促进共同决策过程，并为患者按自己的节奏研究各种选择提供了机会，包括在初次咨询之前。这为患者提供了全面的基础知识，从而在咨询时可以将更多的时间用于解决具体问题和制定治疗计划，而不是了解基本信息。数字辅助设备可以使患者在离开门诊后反复查看相关信息。

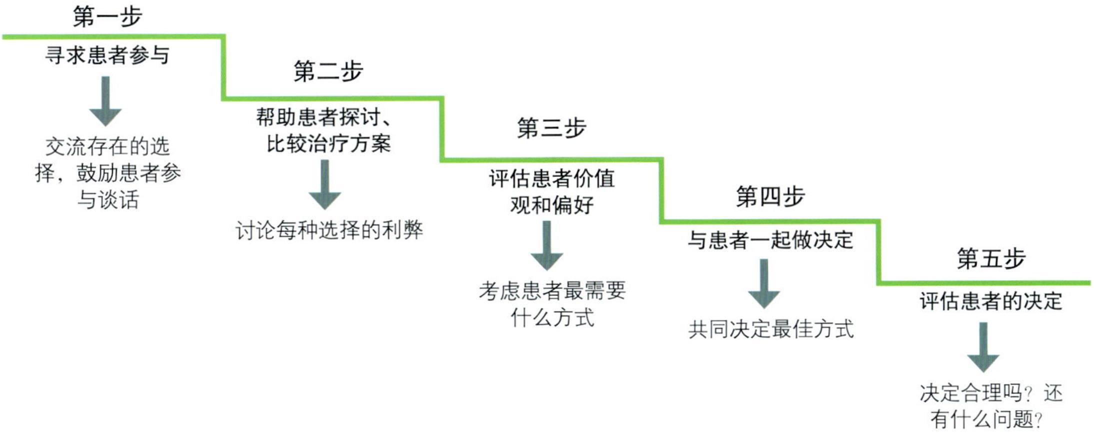

图 1-2　SHARE 方法（内容最后审查时间：2020 年 10 月）（医疗保健研究和质量机构 Rockville, MD. https://www.ahrq.gov/health-literacy/professional-training/shared-decision/index.htm.）

决策辅助工具可改善许多乳腺癌患者治疗的决策结果，包括手术、放疗、内分泌治疗和化疗[25]。特别是对于考虑乳房重建的女性，决策辅助工具还可通过提供信息和患者参与来提高患者的满意度，并减少患者的决策冲突[26]。

二、患者术前评估（一般情况及并发症）

全面的术前评估应该从评估患者的一般情况和并发症开始。根据我们的实践和以往的数据[27,28]，乳房重建策略不分患者的年龄。尽管在评估老年人群的健康状况方面还没有达成共识，但已经有相关评分工具，并且最好与麻醉评估联合使用[28]。应当了解患者是否合并心脏病和糖尿病，评估其严重程度，并通过适当的转诊进行控制。患有糖尿病的女性在接受乳房重建后总并发症率和手术并发症率更高，住院时间更长[29]。在我们的实践中，根据既往研究[30]，接受任何方式乳房重建的患者其糖化血红蛋白不应超过 7%。有深静脉血栓、肺栓塞、自然流产或家族性出血倾向病史的患者，需要评估凝血功能。如果存在凝血障碍，应重新考虑是否行游离皮瓣乳房重建[31]，只有在患者真正理解并接受皮瓣坏死风险增加的情况下才能进行。存在凝血障碍的情况下，与血液科医生合作，围术期应采用超出标准的预防性抗凝方案以减轻血栓形成风险。应确定有无自身免疫性结缔组织病的病史或症状。虽然大规模的临床研究没有发现硅胶乳房假体和结缔组织病之间的联系，但是关于是否会形成“乳房假体相关疾病”仍存有争议[32,33]。虽然结缔组织病患者更适宜行自体组织乳房重建，但有报道会增加伤口愈合和肺部并发症以及静脉血栓的风险[34]。

应当了解患者是否吸烟，并鼓励立即戒烟。在我们的实践中，要求在任何方式的乳房重建前，至少戒烟 6 周，因为既往研究已经报道了吸烟与手术并发症之间的明确关联[35,36]。应该评估患者体质，并明确告知手术风险[36]。根据既往研究，手术并发症率与体重指数（body mass index，BMI）呈线性相关[36]。鉴于此，在我们的实践中，包括腹壁下动脉穿支（DIEP）皮瓣在内的所有乳房重建患者的 BMI 不能超过 40。尽管如此，应该鼓励所有患者都采取适当的饮食和生活方式，以尽量降低手术风险。

三、多学科肿瘤学评估

准确评估患者的肿瘤和淋巴结状态对于确定乳房重建的时机和方式至关重要。此时，与多学科团队的其他成员密切沟通至关重要，以确保进行全面的诊断检查，从而能够从重建的角度对患者进行适当的评估。例如，对于影像检查显示可疑淋巴结转移的患者，应行经皮腋窝淋巴结穿刺活检以准确评估淋巴结状态。根据美国国家综合癌症网络（NCCN）

指南，腋窝淋巴结状态将影响患者是否需要接受乳房切除术后放疗（postmastectomy radiation therapy，PMRT）[37]。尽管一些中心报道了在即刻自体组织乳房重建术后放疗取得良好结果[38]，但对于炎性乳腺癌、局部晚期（T_3）和（或）淋巴结转移的患者，常规建议在 PMRT 后再行延期重建。

由于保留了乳房的天然皮肤，故保留皮肤或乳头、乳晕的乳房切除术可以获得最佳的美学效果[39]。因此，肿瘤位置在设计乳房手术切口以及确定是否适合保留乳头方面起着关键作用[37]。乳房切除术的手术切口位置应在充分暴露术野有利于手术操作的同时，确保最佳的美学结果（如果可能，保留乳头神经血管功能[40]）。此外，充分暴露术野将有助于显示腺体 - 皮下层面，从而确保适当和均匀的乳房切除皮瓣厚度。

应该明确既往部分乳房切除术（肿块切除术）手术史。既往肿块切除手术的切口位置也将决定最合适的乳房切除术切口位置，从而减轻对乳房切除皮瓣血液灌注的影响。为既往 BCT 患者实施即刻游离皮瓣乳房重建时，由于腋窝淋巴引流通路被破坏，应进行内乳淋巴结活检以更全面地评估肿瘤分期[41-43]。

作为肿瘤全身治疗的一个组成部分，细胞毒性化疗可能在手术前或手术后进行，且具有相似的肿瘤学结果。如果采用新辅助化疗，乳房切除术和即刻乳房重建可以安全实施[44]，并建议在化疗完成后 4~6 周内进行，避免因为血液学毒性推迟手术，降低总生存期或无病生存期[45-48]。如果需要进行辅助化疗，由于具有骨髓抑制作用，应考虑手术并发症的可能性，如感染和伤口延迟愈合。虽然自体乳房重建术后感染或伤口延迟愈合令人不快，但大多数可以保守治疗而不需要推迟辅助治疗。相反，在植入物乳房重建中，辅助化疗与计划外手术干预具有相关性，约 30% 出现重建失败的病例中，22% 是植入物乳房重建或组织扩张器取出[49,50]。

大约 25% 的乳腺癌患者是人类表皮生长因子受体 -2（HER-2）阳性亚型[51]。作为全身治疗的一部分，HER-2 阳性需要进行单克隆抗体治疗，这可能影响重建的时机。HER-2 阳性乳腺癌患者在常规细胞毒性化疗完成后仍然需要靶向治疗。通常，这些患者接受靶向治疗长达 12 个月[52]。尽管乳房重建并发症增加与单独使用曲妥珠单抗（Herceptin，Genentech Inc.）无关，但同时使用帕妥珠单抗（Perjeta，Genentech Inc.）的伤口裂开和感染风险增加[52]。随着抗体偶联药物，如 TDM-1（Kadcyla，Genentech Inc.），在临床治疗中的使用增多，与肿瘤内科医生密切沟通和充分评估潜在的重建风险变得至关重要。

与 HER-2 靶向治疗相似，辅助内分泌治疗周期延长，通常与重建过程重叠。由于会增加静脉血栓栓塞和游离皮瓣并发症风险[53]，故雌激素受体拮抗剂（如他莫昔芬）应在游离皮瓣乳房重建手术前后至少停药 2 周。相反，芳香化酶抑制剂可以在围手术期安全使用[54]。

既往放疗史或预期术后放疗需求对于确定乳房重建方案起着关键作用。放疗会导致纤维化、弹力纤维组织增生和血管内膜增厚，影响重建效果。当然，对于乳房切除术后未接受乳房重建和 PMRT 的患者，利用组织扩张器扩张出充足的皮肤存在诸多局限性。既往研究报道，这种情况下的总并发症发生率为 50%，组织扩张器或植入物取出率为 40%[55]。进一步强调放疗的长期影响，对于既往接受过 BCT 后因局部复发或乳腺癌遗传易感性而需要行补救或完成乳房切除术的患者，植入物乳房重建的总并发症率为 35%~70%，重建失败率为 13%[55,56]。相反，在既往放疗史的患者中，用自体组织乳房重建是一种更加可行的选择[57,58]。目前，对于放疗后游离皮瓣乳房重建的最佳时机尚未达成共识[59,60]。根据我们的实践，在放射损伤急性期过后的任何时间实施游离皮瓣乳房重建都是安全的[61]，通常在放疗完成后 3 个月。

对于已经明确需行 PMRT 的患者，传统且最多证据支持的安全方法是延期乳房重建。虽然延期乳房重建患者会暂时失去部分女性性征，但最近的研究显示，自体乳房重建最终完成后，延期和即刻乳房重建的患者报告结局具有相似的健康相关生活质量和满意度[13]。尽管如此，仍需对于已知要行 PMRT 的患者提议即刻乳房重建方向的转变。与传统标准相反，在 2000—2010 年的系列研究中，即刻植入物乳房重建术后放疗的比例从 27% 增加至 52%[62]，尽管这样做的并发症率很高[63,64]。另外，最新几项研究报道了即刻自体组织乳房重建术后放疗取得令人满意的结果[38,65,66]。当然，在这种情况下，与放疗科医生的密切合作是必要的，特别是 PMRT 在重建后不久（＜ 3 个月）或靶区为内乳淋巴结链时[67]。

尽管最初认为对于不确定是否行 PMRT 的患者可提供即刻乳房重建，但是对一些患者延期 - 即刻乳房重建[68]是一个很好的选择，即术中即刻放置组织扩张器，然后进行 PMRT，最终再给予自体组织乳房重建。这种方法在保持皮肤外壳的同时，消除了植入物乳房重建远期发生植入物移位和包膜挛缩的可能，并可能通过血供良好的自体皮瓣逆转放疗引起的皮肤和胸壁改变[69]。

四、植入物乳房重建

以植入物为基础的乳房重建技术是一种非常受欢迎的乳房重建方法[70]。其优点包括技术简单、恢复期短和避免供区损伤。此外，生物及合成补片作为植入物乳房重建的辅助手段，其研发和应用有助于改善术后美学效果[71]、减轻疼痛，同时可能减轻包膜挛缩[72]。选择合适的患者在植入物乳房重建中是必要的，同时要认识到系统性危险因素，如高 BMI、控制不佳的糖尿病和吸烟。理想的候选者是缺乏即刻乳房重建所需的自体组织、小到中等大小的乳房、双侧乳房切除术后具有良好的皮肤质量而不需要 PMRT 者。乳房尺寸——特别是乳房直径、乳房高度和乳房下皱襞（inframammary fold，IMF）至乳头距离可用于确定最佳组织扩张器或植入物的尺寸。术前评估和记录乳房大小、形状、足迹、IMF 和乳头位置的不对称性对于和患者公开讨论基于目前不对称性实施手术的美学效果至关重要。保留乳头乳晕的乳房切除术和植入物乳房重建术后纠正乳头移位可能具有挑战性，但可行且结果可以接受[73,74]。

应根据患者的个体特征选择植入物植入的层次为胸肌后还是胸肌前。经常进行剧烈运动或进行职业胸肌锻炼的患者，应强烈考虑胸前组织扩张器 / 植入物植入，以消除胸肌后植入物植入出现的运动畸形和肌肉痉挛。然而，如果皮肤质量或预期的乳腺切除皮瓣厚度不理想或不规则，则胸肌后植入可以在一定程度上减轻轮廓不规则。此外，胸肌后植入可更好地保护植入物，降低了血供不良所致伤口裂开时植入物外露的风险。如果乳房切除皮瓣的血供显著受损，强烈建议完全避免植入物植入。术前与患者讨论这种可能性是非常关键的，以避免患者因出现未预期的并发症而降低满意度。当乳房切除皮瓣血供重新建立后可以延期植入组织扩张器或植入物。

在肿瘤学上，如果术前怀疑胸肌距离肿瘤过近或受累，则应避免胸肌前植入，以免影响复查时对高危区域的体格检查和影像检查[75]。如果没有排除 PMRT 的可能性，并明确进行植入物乳房重建，则胸肌前组织扩张器 / 植入物植入在重建术后放疗的患者中显示出乐观的结果[76]，其理论优势是消除了由于胸肌收缩所致的植入物移位。

一步法（direct-to-implant，DTI）乳房重建已经发展成为两步法（组织扩张器置换为永久植入物）的可行替代方法。通过使用脱细胞真皮基质，DTI 乳房重建既可以在胸肌后也可以在胸肌前平面。如果考虑 DTI 乳房重建，乳腺外科医生必须确保乳房切除皮瓣血供良好，厚度一致。同样重要的是，植入物和覆盖的乳房切除皮瓣之间的密切度是获得最佳美学结果和消除无效腔所必需的，而无效腔会增加血清肿和感染风险[77]。对于这两点不能保证的患者，传统的两步法更可取。有既往胸肌后隆乳史、乳房腺体相对较少的患者，如果希望保持乳房体积或只需进行净乳房体积的轻微变化，这些患者是一步法胸肌后植入物植入的理想候选者。

五、自体组织乳房重建

自体组织乳房重建，特别是腹部皮瓣，被广泛认为是乳房重建的“金标准”，可以提供一个柔软、温暖、持久的乳房，患者满意度高。如果共同决策最终选择自体组织乳房重建，需要对即刻乳房重建患者进行乳房评估。对于延期乳房重建患者，必须评估乳房切除瘢痕的位置，包括放疗损伤在内的乳房切除皮肤质量、任何皮肤病变，以及与复发相关的胸壁或腋窝肿块。尽管与植入物重建相比，包埋自体组织瓣可以使皮肤质量参差不齐的状况变得不明显，但还是应考虑用自体皮瓣替换已受损或质量差的乳房切除皮肤。同样，强调包埋自体皮瓣的适应性和保留乳房皮肤改善美学效果，乳头乳晕复合体下垂可以在保留乳头乳晕的乳房切除术后得以纠正[78]。

自体组织乳房重建的首选供区是下腹部，因其组织结构与乳房相似、可供组织量大、血管蒂的长度和管径适当、兼具腹壁整形效果，以及腹壁下动脉穿支（DIEP）皮瓣供区并发症率低[79]。当评估腹部情况时，皮肤质量、腹部多余组织量，以及既往腹部切口都是确定皮瓣范围和体积需要考虑的。对于乳房体积或需要皮肤超过半腹皮瓣的患者，必须考虑叠层皮瓣[80,81]。下腹中线切口和（或）Pfannenstiel 切口（横切口）是乳腺癌患者常见的腹部切口，通常不会影响皮瓣的成功切取。同样，脂肪抽吸术在这类患者中很常见，并被认为是腹部皮瓣乳房重建的相对禁忌证。一般来说，在我们的实践中，术前选择性使用腹部 CT 血管造影，对于既往多次行开腹手术，脐下脂肪抽吸术和（或）腹腔镜膀胱悬吊术或腹股沟疝修补术史的患者需要进行 CT 血管造影。尽管在我们和其他人的实践中，使用术前计算机断层扫描血管造影（CTA）并没有减少手术时间[82]，但可以评估是否存在优势动脉穿支及其位置[83]。当然，磁共振（MR）血管造影是评估解剖特征的一种替代方法。存在腹直肌分离以及切口疝和脐疝的患者需要进行评估，并在关闭腹部供区时进行修复。术前应与患者一起讨论腹部瘢痕的位置，使患者对腹部美学效果建立适当预期。

在由于 BMI 低或手术禁忌证（如既往腹部成形术）导致腹部软组织不足或不可获取的患者中，需要评估其他供区。臀动脉穿支（gluteal artery perforator，GAP）皮瓣、腰动脉穿支（LAP）皮瓣、横行股薄肌（TUG）/ 纵行股薄肌（vertical upper gracilis，VUG）皮瓣、股深动脉穿支（PAP）皮瓣和股外侧穿支（lateral thigh perforator，LTP）皮瓣是可供选择的皮瓣供区。根据供区组织量、既往切口或脂肪抽吸手术史选择供区。由于这些供区部位血管解剖变异性较大，故术前 CT 血管造影或 MR 血管造影是必要的。对于既往接受过腋窝淋巴结取样的患者，在行患侧胸背血管为血管蒂的乳房重建时，不仅需要评估背部软组织量，还要通过上肢夹收试验评估背阔肌功能。如果背阔肌收缩功能丧失，则怀疑胸背神经损伤，需要进行 CT 血管造影以明确胸背血管的通畅性。

对于接受游离皮瓣乳房重建的患者，内乳血管是首选的受区血管，因为其易于暴露且有利于皮瓣摆放。右侧内乳静脉通常口径较粗，足以静脉引流，但左侧内乳静脉显著较细[84]，在高达20%的病例中无法使用[85]，特别是左侧接受过放疗的患者。术前必须考虑替代的静脉引流通路。可以使用患侧胸背静脉，但如果发生游离皮瓣坏死，则无法使用背阔肌作为备用皮瓣。或者，当内乳静脉引流不充分时，头静脉和颈外静脉是可行且可靠的选择[86]。

第二节　总结

乳房重建对改善乳房切除术后生活质量发挥着重要的作用。通过多学科合作模式，可以获得最佳肿瘤学和重建结果。通过共同决策充分了解患者的偏好、重建目标、并发症和手术史以及肿瘤治疗将有助于改善结果。无论是植入物还是自体组织乳房重建都需要充分的术前评估和考量。

临床治疗要点

- 乳房重建应在多学科合作模式下进行。
- 患者的偏好和目标必须得到评估和考虑，并建立适当的预期。
- 必须评估相关的病史和手术史。
- 必须考虑既往或预期的肿瘤治疗。
- 基于植入物的乳房重建有利有弊。
- 自体组织乳房重建被认为是“金标准”，但需要全面考虑。

利益声明

米纳斯·T. 克里索普洛博士是Toliman健康机构的创始人，也是乳腺倡导者应用程序的创建者。

参考文献

[1] American Cancer Society. Breast cancer facts & figures 2017–2018. Available at: https://www.cancer.org/content/dam/cancer-org/research/cancer-facts-and-statistics/breast-cancer-facts-and-figures/breast-cancer-facts-and-figures-2017-2018.pdf. Accessed Oct 17,2019.

[2] Wendt C, Margolin S. Identifying breast cancer susceptibility genes – a review of the genetic background in familial breast cancer. Acta Oncol 2019;58(2):135.

[3] Avis NE, Crawford S, Manuel J. Quality of life among younger women with breast cancer. J Clin Oncol 2005;23:3322.

[4] Nissen MJ, Swensin KK, Ritz LJ, et al. Quality of life after breast carcinoma surgery: a comparison of three surgical procedures. Cancer 2001;91:1238.

[5] Weitzner MA, Meyers CA, Stuebing KK, et al. Relationship between quality of life and mood in long-term survivors of breast cancer treated with mastectomy. Support Care Cancer 1997;5:241.

[6] Ray C. Psychological implications of mastectomy. Br J Soc Clin Psychol 1977;16:373.

[7] Türk KE, Yilmaz M. The effect on quality of life and body image of mastectomy among breast cancer survivors. Eur J Breast Health 2018;14:205.

[8] Neto MS, de Aguiar Menezes MV, Moreira JR, et al. Sexuality after breast reconstruction post mastectomy. Aesthetic Plast Surg 2013;37:643.

[9] Metcalfe KA, Semple J, Quan ML, et al. Changes in psychosocial functioning 1 year after mastectomy alone, delayed breast reconstruction, or immediate breast reconstruction. Ann Surg Oncol 2012;19:233.

[10] Al-Ghazal SK, Sully L, Fallowfield L, et al. The psychological impact of immediate rather than delayed breast reconstruction. Eur J Surg Oncol 2000;26:17.

[11] Wilkins EG, Cederna PS, Lowery JC, et al. Prospective analysis of psychological outcomes in breast reconstruction: one-year postoperative results from the Michigan Breast Reconstruction Outcome Study. Plast Reconstr Surg 2000;106:1014.

[12] Elder EE, Branberg Y, Björklund T, et al. Quality of life and patient satisfaction in breast cancer patients after immediate breast reconstruction: a prospective study. Breast 2005;14:201.

[13] Ochoa O, Garza R III, Pisano S, et al. Prospective longitudinal patient reported satisfaction and health-related quality of life following DIEP flap breast reconstruction: effects of reconstruction timing. Plast Reconstr Surg 2022;149(5):848e.

[14] Kesson EM, Allardice GM, George WD, et al. Effects of multidisciplinary team working on breast cancer survival: retrospective, comparative, interventional cohort study of 13,722 women. BMJ 2012;344:e2718.

[15] Pusic AL, Klassen AF, Scott AM, et al. Development of a new patient-reported outcome measure for breast surgery: the Breast-Q. Plast Reconstr Surg 2009;124:345.

[16] Cohen WA, Mundy LR, Ballard TN, et al. The Breast-Q in surgical research: a review of the

literature 2009-2015. J Plast Reconstr Aesthet Surg 2016;69:149.

[17] Shinkunas LA, Klipowicz CJ, Carlisle EM. Shared decision-making in surgery: a scoping review of patient and surgeon preferences. BMC Med Inform Decis Mak 2020;20(1):190.

[18] Zhong T, McCrathy C, Min S, et al. Patient satisfaction and health-related quality of life after autologous tissue breast reconstruction: a prospective analysis of early postoperative outcomes. Cancer 2012;118:1701.

[19] Andrade WN, Baxter N, Semple JL. Clinical determinants of patient satisfaction with breast reconstruction. Plast Reconstr Surg 2001;107:46.

[20] Colakoglu S, Khansa I, Curtis MS, et al. Impact of complications on patient satisfaction in breast reconstruction. Plast Reconstr Surg 2011;127:1428.

[21] Gopie JP, Timman R, Hilhorst MT, et al. The short-term psychological impact of complications after breast reconstruction. Psychooncology 2013;22:290.

[22] Dinwoodie M. Consent and shared decision-making. 2014. Available at: https://www.medicalprotection.org/newzealand/casebook/casebook-january-2014/consent-and-shared-decision-making. Accessed June 1, 2022.

[23] Lee CN, Deal AM, Huh R, et al. Quality of patient decisions about breast reconstruction after mastectomy. JAMA Surg 2017;152(8):741.

[24] The SHARE approach. In: Agency for Health care research and quality, Rockville, MD. 2020. Available at: https://www.ahrq.gov/health-literacy/professional-training/shared-decision/index.html. Accessed June 1, 2022.

[25] Zdenkowski N, Butow P, Tesson S, et al. A systematic review of decision aids for patients making a decision about treatment for early breast cancer. Breast 2016;26:31.

[26] Berlin NL, Tandon VJ, Hawley ST, et al. Feasibility and efficacy of decision aids to improve decision-making for postmastectomy breast reconstruction: a systematic review and meta-analysis. Med Decis Making 2019;39(1):5.

[27] Torabi R, Stalder MW, Tessler O, et al. Assessing age as a risk factor for complications in autologous breast reconstruction. Plast Reconstr Surg 2018;142:840e.

[28] Hamnett KE, Subramanian A. Breast reconstruction in older patients: a literature review of the decision-making process. J Plast Reconstr Aesthet Surg 2016;69:1325.

[29] Liu Q, Aggarwal A, Wu M, et al. Impact of diabetes on outcomes in breast reconstruction: a systematic review and meta-analysis. J Plast Reconstr Aesthet Surg 2022;15:29.

[30] Avci BS, Saler T, Avci A, et al. Relationship between morbidity and mortality and HbA1c levels in diabetic patients undergoing major surgery. J Coll Physicians Surg Pak 2019;29(11):1043.

[31] Wang TY, Serletti JM, Cuker A, et al. Free tissue transfer in the hypercoagulable patient: a review of 58 flaps. Plast Reconstr Surg 2012;129:443.

[32] Rohrich RJ, Kaplan J, Dayan E. Silicone implant illness: science versus myth? Plast Reconstr Surg 2019;144:98.

[33] Magnusson MR, Cooter RD, Rakhorst H, et al. Breast implant illness: a way forward. Plast Reconstr Surg 2019;143:74S.

[34] Rubio GA, McGee CS, Thaller SR. Autologous breast reconstruction outcomes in patients with autoimmune connective tissue disease. J Plast Reconstr Aesthet Surg 2019;72:848.

[35] O'Neill AC, Haykal S, Bagher S, et al. Predictors and consequences of intraoperative microvascular problems in autologous breast reconstruction. J Plast Reconstr Aesthet Surg 2016;69:1349.

[36] Ochoa O, Chrysopoulo M, Nastala C, et al. Abdominal wall stability and flap complications after deep inferior epigastric perforator flap breast reconstruction: does body mass index make a difference? Analysis of 418 patients and 639 flaps. Plast Reconstr Surg 2012;130:21e.

[37] NCCN. NCCN (clinical practice guidelines in oncology: breast cancer) version 3.2022. 2022. Available at: http://www.nccn.org. Accessed May 11, 2022.

[38] Cooke AL, Diaz-Abele J, Hayakawa T, et al. Radiation therapy versus No radiation therapy to the neo-breast following skin-sparing mastectomy and immediate autologous free flap reconstruction for breast cancer: patient-reported and surgical outcomes at 1 Year-A mastectomy reconstruction outcomes consortium (MROC) substudy. Int J Radiat Oncol Biol Phys 2017;99(1):165.

[39] Jabor MA, Shayani P, Collins DR Jr, et al. Nipple-areola reconstruction: satisfaction and clinical determinants. Plast Reconstr Surg 2002;110:457.

[40] Daar DA, Abdou SA, Rosario L, et al. Is there a preferred incision location for nipple-sparing mastectomy? A systematic review and meta-analysis. Plast Reconstr Surg 2019;143:906e.

[41] Ochoa O, Azouz V, Santillan A, et al. Internal mammary lymph node biopsy during free-flap breast reconstruction: optimizing adjuvant breast cancer treatment through comprehensive staging. Ann Surg Oncol 2018;25(5):1322.

[42] Schultz BD, Sultan D, Ha G, et al. Internal mammary lymph node biopsy during microsurgical breast reconstruction: a prospective study. J Reconstr Microsurg 2022. https://doi.org/10.1055/s-0042-1744503.

[43] Karanetz I, Jin M, Nguyen K, et al. Evaluation of internal mammary lymph node biopsy during microsurgical breast reconstruction: an analysis of 230 consecutive patients. Breast J 2021;27(1):7.

[44] Varghese J, Gohari SS, Rizki H, et al. A systematic review and meta-analysis on the effects of neoadjuvant chemotherapy on complications following immediate breast reconstruction. Breast 2021;55:55.

[45] Yoo T, Moon H, Han W, et al. Time interval of neoadjuvant chemotherapy to surgery in breast cancer: how long is acceptable? Gland Surg 2017;6(1):1.

[46] Sanford RA, Lei X, Barcenas CH, et al. Impact of time from completion of neoadjuvant chemotherapy to surgery on survival outcomes in breast cancer patients. Ann Surg Oncol 2016;23:1515.

[47] Al-Masri M, Aljalabneh B, Al-Najjar H, et al. Effect of time to breast cancer surgery after neoadjuvant chemotherapy on survival outcomes. Breast Cancer Res Treat 2021;186(1):7.
[48] Suleman K, Almalik O, Haque E, al at. Does the timing of breast surgery after neoadjuvant chemotherapy in breast cancer patients affect outcomes? Oncology 2020;98:168.
[49] Kooijman MM, Hage JJ, Oldenberg HAS, et al. Surgical complications of skin-sparing mastectomy and immediate implant-based reconstruction in women concurrently treated with adjuvant chemotherapy for breast cancer. Ann Plast Surg 2021;86:146.
[50] Jimenez-Puente A, Prieto-Lara E, Rueda-Dominguez A, et al. Complications in immediate breast reconstruction after mastectomy. Int J Technol Assess Health Care 2011;27(4):298.
[51] Ravdin PM, Chamness GC. The c-erbb-2 protooncogene as a prognostic and predictive marker in breast cancer: a paradigm for the development of other macromolecular markers – a review. Gene 1995;159:19.
[52] Shammas RL, Cho EH, Glener AD, et al. Association between targeted HER-2 therapy and breast reconstruction outcomes: a propensity score-matched analysis. J Am Coll Surg 2017;225:731.
[53] Kelley BP, Valero V, Yi M, et al. Tamoxifen increases the risk of microvascular flap complications in patients undergoing microvascular breast reconstruction. Plast Reconstr Surg 2012;129:305.
[54] Mirzabeigi MN, Nelson JA, Fischer JP, et al. Tamoxifen (selective estrogen-receptor modulators) and aromatase inhibitors as potential perioperative thrombotic risk factors in free flap breast reconstruction. Plast Reconstr Surg 2015;135:670e.
[55] Hirsch EM, Seth AK, Dumanian GA, et al. Outcomes of tissue expander/implant breast reconstruction in the setting of prereconstruction radiation. Plast Reconstr Surg 2012;129:354.
[56] Olinger TA, Berlin NL, Qi J, et al. Outcomes of immediate implant-based mastectomy reconstruction in women with previous breast radiotherapy. Plast Reconstr Surg 2020;145:1029e.
[57] Jo T, Hur K, Min K, et al. Immediate breast reconstruction after salvage mastectomy: case control outcome comparisons of DIEP flap and DTI reconstruction. J Plast Reconstr Aesthet Surg 2021;74:1495.
[58] Khajuria A, Charles WN, Prokopenko M, et al. Immediate and delayed autologous abdominal microvascular flap breast reconstruction in patients receiving adjuvant, neoadjuvant, or no radiotherapy: a meta-analysis of clinical and quality of life outcomes. BJS Open 2020;4(2):182.
[59] Momoh AO, Colakoglu S, De blacam C, et al. Delayed autologous breast reconstruction after postmastectomy radiation: is there an optimal time? Ann Plast Surg 2012;69:14.
[60] Baumann DP, Crosby MA, Selber JC, et al. Optimal timing of delayed free lower abdominal flap breast reconstruction after postmastectomy radiation therapy. Plast Reconstr Surg 2011;127:1100.
[61] Ryan JL. Ionizing radiation: the good, the bad, and the ugly. J Invest Dermatol 2012;132:985.
[62] Agarwal S, Kidwell KM, Farberg A, et al. Immediate reconstruction of the radiated breast – recent trends contrary to traditional standards. Ann Surg Oncol 2015;22(8):2551.
[63] Kronowitz SJ, Robb GL. Radiation therapy and breast reconstruction: a critical review of the

literature. Plast Reconstr Surg 2009;124:395.

[64] Fowble B, Park C, Wang F, et al. Rates of reconstructive failure in patients undergoing immediate reconstruction with tissue expanders and/or implants and postmastectomy radiation therapy. Int J Radiat Oncol Biol Phys 2015;92:634.

[65] Billig J, Jagsi R, Qi J, et al. Should immediate autologous breast reconstruction considered in women who require post-mastectomy radiation therapy? A prospective analysis of outcomes. Plast Reconstr Surg 2017;139:1279.

[66] Anderson PR, Hanlon AL, Fowble BL, et al. Low complication rates are achievable after postmastectomy breast reconstruction and radiation therapy. Int J Radiat Oncol Biol Phys 2004;59:1080.

[67] Heller DR, Zhuo H, Zhang Y, et al. Surgical outcomes of mastectomy with immediate autologous reconstruction followed by radiation. Ann Surg Oncol 2021;28:2169.

[68] Kronowitz SJ, Hunt KK, Kuerer HM, et al. Delayed-immediate breast reconstruction. Plast Reconstr Surg 2004;113:1617.

[69] Terao Y, Taniguchi K, Fugii M, et al. Postmastectomy radiation therapy and breast reconstruction with autologous tissue. Breast Cancer 2017;24:505.

[70] American Society of Plastic Surgeons. 2019 plastic surgery statistics report. Arlington Heights (IL): American Society of Plastic Surgeons; 2019. Available at: https://www.plasticsur-gery.org/documents/News/Statistics/2018/plastic-surgery-statistics-full-report-2018.pdf. Accessed May 22, 2022.

[71] Sbitany H, Sandeen SN, Amalfi AN, et al. Acellular dermis-assisted prosthetic breast reconstruction versus complete submuscular coverage: a head-to-head comparison of outcomes. Plast Reconstr Surg 2009;124(6):1735.

[72] Leong M, Basu B, Hicks MJ. Further evidence that human acellular matrix decreases inflammatory markers of capsule formation in implant-based breast reconstruction. Aesthet Surg J 2015;35:40.

[73] Yazar S, Bengur FB, Altinkaya A, et al. Nipple-sparing mastectomy and immediate implant-based reconstruction with or without skin reduction in patients with large ptotic breasts: a case matched analysis. Aesthetic Plast Surg 2021;45:956.

[74] Salibian AH, Harness JK, Mowlds DS. Secondary mastopexy after nipple-sparing mastectomy and staged subcutaneous expander/implant reconstruction. Ann Plast Surg 2018;80:475.

[75] Sbitany H. Important considerations for performing prepectoral breast reconstruction. Plast Reconstr Surg 2017;140:7S.

[76] Elswick SM, Harless CA, Bishop SN, et al. Prepectoral implant-based breast reconstruction with postmastectomy radiation therapy. Plast Reconstr Surg 2018;142:1.

[77] Safran T, Al-Badarin F, Al-Halabi B, et al. Aesthetic limitations in direct-to-implant prepectoral implant reconstruction. Plast Reconstr Surg 2022. https://doi.org/10.1097/

PRS.0000000000009189.

[78] DellaCroce FJ, Blum CA, Sullivan SK, et al. Nipple-sparing mastectomy and ptosis: perforator flap breast reconstruction allows full secondary mastopexy with complete nipple areolar repositioning. Plast Reconstr Surg 2015;136:1e.

[79] Allen RJ, Treece P. Deep inferior epigastric perforator flap for breast reconstruction. Ann Plast Surg 1994;32:32.

[80] Haddock NT, Cho M, Teotia SS. Comparative analysis of single versus stacked free flap breast reconstruction: a single-center experience. Plast Reconstr Surg 2019;144:369e.

[81] DellaCroce FJ, Sullivan SK, Trahan C. Stacked deep inferior epigastric perforator flap breast reconstruction: a review of 110 flaps in 55 cases over 3 years. Plast Reconstr Surg 2011;127:1093.

[82] Daly LT, Doval AF, Lin SJ, et al. Role of CTA in women with abdominal scars undergoing DIEP breast reconstruction: review of 1,187 flaps. J Reconstr Microsurg 2020;36:294.

[83] Rozen WM, Bhullar HK, Hunter-Smith D. How to assess a CTA of the abdomen to plan an autologous breast reconstruction. Gland Surg 2019;8(Suppl 4):S291.

[84] Mauch JT, Rhemtulla IA, Katzel EB, et al. Does size matter: evaluating the difference between right and left internal mammary veins in free flap breast reconstruction. J Reconstr Microsurg 2019;35:677.

[85] Moran SL, Nava G, Benham AH, et al. An outcome analysis comparing the thoracodorsal and internal mammary vessels as recipient sites for microvascular breast reconstruction: a prospective study of 100 patients. Plast Reconstr Surg 2003;111:1876.

[86] Casey WJ, Rebecca AM, Smith AA, et al. The cephalic and external jugular veins: important alternative recipient vessels in left-sided microvascular breast reconstruction. Microsurgery 2007;27:465.

第二章
现代肿瘤整形外科治疗方法

希瑟·R. 福克纳，阿尔伯特·洛斯肯

关键词

美学；乳腺癌；保乳治疗；乳房畸形；肿瘤整形；肿块切除术；部分乳房切除术；放射治疗

关键点

- 对于乳腺癌患者来说，部分乳房切除术缺损重建比单纯肿块切除术有很多优势。
- 适应证继续扩大，包括大乳房、大肿瘤、肿瘤与乳房体积比大于 15% 的患者，或仅使用肿块切除术预计美学效果不佳的患者。
- 最常用的技术是采用乳房缩小术或乳房固定术的原则，包括乳房组织重排填充缺陷，改善美学效果。
- 尽管原始驱动力是防止美学效果不佳，但现在已知的收益还包括切缘更宽、切除范围更大、再次手术更少，以及拓宽了保乳治疗的适应证等。
- 现代方法包括使用自体增容皮瓣填充远处缺损、术中放疗最大限度减少远期纤维化，以及与此有关的新数据显示的受益等。

第一节 引言

肿瘤整形外科（oncoplastic surgery，OPS）是指乳腺癌外科治疗中，将保乳治疗（BCT）与整形外科技术相结合，以优化结局。其目标包括：①肿瘤学疗效；②改善乳房美学；③良好的安全性；④与单独的乳房切除术相比，提高患者的总体满意度。与乳房切除术即刻重建相比，OPS 也显示出更高的满意度[1]。

肿瘤整形外科技术相对较新，尽管最初在英国和欧洲更受欢迎，但最近在全球范围内受到了关注。维尔纳·奥德雷奇（Werner Audretsch）在 20 世纪 80 年代创造了“肿瘤整形”一词[2]。其适应证最初是有限的，一些乳腺肿瘤外科医生对部分缺陷重建持保留态度。随着对这种方法的安全性和有效性的了解越来越多，部分乳房重建如今已成为重建实践的重要组成部分。最近对 ACS-NSQIP 数据库数据的回顾性综述队列分析表明，2008—2016 年，肿瘤整形乳房重建的使用率增加了 241%，每年增加 11%，而不进行重建的乳房切除术的使用率保持相对稳定[3]。

OPS 如今被许多人认为是乳房切除术后的“金标准”[4,5]。缩乳技术和皮瓣技术已经存在了一段时间，并且仍在肿瘤学方法中使用。创新带来了技术上的改进、放射治疗模式的简化，肿瘤生物学检测确定辅助治疗价值，而更重要的是，随着更多证据的获得，对结局和患者满意度有了更多的了解。

第二节　定义和分类

最近的一项共识将 OPS 定义为“一种保乳手术，包括肿瘤切除和部分乳房切除术，使用容积置换进行同侧乳房重建，或在适当的情况下进行对侧对称性的容积置换手术[6]。”尽管一些外科医生依然认为 OPS 应包括部分乳房切除术或全乳切除术后的任何乳房重建方法，但其他人（尤其是在美国）在其与部分乳房重建的关系中使用了“肿瘤整形外科”一词[7,8]。

大多数分类系统将 OPS 分为容积移位和容积替代技术[6,9]。一级容积移位肿瘤整形手术包括在乳房切除术中切除不到 20% 的乳房组织，然后用局部组织重排进行重建，如环形乳房上提固定术或新月形乳房上提固定术。二级容积移位肿瘤整形手术包括在部分乳房切除术中切除 20%~50% 的乳房组织，其后常采用乳房上提固定术或缩乳术模式。最后，当在部分乳房切除术中切除了 50% 以上的乳房组织后，采用局部或区域皮瓣或植入物进行乳房重建时，就会进行容积替代肿瘤整形手术。大多数肿瘤整形手术都使用这种分类系统作为指导手术技术选择的流程法则。

一、优化美学的外科学方法

肿瘤整形方法流行的原始驱动力是保留美学效果。最近对美学的关注再次强调了这一点的重要性，认为这是一个可靠且有效的结果。在最近的一项系列研究中，经过 3.8 年的随访，肿瘤整形缩乳术后的再手术率为 21%，其中最常见的再手术原因是改善美学效果，占 13%[10]。外科医生需要在他们的医疗实践中采用精细的技术来解决乳房形状、轮廓、对称性、大小和乳头位置等问题，以提高美学效果和患者满意度。表 2-1 列出了可用于解决 OPS 中美学问题的技术。

表 2-1 可通过即刻肿瘤整形手术解决的美学问题 [10]

美学问题	针对小乳房女性的潜在肿瘤整形工具	针对大乳房女性的潜在肿瘤整形工具
形状 轮廓 大小 对称性 乳房下皱襞回缩 乳头乳晕复合体错位	区域性自体组织皮瓣、局部组织皮瓣、乳房推进皮瓣、环乳晕蝙蝠翼上提固定术、远位皮瓣、脂肪移植	肿瘤整形缩乳术、上提固定术、自体增容技术、局部及远位自体组织皮瓣、局部乳房瓣、对侧缩乳术或上提固定术

注：来自 Losken A, Brown CA. How to Optimize Aesthetics for the Partial Mastectomy Patient. Aesthet Surg J. 2020; 40(Suppl 2): S55-S65

乳房外形受到肿瘤切除和 X 射线放疗（XRT）后体积损失的影响。XRT 通常会加大畸形，在不进行 OPS 情况下行肿块切除术时，这种畸形通常更明显 [11]。即使使用肿瘤整形技术，XRT 的潜在不良美学影响也是不可预知的。对于较小乳房的体积损失，矫正缺损的最简单方法是用等量的局部组织进行填充。如果体积可以被替换填充，则形状和轮廓更有可能被保留，即使在 XRT 之后也是如此。过度矫正可以考虑使用比实际缺损稍大体积的皮瓣，以弥补 XRT 后的组织收缩。

对于乳房较大或下垂的女性，由于多种原因，肿瘤整形缩乳术或乳房上提固定术已成为一种非常有价值的工具 [12]。乳房的形状是由缩乳术后的乳房大小和将缺损合并到较小的上提乳房中决定的。在这些情况下，尽管乳房原始形状没有得到保留，但通常会得到改进。轮廓是通过使用周围的乳房组织填补缺损并去除多余的皮肤来解决的，这样就可以纠正单纯肿块切除术的皮肤 / 体积差异，从而进一步改善乳房形状和轮廓。

较大、较远的缺损和较小乳房的缺损可以在肿瘤整形术或乳房上提固定术中使用自体组织皮瓣重建 [13]。允许组织旋转以填充缺损，从而在周围乳房组织不足以重建缺损的地方保留轮廓（图 2-1）。自体组织增容选项包括有初级蒂延伸以旋转至缺损处，或创建次级皮肤腺体蒂以独立于包含乳头乳晕复合体的移动。这些选择进一步将肿瘤整形方法扩展到使用常规肿瘤学手术美学效果不佳的患者。最近，在我们的一个验证肿瘤整形结果的系列研究中，其中的 33% 使用了自体增容皮瓣，最常用的扩展初级蒂是内侧蒂，最常见的肿瘤部位在外侧[13]。外下侧蒂是最常用的次级蒂，用于外侧或外上侧缺损的修复。总体并发症发生率无显著差异，常规肿瘤整形组为15.5%，初级蒂延展组为19.6%，次级蒂组为20%。图2-2描述了一种基于乳房大小、缺损大小和缺损位置的肿瘤整形技术选择流程[13]。

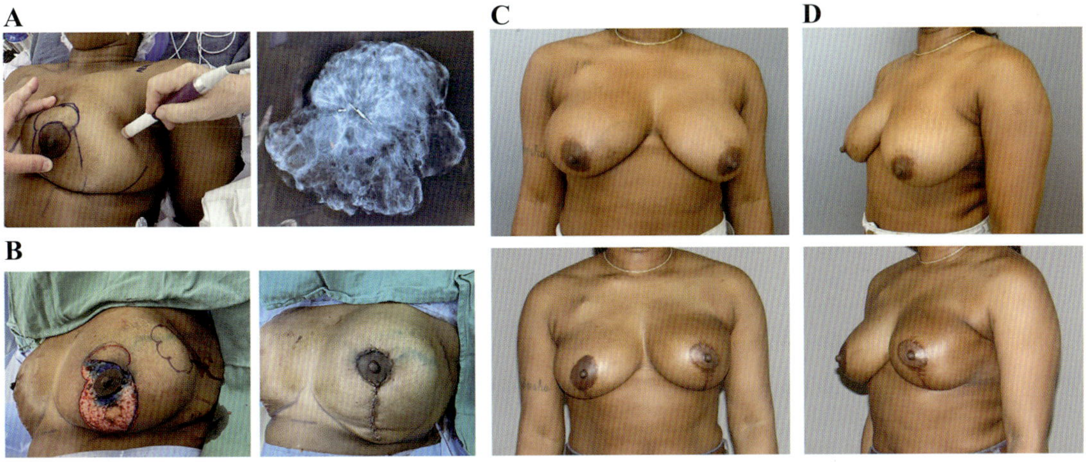

图 2-1 患者，45岁，早期左侧外上乳腺癌。（A）使用 Savi Scout 反射器（Merit Medical）定位肿瘤以进行切除。反射器在术前放置，肿块切除术是使用手持设备进行的，该设备使用非放射性雷达波对其进行定位。该肿块切除标本有54 g，带反射器，术中予以照相确认；（B）使用扩展的内上自体组织增容技术来填补缺损，并切除额外的20 g组织用于塑形。实施对侧乳房上提固定术，切除90 g以保持对称；（C，D）上排是在手术前。下排是左侧全乳外照射后1年的结果

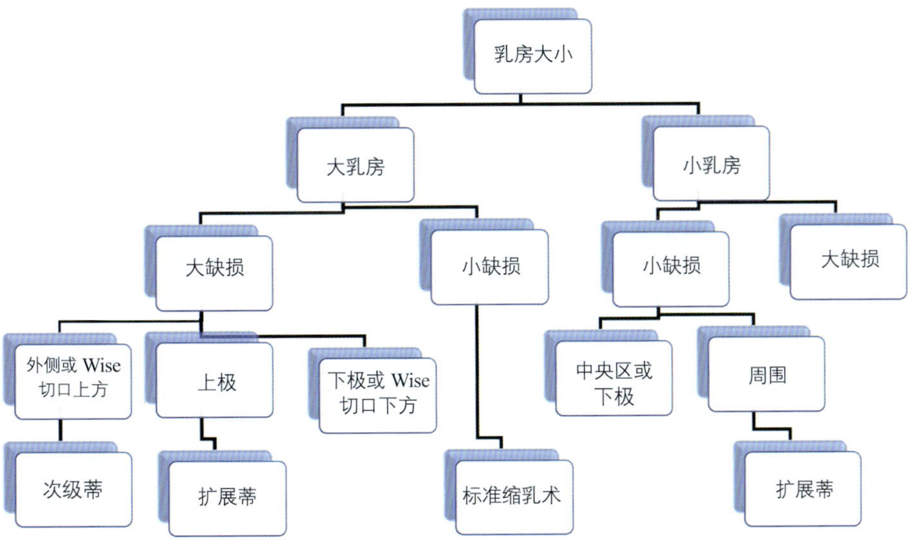

图 2-2 基于乳房大小、缺损大小和缺损位置的肿瘤整形技术选择流程（来自 Losken A, Hart AM, Dutton JW, Broecker JS, Styblo TM, Carlson GW. The Expanded Use of Autoaugmentation Techniques in Oncoplastic Breast Surgery. Plast Reconstr Surg. 2018;141(1):10 to 19.）

肿瘤学重建的时机值得考虑。将缩乳术或乳房上提固定术作为 OPS 的优点在于，其是一次性手术，可以提高患者的满意度和结局，但如果出现伤口愈合并发症，就可能会延迟接受放疗。此外，由于存在不可预知的伤口愈合风险和并发症（如继发于放射的脂肪坏死和血清肿），将 OPS 作为单一手术，比对那些接受过放疗的乳房做缩乳术更为可取。

二、美学与乳房肿瘤整形外科

关于乳房肿瘤整形的美学客观数据是有限的。关于乳房肿瘤整形手术的两项大的系统性综述声称，84%~90% 的患者美学效果良好[14,15]。在一项针对接受肿瘤整形乳房外科手术（OBS）患者的前瞻性研究中，94% 的患者对自己的美学效果“非常满意”或“满意”，85% 的患者在术后 1~3 个月时认为自己的乳房“几乎相同”或“略有不同”。外科医生的评估同样将 89% 的结果归类为“良好”或“优秀”[16]。这一研究表明，术后早期的美学效果良好；但缺乏长期随访。Clough 及其同事使用一个 3 人小组来评估 OBS 术后的结果，并报告了 88% 和 82% 的患者在术后 2 年和 5 年时，分别根据乳房对称性、形状、乳头乳晕复合体（NAC）、瘢痕和放射后的改变，得出良好的美容评价[17]。这项研究强调了肿瘤整形缩乳手术中美学的持久性。

根据患者报告的结局、临床检查和小组成员的照片评估，在即刻肿瘤整形手术中使用背阔肌皮瓣可产生良好的美学效果[18,19]。Hernanz 及其同事在患者报告和小组评估中都证明了良好的美学效果，其中 81% 的患者报告“优秀”，19% 的患者报告“良好”，而小组评估将 44% 的结果划分为“良好”，56% 划分为“满意”[18]。尽管本研究的样本量有限（n=16），但阐述了美学再手术率的问题。在 16 例患者中，有 3 例接受了再次手术（1 例因不对称而进行假体植入，2 例因供区瘢痕再次手术）。有必要进一步研究由美容因素而非肿瘤学因素引起的肿瘤整形再手术率。

Veiga 及其同事通过四人小组的摄影评估，前瞻性地比较了接受肿瘤整形乳房手术和未经重建的传统保乳治疗患者[20]。评估的美学因素包括：乳房体积、形状、位置、乳房下皱襞和瘢痕。接受肿瘤整形手术患者获得了优异的评分。值得注意的是，“体积”和“形状”是在未接受 OPS 的标准保乳治疗患者中获得评分最低的两个因素。随着时间的推移，肿瘤整形组的美学效果有所改善，支持了 OBS 的持久性。采用“背阔肌微型皮瓣”的 OBS 与保留皮肤乳房切除联合背阔肌皮瓣即刻重建相比，肿瘤整形队列获得的小组评分明显高于乳房切除联合即刻重建术队列（分别为 3.8 分和 2.9 分）[21]。重要的是要考虑到整形与重建手术的大部分美学是主观的，尽管很难客观地证明美学的改善，但已经表明患者的满意度可以作为一个充分的指标。

三、保乳的放射治疗

放射治疗是保乳治疗的一部分，其目的是降低乳腺癌的局部复发风险，这一点已得到广泛研究证实[22]。传统的放射治疗方法是在手术后6周开始，通过外束进行全乳照射，前提是患者伤口已痊愈。照射可以以常规的或低分割的方法给予。瘤床（肿块切除术区域）加量放射治疗已被证明可以降低复发风险[23]。加量放射治疗会增加患者疼痛、硬结、纤维化和水肿风险[24,25]。由于OPS在组织重排和乳房结构方面存在差异，因此进行加量放射治疗是否可行一直存在争议。不过，Gladwish及其同事已明确，通过比较OPS保乳和常规保乳，加量照射的效果并没有受到不利影响[26]。放置可靠的手术夹以识别切除床对于准确定位加量照射至关重要[27]。新兴技术有助于促进对切除腔的一致性识别。初步研究表明，在手术中放置三维生物可吸收组织标记物（包括在OPS手术中），对成功识别切除床，作为加量照射准备是有希望的，其术后手术部位感染率较低，且能保持美学效果[28,29]。

与全乳放疗相比，加速部分乳腺放疗（accelerated partial breast irradiation，APBI）是一个较新的概念。全乳放疗的风险包括对健康乳房组织的损伤以及对心脏和肺的毒性。图2-3显示了1例接受肿块切除术和肿瘤整形下蒂缩乳重建患者的全乳腺照射的变化进程。复发风险在原发肿瘤部位最高；因此，专门将这一区域作为照射靶标。APBI可以通过近距离放射治疗、外束放射治疗或术中放射治疗（intraoperative radiation therapy，IORT）来进行[30]。很少有研究针对APBI对OPS美学结果的影响进行分类。

癌症的近距离放疗是在20世纪70年代引入的。它是在麻醉状态下经皮导管插入进行的，随后通过导管进行辐射输送。导管插入部位的局部组织反应很常见，而这项技术已经被证明对胸部器官有更大的保护作用。由于学习曲线陡峭和操作的侵入性，故许多中心都没有开展[31]。

IORT是在手术时给予的单剂量放射。TARGIT-A试验显示，接受常规全乳放疗和IORT的患者在肿瘤学结果方面没有统计学差异[32]。由于患者不需要重复治疗，故使用IORT可以提高生活质量并降低成本。一项针对186例患者的研究显示，在接受OPS的患者中，全乳放疗与IORT相比，脂肪坏死和血清肿的发生率更高，但美学效果没有统计学差异[33]（图2-4）。IORT后远期乳腺纤维化并不常见。

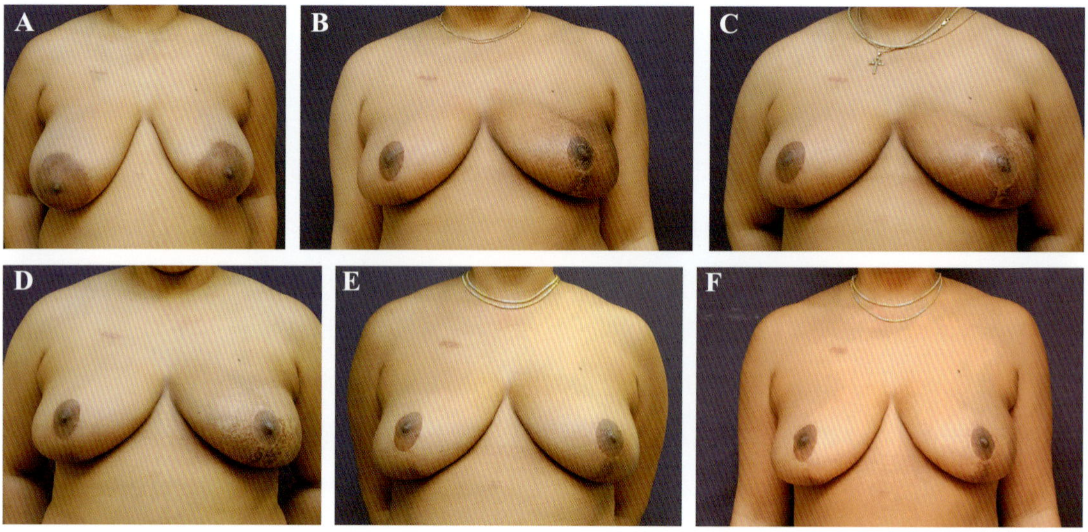

图 2-3　患者 37 岁，巨乳症和左乳浸润性乳腺癌，接受了新辅助化疗。（A）手术前；（B）左乳肿块切除术后应用下蒂肿瘤整形缩乳术，右侧下蒂对称性缩乳术后，完成左侧全乳外照射。注意乳房皮肤色素沉着过度，乳头乳晕复合体色素沉着缺失；（C）放射治疗后左乳皮肤和乳头乳晕复合体逐渐恢复；（D）左乳皮肤和乳头乳晕复合体持续恢复；（E）术后 1 年显示良好的对称性并恢复色素沉着；（F）术后 2 年 3 个月显示出稳定的结果，虽然患者体重减轻

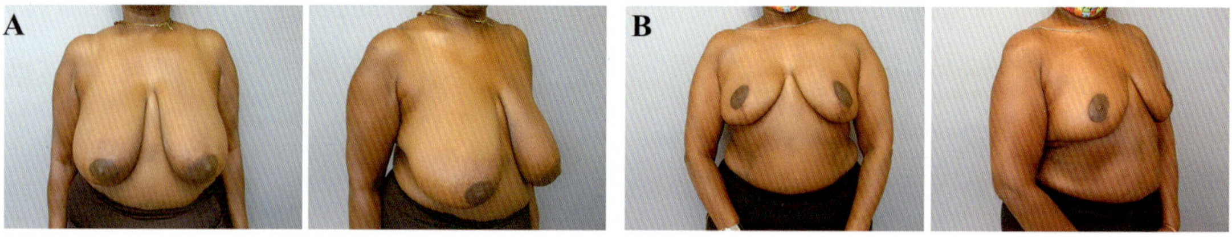

图 2-4　患者，女，59 岁，右侧乳腺癌，位于患者右乳下极，切除量 75 g，随后行 IORT 及内上蒂整形缩乳术，总切除 896 g。（A）手术前，患者进行了对称性左侧缩乳术，切除 920 g；（B）结果显示，术后 1 年，对称性良好，仅微小的照射后纤维化

最近的研究重点是识别不能从放疗中显著获益的患者[34]。尽管过去使用基于临床和病理特征的列线图来指导决策，但现在将基因组分子分析辅助用于为治疗提供信息。DCISionRT（PreludeDX，Laguna Hills，California）是一种专门为导管原位癌（ductal carcinoma in situ，DCIS）患者开发的生物标志物测定法，目的是减轻护理，并满足特定患者的放射治疗需求[35]。

第三节　肿瘤整形的手术安全性

OPS 旨在优化乳房的最终美学外观；然而，乳房美学的重要性相对于肿瘤学的有效性和安全性方面是次要的。许多肿瘤整形技术涉及局部组织的广泛重排、在乳房上形成额外的切口或将局部组织转移到肿瘤腔内。以前人们对 OPS 技术如何影响总体并发症风险、其后的辅助治疗、切缘阳性率、局部复发率和生存率上提出了合理的担忧。患者应该了解这些技术的风险和收益，外科医生应该对这些手术的安全性有共同的理解和一致意见。OPS 最好是在乳腺肿瘤外科医生和整形外科医生之间合作进行，这样双方都可以理解对方的目标和目的。

一、肿瘤整形乳房重建术后并发症

在系统回顾和荟萃分析中，OPS 术后的总体并发症发生率为 14%~16%[36,37]。常见并发症包括伤口愈合延迟、脂肪坏死、感染、乳头乳晕复合体坏死、血清肿和出血，其发生率为 1%~4%[36,38]。总体而言，需要再次手术的并发症发生率可能在 3% 左右[37,39]。在 NSQIP 数据库分析中，Cil 及其同事确定了与术后 30 天内出现并发症高度相关的独立性多因素，包括肥胖、吸烟、美国麻醉医师学会Ⅲ级或Ⅳ级、糖尿病、出血性疾病、慢性阻塞性肺疾病以及手术时间长等[40]。出血性疾病的存在与术后并发症的相关性最高（比值比达到 1.8）。尽管在重建手术中吸烟和尼古丁的使用增加了医疗保健系统的发病率和成本，但在癌症切除时进行同侧肿瘤整形手术的成本效益是显著的，因为在一个放疗过的乳房上进行延迟性肿瘤整形手术，其并发症的风险会很高[41,42]。

与单纯的标准保乳治疗相比，肿瘤整形技术的并发症发生率可能相当或略低。Losken 及其同事进行的一项荟萃分析显示，接受 OPS 的患者的并发症发生率为 15.5%，而接受标准保乳患者为 25.9%，尽管在该分析中，单纯接受保乳的患者的平均随访时间更长（64 个月 *vs.* 37 个月）[37]。Cil 及其同事发现，接受 OPS 手术患者术后 30 天的并发症发生率（1.7%）与标准保乳的患者（1.9%）相似[40]。

当出现并发症时，可能会导致辅助治疗开始的显著延迟。Kapadia 及其同事回顾性综述地分析了在单一机构接受 OPS 的 118 例患者[43]。22% 的患者出现并发症，包括伤口愈合延迟、血清肿、感染和伤口裂开。出现并发症的患者与没有并发症的患者相比，放疗开始时间存在统计学意义的显著延迟（74 天 *vs.* 54 天，$P < 0.001$）。同样，在 Hillberg

及其同事发表的一项针对 150 例接受 OPS 手术患者的回顾性综述研究中，8.2% 的患者因术后并发症而延迟了开始辅助放疗的时间，不过本研究的总体并发症发生率相对较高（37.5%）[44]。在 Deigni 及其同事最近发表的一项回顾性综述中，429 例患者接受了 OPS，然后进行了即刻或延迟的对侧对称性手术 [45]。两组的总体并发症发生率没有显著差异。尽管并发症导致 4.2% 的患者延迟辅助治疗，但仅有 0.7% 的患者延迟是由对侧对称性手术引起的并发症所导致。在一项研究中，与单纯的肿瘤切除术（29.5 天）相比，OPS 没有延迟辅助化疗的开始时间（29 天）[46]。

二、局部复发、无病生存期和总生存期

鉴于 OPS 在过去 20 年中才成为主流治疗选择，关于复发和生存的长期数据有些缺乏。大量研究表明，肿瘤整形方法对改善切缘控制具有重要影响 [47,48]。已知乳房切除术后切缘阳性可预测局部复发。然而，肿瘤生物学也是肿瘤学结局的重要预测因素。肿瘤整形外科技术扩展了保乳的适应证，包括肿瘤更大、更具侵袭性的患者。在一项针对 1800 例癌症患者进行的回顾性综述队列研究中，这些患者接受了标准或肿瘤整形保乳手术，Niinikoski 及其同事阐述了复发问题 [49]。中位随访 75 个月后，两组的局部无复发生存率没有统计学差异。肿瘤整形组的患者肿瘤明显较大，更容易触及和多发病灶；此外，他们的乳腺癌具有显著较高的组织学分级、T 分期和淋巴结受累。在本研究中，各组之间的阳性切缘率没有差异。在 2016 年进行的一项系统综述中，De la Cruz 及其同事分析了 6011 例肿瘤整形重建患者，平均随访 50.5 个月。在 871 例至少随访 5 年的患者中，总生存率、无病生存率、局部复发率和远处复发率分别为 93.4%、85.4%、6% 和 11.9%[36]，这表明手术技术不是肿瘤学结局的主要预测因素。作者最近比较了 97 例肿瘤切除术患者和 95 例肿瘤整形缩乳术患者的复发情况，平均随访 8 年，发现尽管肿瘤整形组的发病更为偏晚，但总体复发率相当 [50]。癌症的多模式治疗是这样的，即更积极的局部控制（如乳房切除术）并未显示出局部或区域复发减少，并且尽管有些患者患有更具侵袭性的肿瘤 [51]，但在肿瘤整形组中通常会得到更好的切缘控制和同等的局部或区域复发率。然而，与标准的保乳术相比，这并不能转化为生存获益。也就是，即刻重建这些缺损并不会增加肿瘤复发率。OPS 可以提供给肿瘤直径更大和病理范围更广的患者，这种方法的美学获益似乎不会影响癌症的复发率和患者生存率。

当考虑肿瘤整形方法时，高危患者和更晚期的疾病现已不是禁忌证（图 2-5）。大多数研究表明，与单纯的肿瘤切除术相比，肿瘤整形组的复发率相似，尽管其切缘更宽，风

险更高[肿瘤更大，人类表皮生长因子受体-2（HER-2）阳性及三阴性更多，雌激素受体/孕激素受体（ER/PR）阳性更少]。更积极的 OPS 局部控制可能会扩大保乳手术（breast conserving surgery，BCS）的适应证，但系统性全身治疗在肿瘤整形手术的复发安全性上作出了贡献。尽管减少复发的真实受益很难证明，但没有研究表明它是不安全的。肿瘤整形方法允许使用保乳手术治疗更晚期的疾病。与乳房切除术相比，在大于 2 cm 的肿瘤中，它也是安全的，其总体生存率相当（10 年生存率 87.3% *vs.* 87.1%）[52]。几项研究表明，在分期大于 T_2 肿瘤、局部晚期肿瘤和 DCIS 中，当采用肿瘤整形保乳治疗时，其肿瘤局部复发率和结局相似[52-55]。但 OPS 扩大了保乳手术适应证，在 39 例多病灶或多中心肿瘤、广泛性 DCIS，或肿瘤大于 5 cm 的患者中，结果也是如此[56]。

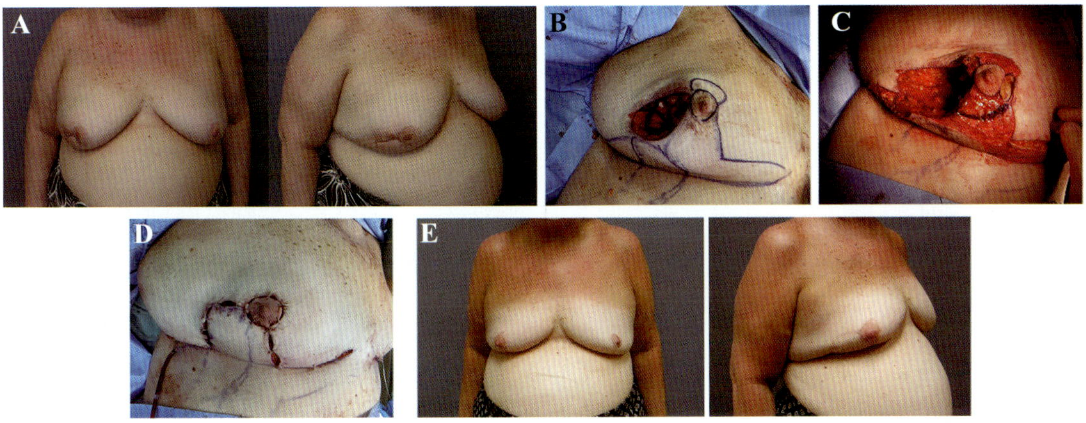

图 2-5　患者，女，56 岁，右乳导管原位癌，给予新辅助化疗，原位癌伴粉刺改变，切除活检。（A）手术前；（B）象限切除术，243 g，切除了 Wise 切口标记上方的皮肤和乳房组织；（C）上方蒂保障乳头乳晕复合体；（D）保留的皮肤用于替代切除的皮肤。左侧对称性缩乳术，切除了 394 g 组织；（E）结果显示，全乳外放射治疗 2 年后，有良好的对称性

第四节　肿瘤整形术后患者的满意度

最近对患者报告结局的兴趣产生了一些关于 OPS 术后患者满意度的有趣数据。肿瘤整形重建后的患者满意度已被证明超过了标准保乳治疗、单纯乳房切除术及乳房切除联合重建手术后的满意度[57-61]。Rose 及其同事发表了一项调查研究结果，该研究比较了 OPS（107 例患者）或标准保乳（657 例患者）后的患者报告结局[57]。受试者在手术后平均 60.8 个月内接受 BREAST-Q 量表验证问卷调查。研究人员发现，尽管肿瘤整形组患者普遍晚期程度更高，但他们的自我报告心理健康状况明显更高。Char 及其同事对包括

BREAST-Q量表在内的患者报告结局指标进行了全面的文献综述，发现在乳房重建选择中，OPS通常具有最高的患者满意度评分 [61]。本研究共收录了43篇文章，研究了各种形式的自体组织和基于植入物的乳房重建。

据报道，容积移位技术和容积替代技术后的患者满意度都很高 [58,62-64]。在他们对624例接受各种不同肿瘤整形手术患者的调查中，Rezai及其同事证明，肿瘤重建方法与患者对美学效果的感知之间没有显著相关性 [65]。乳房缩小肿瘤整形重建可能对患者报告的术后生活质量产生特别大的影响。Losken及其同事对353例采用乳房缩小技术进行肿瘤整形乳房重建的患者进行了回顾性综述调查 [12]。该研究中患者平均减重545 g。研究人员采用BREAST-Q量表验证问卷显示，与术前基线相比，接受肿瘤整形缩乳术的女性，在术后1年内自信心、吸引力、情绪健康和性生活满意度都有所提高。

有一些证据表明，患者肿瘤学状态可能比手术技术更能影响患者报告结局。Gardfjell及其同事在对120例患者使用容积移位技术进行肿瘤整形乳房重建的研究中，患者的满意度较低似乎与需要腋窝清扫及新辅助化疗相关 [62]。在对379例接受OPS或单纯保乳的患者进行比较时，Ojala及其同事表明，偏大的肿瘤直径、多病灶性和肿瘤整形重建可预测患者报告的美学效果不佳；然而在这项研究中，接受肿瘤整形重建的患者更有可能出现淋巴结受累、肿瘤直径更大或多病灶性的肿瘤 [66]。

与其他癌症手术治疗方式相比，接受肿瘤整形手术重建的患者对自己的形体、心理健康和整体健康状况有很高的满意度。这种效果在一定程度上是意料之中的，可能仅次于对乳房美学和对称性的关注，是肿瘤整形技术的关注重点。

第五节　总结

肿瘤整形乳房重建是目前全球公认的乳腺癌治疗选择。与标准保乳相比，这种方法具有良好的安全性和同等的肿瘤学疗效，而其主要优点是改善了美学效果。现代方法包括技术的改进和对美学和结局的重新关注，包括患者的满意度和幸福感。随着越来越多的数据证明了肿瘤整形乳房重建的安全性，其也被用于风险较高的患者，并获得了良好的结果。

临床治疗要点

- 整形外科医生可以在患者咨询肿瘤整形重建时告知患者，与保乳治疗中的肿块切除术相比，肿瘤整形重建的满意度很高，并发症的风险很低。
- 在进行肿块切除后缺损的重建时，应记住乳房缩小固定上提术、自体组织乳房重建术的原则，以确定最佳手术方案。
- 为了避免放疗后相关的并发症，建议在接受保乳放疗之前先进行肿瘤整形重建。
- 为了评估肿瘤整形重建的适应证，整形外科医生应该咨询乳腺肿瘤外科专家和放射肿瘤学专家，制定一个多学科计划。

利益声明

阿尔伯特·洛斯肯博士是 RTI 外科顾问，没有相关披露。

参考文献

[1] Kelsall JE, McCulley SJ, Brock L, et al. Comparing oncoplastic breast conserving surgery with mastectomy and immediate breast reconstruction: case-matched patient reported outcomes. J Plast Reconstr Aesthet Surg 2017;70(10):1377–85.

[2] Audretsch WP, Rezai M, Kolotas C, et al. Tumor-specific immediate reconstruction in breast cancer patients. Semin Plast Surg 1998;11(1):71–100.

[3] Jonczyk MM, Jean J, Graham R, et al. Surgical trends in breast cancer: a rise in novel operative treatment options over a 12 year analysis. Breast Cancer Res Treat 2019;173(2):267–74.

[4] Hernanz F, González-Noriega M, Sánchez S, et al. Oncoplastic breast conserving surgery with tailored needle-guided excision. Gland Surg 2017;6(6):698–705.

[5] Macmillan RD, McCulley SJ. Oncoplastic breast surgery: what, when and for whom? Curr Breast Cancer Rep 2016;8:112–7.

[6] Chatterjee A, Gass J, Patel K, et al. A consensus Definition and classification system of oncoplastic surgery developed by the American society of breast surgeons. Ann Surg Oncol 2019;26(11):3436–44.

[7] Radtke C. Standards in oncoplastic breast reconstruction. Breast Care Basel Switz 2019;14(5):269–70.

[8] Weber WP, Haug M, Kurzeder C, et al. Oncoplastic Breast Consortium consensus conference on nipple-sparing mastectomy. Breast Cancer Res Treat 2018;172(3):523–37.

[9] Clough KB, Kaufman GJ, Nos C, et al. Improving breast cancer surgery: a classification and quadrant per quadrant atlas for oncoplastic surgery. Ann Surg Oncol 2010;17(5):1375–91.

[10] Losken A, Brown CA. How to optimize aesthetics for the partial mastectomy patient. Aesthet Surg J 2020;40(Suppl 2):S55–65.

[11] Kelemen P, Pukancsik D, Új helyi M, et al. Comparison of clinicopathologic, cosmetic andquality of life outcomes in 700 oncoplastic and conventional breast-conserving surgery cases: a single-centre retrospective study. Eur J Surg Oncol 2019;45(2):118–24.

[12] Losken A, Hart AM, Broecker JS, et al. Oncoplastic breast reduction technique and outcomes: an evolution over 20 years. Plast Reconstr Surg 2017;139(4):824e–33e.

[13] Losken A, Hart AM, Dutton JW, et al. The expanded use of autoaugmentation techniques in oncoplastic breast surgery. Plast Reconstr Surg 2018;141(1):10–9.

[14] Haloua MH, Krekel NMA, Winters HAH, et al. A systematic review of oncoplastic breastconserving surgery: current weaknesses and future prospects. Ann Surg 2013;257(4):609–20.

[15] Papanikolaou IG, Dimitrakakis C, Zagouri F, et al. Paving the way for changing perceptions in breast surgery: a systematic literature review focused on oncological and aesthetic outcomes of oncoplastic surgery for breast cancer. Breast Cancer Tokyo Jpn 2019;26(4):416–27.

[16] Chan SWW, Cheung PSY, Chueng PSY, et al. Cosmetic outcome and percentage of breast-volume excision in oncoplastic breast conserving surgery. World J Surg 2010;34(7):1447–52.

[17] Clough KB, Lewis JS, Couturaud B, et al. Oncoplastic techniques allow extensive resections for breast-conserving therapy of breast carcinomas. Ann Surg 2003;237(1):26–34.

[18] Hernanz F, Regaño S, Redondo-Figuero C, et al. Oncoplastic breast-conserving surgery: analysis of quadrantectomy and immediate reconstruction with latissimus dorsi flap. World J Surg 2007;31(10):1934–40.

[19] Woerdeman LAE, Hage JJ, Thio EA, et al. Breast-conserving therapy in patients with a relatively large (T2 or T3) breast cancer: long-term local control and cosmetic outcome of a feasibility study. Plast Reconstr Surg 2004;113(6):1607–16.

[20] Veiga DF, Veiga-Filho J, Ribeiro LM, et al. Evaluations of aesthetic outcomes of oncoplastic surgery by surgeons of different gender and specialty: a prospective controlled study. Breast Edinb Scotl 2011;20(5):407–12.

[21] Gendy RK, Able JA, Rainsbury RM. Impact of skin-sparing mastectomy with immediate reconstruction and breast-sparing reconstruction with miniflaps on the outcomes of oncoplastic breast surgery. Br J Surg 2003;90(4):433–9.

[22] Darby S, McGale P, Correa C, et al. Early Breast Cancer Trialists' Collaborative Group (EBCTCG). Effect of radiotherapy after breast-conserving surgery on 10-year recurrence and 15-year breast cancer death: meta-analysis of individual patient data for 10,801 women in 17 randomised trials. Lancet Lond Engl 2011;378(9804):1707–16.

[23] Beddok A, Kirova Y, Laki F, et al. The place of the boost in the breast cancer treatment: state of art. Radiother Oncol J Eur Soc Ther Radiol Oncol 2022;170:55–63.

[24] Chua BH, Link EK, Kunkler IH, et al. Radiation doses and fractionation schedules in non-low-risk ductal carcinoma in situ in the breast (BIG 3-07/TROG 07.01): a randomised, factorial, multicentre, open-label, phase 3 study. Lancet Lond Engl 2022;400(10350):431–40.

[25] Kelemen G, Varga Z, Lázár G, et al. Cosmetic outcome 1-5 years after breast conservative surgery, irradiation and systemic therapy. Pathol Oncol Res POR 2012;18(2):421–7.

[26] Gladwish A, Didiodato G, Conway J, et al. Implications of oncoplastic breast surgery on radiation boost delivery in localized breast cancer. Cureus 2021;13(11):e20003.

[27] Furet E, Peurien D, Fournier-Bidoz N, et al. Plastic surgery for breast conservation therapy: how to define the volume of the tumor bed for the boost? Eur J Surg Oncol 2014;40(7):830–4.

[28] Kaufman CS, Cross MJ, Barone JL, et al. A three-dimensional bioabsorbable tissue marker for volumereplacement and radiation planning: a multicenter study of surgical and patient-reported outcomes for 818 patients with breast cancer. Ann Surg Oncol 2021;28(5):2529–42.

[29] Yehia ZA, Yoon J, Sayan M, et al. Does the use of BioZorb result in smaller breast seroma volume? Anticancer Res 2022;42(6):2961–5.

[30] Laplana M, García-Marqueta M, Sánchez-Fernández JJ, et al. Effectiveness and safety of intraoperative radiotherapy (IORT) with low-energy X-rays (INTRABEAM) for accelerated partial breast irradiation (APBI). Clin Transl Oncol Off Publ Fed Span Oncol Soc Natl Cancer Inst Mex 2022;24(9):1732–43.

[31] Cozzi S, Augugliaro M, Ciammella P, et al. The role of interstitial brachytherapy for breast cancer treatment: an overview of indications, applications, and technical notes. Cancers 2022;14(10):2564.

[32] Small W, Refaat T, Feldman SM, et al. Risk-stratified intraoperative radiation therapy as a definitive adjuvant radiation therapy modality for women with early breast cancer. Pract Radiat Oncol 2022;12(4):320–3.

[33] Cracco S, Semprini G, Cattin F, et al. Impact of intraoperative radiotherapy on cosmetic outcome and complications after oncoplastic breast surgery. Breast J 2015;21(3):285–90.

[34] Allen SG, Speers C, Jagsi R. Tailoring the omission of radiotherapy for early-stage breast cancer based ontumor biology. Semin Radiat Oncol 2022;32(3):198–206.

[35] Knowlton CA, Jimenez RB, Moran MS. Risk assessment in the molecular era. Semin Radiat Oncol 2022;32(3):189–97.

[36] De La Cruz L, Blankenship SA, Chatterjee A, et al. Outcomes after oncoplastic breast-conserving surgery in breast cancer patients: a systematic literature review. Ann Surg Oncol 2016;23(10):3247–58.

[37] Losken A, Dugal CS, Styblo TM, et al. A meta-analysis comparing breast conservation therapy alone to the oncoplastic technique. Ann Plast Surg 2014;72(2):145–9.

[38] Piper ML, Esserman LJ, Sbitany H, et al. Outcomes following oncoplastic reduction mammoplasty: a systematic review. Ann Plast Surg 2016;76(Suppl 3):S222–6.

[39] Fitoussi AD, Berry MG, Famà F, et al. Oncoplastic breast surgery for cancer: analysis of 540 consecutive cases [outcomes article]. Plast Reconstr Surg 2010;125(2):454–62.

[40] Cil TD, Cordeiro E. Complications of oncoplastic breast surgery involving soft tissue transfer versus breast-conserving surgery: an analysis of the NSQIP database. Ann Surg Oncol 2016;23(10):3266–71.

[41] Bloom JA, Asban A, Tian T, et al. A cost-utility analysis comparing immediate oncoplastic surgery with delayed oncoplastic surgery in smoking breast cancer patients. Ann Surg Oncol 2021;28(5):2579–88.

[42] Bloom JA, Rashad R, Chatterjee A. The impact on mortality and societal costs from smoking cessation in aesthetic plastic surgery in the United States. Aesthet Surg J 2019;39(4):439–44.

[43] Kapadia SM, Reitz A, Hart A, et al. Time to radiation after oncoplastic reduction. Ann Plast Surg 2019;82(1):15–8.

[44] Hillberg NS, Meesters-Caberg MAJ, Beugels J, et al. Delay of adjuvant radiotherapy due to postoperative complications after oncoplastic breast conserving surgery. Breast Edinb Scotl 2018;39:110–6.

[45] Deigni OA, Baumann DP, Adamson KA, et al. Immediate contralateral mastopexy/breast reduction for symmetry can Be performed safely in oncoplastic breast-conserving surgery. Plast Reconstr Surg 2020;145(5):1134–42.

[46] Khan J, Kahn J, Barrett S, et al. Oncoplastic breast conservation does not lead to a delay in the commencement of adjuvant chemotherapy in breast cancer patients. Eur J Surg Oncol J Eur Soc Surg Oncol Br Assoc Surg Oncol 2013;39(8):887–91.

[47] Fitzal F, Bolliger M, Dunkler D, et al. Retrospective, multicenter analysis comparing conventional with oncoplastic breast conserving surgery: oncological and surgical outcomes in women with high-risk breast cancer from the OPBC-01/iTOP2 study. Ann Surg Oncol 2022;29(2):1061–70.

[48] Barellini L, Marcasciano M, Lo Torto F, et al. Intraoperative ultrasound and oncoplastic combined approach: an additional tool for the oncoplastic surgeon to obtain tumor-free margins in breast conservative surgery-A 2-year single-center prospective study. Clin Breast Cancer 2020;20(3):e290–4.

[49] Niinikoski L, Leidenius MHK, Vaara P, et al. Resection margins and local recurrences in breast cancer: comparison between conventional and oncoplastic breast conserving surgery. Eur J Surg Oncol J Eur Soc Surg Oncol Br Assoc Surg Oncol 2019;45(6):976–82.

[50] Losken A, Smearman EL, Hart AM, et al. The impact oncoplastic reduction has on long-term recurrence in breast conservation therapy. Plast Reconstr Surg 2022;149(5):867e–75e.

[51] Pearce BCS, Fiddes RN, Paramanathan N, et al. Extreme oncoplastic conservation is a safe new alternative to mastectomy. Eur J Surg Oncol J Eur Soc Surg Oncol Br Assoc Surg Oncol

2020;46(1):71–6.
[52] De Lorenzi F, Loschi P, Bagnardi V, et al. Oncoplastic breast-conserving surgery for tumors larger than 2 centimeters: is it oncologically safe? A matched-cohort analysis. Ann Surg Oncol 2016;23(6):1852–9.
[53] Chauhan A, Sharma MM. Evaluation of surgical outcomes following oncoplastic breast surgery in early breast cancer and comparison with conventional breast conservation surgery. Med J Armed Forces India 2016;72(1):12–8.
[54] Song HM, Styblo TM, Carlson GW, et al. The use of oncoplastic reduction techniques to reconstruct partial mastectomy defects in women with ductal carcinoma in situ. Breast J 2010;16(2):141–6.
[55] Broecker JS, Hart AM, Styblo TM, et al. Neoadjuvant therapy combined with oncoplastic reduction for high-stage breast cancer patients. Ann Plast Surg 2017;78(6S Suppl 5):S258–62.
[56] Koppiker CB, Noor AU, Dixit S, et al. Extreme oncoplastic surgery for multifocal/multicentric and locally advanced breast cancer. Int J Breast Cancer 2019;2019:4262589.
[57] Rose M, Svensson H, Handler J, et al. Patient-reported outcome after oncoplastic breast surgery compared with conventional breast-conserving surgery in breast cancer. Breast Cancer Res Treat 2020;180(1):247–56.
[58] Bazzarelli A, Baker L, Petrcich W, et al. Patient satisfaction following level II oncoplastic breast surgery: a comparison with mastectomy utililizing the breast-Q questionnaire will be published in surgical oncology. Surg Oncol 2020;35:556–9.
[59] Chand ND, Browne V, Paramanathan N, et al. Patient-reported outcomes are better after oncoplastic breast conservation than after mastectomy and autologous reconstruction. Plast Reconstr Surg Glob Open 2017;5(7):e1419.
[60] Hart AM, Pinell-White X, Egro FM, et al. The psychosexual impact of partial and total breast reconstruction: a prospective one-year longitudinal study. Ann Plast Surg 2015;75(3):281–6.
[61] Char S, Bloom JA, Erlichman Z, et al. A comprehensive literature review of patient-reported outcome measures (PROMs) among common breast reconstruction options: what types of breast reconstruction score well? Breast J 2021;27(4):322–9.
[62] Gardfjell A, Dahlbäck C, Å hsberg K. Patient satisfaction after unilateral oncoplastic volume displacement surgery for breast cancer, evaluated with the BREAST-QTM. World J Surg Oncol 2019;17(1):96.
[63] Kim KD, Kim Z, Kuk JC, et al. Long-term results of oncoplastic breast surgery with latissimus dorsi flap reconstruction: a pilot study of the objective cosmetic results and patient reported outcome. Ann Surg Treat Res 2016;90(3):117–23.
[64] van Paridon MW, Kamali P, Paul MA, et al. Oncoplastic breast surgery: achieving oncological and aesthetic outcomes. J Surg Oncol 2017;116(2):195–202.
[65] Rezai M, Kraemer S, Kimmig R, et al. Breast conservative surgery and local recurrence. Breast

Edinb Scotl 2015;24(Suppl 2):S100–7.

[66] Ojala K, Meretoja TJ, Leidenius MHK. Aesthetic and functional outcome after breast conserving surgery - comparison between conventional and oncoplastic resection. Eur J Surg Oncol J Eur Soc Surg Oncol Br Assoc Surg Oncol 2017;43(4):658–64.

第三章
现代植入物乳房重建术

阿拉·A. 萨利比安，诺兰·S. 卡普

关键词

乳房重建；保留乳头的乳房切除术；凝胶植入物；脱细胞真皮基质

关键点

- 成功的基于植入物的乳房重建需要乳腺外科医生和整形外科医生之间的团队合作。
- 患者选择、乳房切除皮瓣质量和手术技术在保留乳头的乳房切除术中至关重要。
- 尽管术前对所有与植入物相关的风险的讨论至关重要，但现代凝胶植入物在乳房重建中具有美学优势。
- 包括脱细胞真皮基质材料补片在内的支持材料在乳房重建中既有风险也有益处，它们的使用应该个体化。

第一节　引言

基于植入物的乳房重建技术仍然是当今最常用的乳房重建术式[1]。尽管基于植入物的乳房重建技术的许多基本原则没有改变，但这些技术的几个核心组成部分已经朝着可以被视为“现代”方法的方向发展。这种方法侧重于基于团队协作的模式[2]，在这种模式中，乳腺外科医生和整形外科医生在整个治疗阶段与患者沟通，以优化肿瘤治疗和乳房重建效果。

该领域的具体进展包括保留乳头和皮肤的乳房切除术（NSM），该技术既保证了肿瘤的安全性又具有美学效果[3,4]。植入物乳房重建技术的改进一方面在于提供更具黏附性和更稳定的植入物[5]。另一方面，基于对毛面假体可引起乳房植入物相关间变性大细胞淋巴瘤（BIA-ALCL）[6,7]的考虑，引入了光滑的组织扩张器。辅助材料，如脱细胞真皮基质（ADM）的应用能帮助最大限度地减轻包膜挛缩[8]等并发症，并引入了即刻乳房重建[9]和胸肌前植入物乳房重建技术[10]。更重要的是，乳房重建的循证报告已纳入包括患者报告的结果[11]在内的更广泛、更关键的结果并且共同决策[12,13]。

现代植入物乳房重建方法包括所有这些技术和考虑因素的演变。在本章中，作者特别关注现代乳房切除术的考量因素，以及它们如何影响基于植入物的乳房重建、当前的假体选择及其对结果的影响，以及我们当前对基于植入物的乳房重建中辅助材料的了解。

第二节　现代乳房切除术

一、乳房切除术皮瓣质量

基于植入物的乳房重建术的成功与先前的乳房切除术有关。然而，消融手术和重建手术不应该被认为是顺序事件，而应被视为同一程序的相互依赖的组成部分。这种方法的转变取决于乳腺外科医生和整形外科医生之间的团队合作，并在患者的术前、术中和术后治疗中进行积极的沟通[2]。

对乳房的层次结构及其筋膜系统[14]的透彻了解对于评估乳房切除术皮瓣的质量至关重要。假体被来自周围脂肪组织形成的假包膜包裹。浅筋膜的浅层亦称前层筋膜，将较薄的皮下脂肪与深层脂肪小叶分隔开[15]。这些筋膜层和皮下组织的厚度可以在术前通过乳房 MRI（图 3-1）以及超声来判断。术前影像学检查可以帮助乳腺外科医生和整形外科医生评估乳房切除后皮瓣的厚度以及选择假体植入的方式。

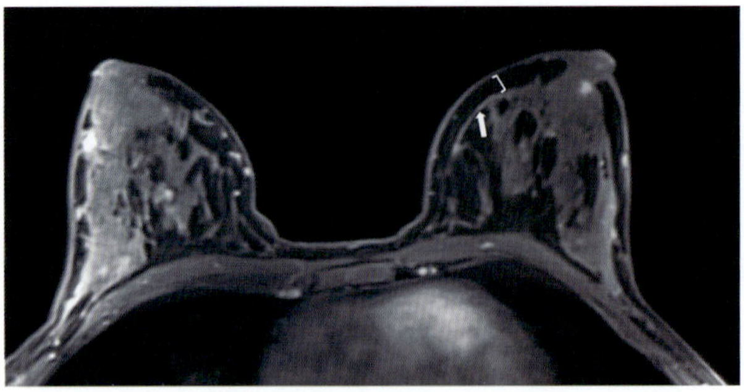

图 3-1　术前乳腺 MRI 可以帮助了解乳腺筋膜层和皮下组织的厚度，白色箭头表示乳房假包膜水平，白色括号表示乳房切除平面浅层脂肪组织的厚度

不同患者的乳房皮下组织厚度差异显著，随着体重指数（BMI）增加，皮下组织层就越厚[16]。然而厚的皮瓣并不一定血液灌注良好，反之亦然。相反，术前乳房皮下组织与乳房切除术后皮瓣的相对厚度在预测血液灌注中起着更重要的作用，与皮肤包膜缺血性并发症相关的比例大约小于 70%[17]。

每个乳房皮下组织到达真皮层乳房悬韧带的厚度差异很大。在这方面，关于皮瓣血流的灌注情况，皮下脂肪层的相对厚度比绝对厚度更重要。皮瓣总体的厚度对美学产生重要影响，尤其是对体型瘦的胸肌前假体植入的患者，植入物边缘和波纹更明显。除了相对皮瓣厚度，其他几个因素在评估乳房切除术后皮瓣的质量也很重要，这些因素可用于预测潜在的皮瓣缺血性并发症（表 3-1）[18]。如切口边缘出血情况、皮下组织的保留、可见的真皮层范围以及切口烧灼情况的临床评估都是很重要的变量。诸如吲哚菁绿血管造影等辅助成像方式有助于评估灌注情况[19]。

表 3-1 评估乳房切除术后皮瓣质量的重要因素

因素
乳房切除术后皮瓣下脂肪组织的保留
可见真皮的范围
切口边缘出血[a]
乳房切除术后皮瓣相对厚度[b]
电灼伤程度
可见的皮肤斑点
辅助成像模式[a]

注：[a] 如果使用肾上腺素就很难判断出血情况；[b] 术前皮下组织的厚度与乳房切除术后皮瓣厚度之比

二、保留乳头的乳房切除术

乳房切除术皮瓣的质量在保留皮肤及乳头乳晕复合体（NAC）的乳房切除（NSM）中至关重要。与传统乳房切除手术相比，NSM 既具有同等的肿瘤学治疗效果[3]，又具有出色的美学效果和较高的患者满意度[4]。基于肿瘤到乳头距离的 NSM 肿瘤学标准不断发展。尽管传统的肿瘤到乳头距离（TND）临界值为 2 cm，然而，最近越来越多的研究表明，TND ≤ 1 cm 时病理学证实乳头受累的概率[20]及局部复发率[21]与 TND 2 cm 时相似，而其他研究报道 TND < 1 cm 时局部复发率会增加[22]。仍然需要考虑不同临界值的长期复发率和其他肿瘤特征。

切口设计是 NSM 的重要组成部分，因为它对美学效果、皮瓣的灌注以及肿瘤切除具有重要意义。尽管存在很多的选择，但随着有关这种观点的大量文献的出现，某些趋势已经变得显而易见。最近一项对 9975 例 NSM 的荟萃分析证实，乳晕周围切口的乳头坏死风险增加 [23]。同样，倒 T 或 wise-pattern 切口也与皮肤包膜的缺血性并发症有关 [24,25]，这可能与皮下神经丛的破坏和 T 点的产生有关。乳房下皱襞（IMF）切口已成为使用最广泛的 NSM 切口 [23]，因为它的美学位置和皮肤缺血并发症的发生风险低（图 3-2）[25-27]。

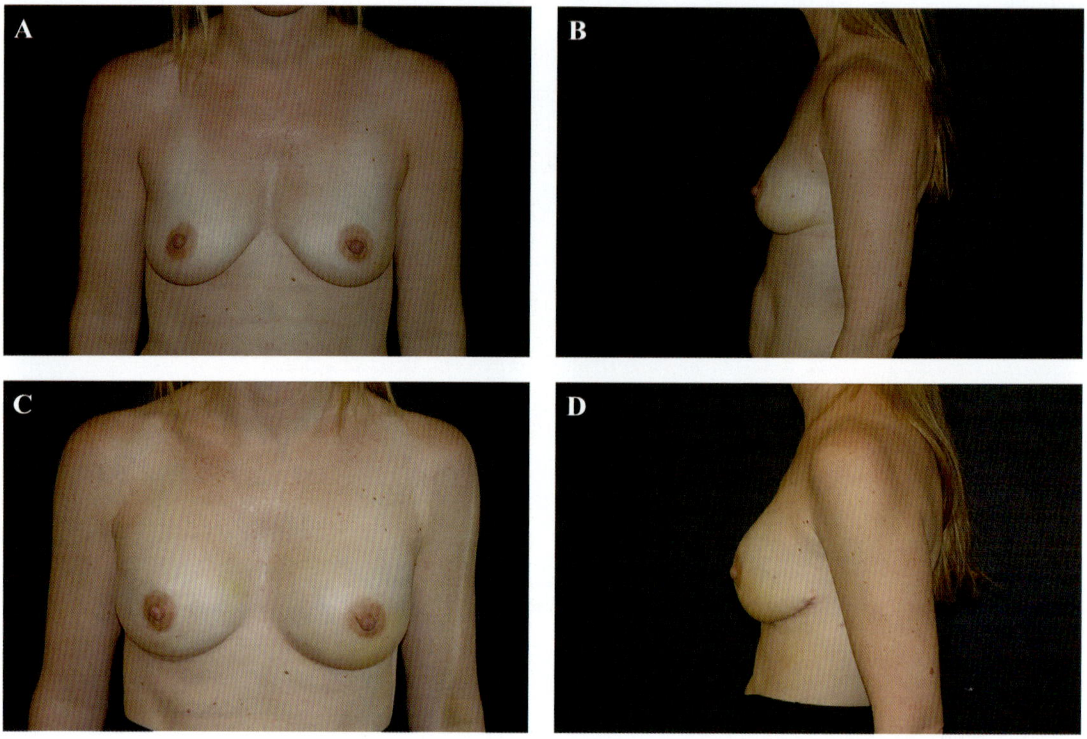

图 3-2　保留乳头的乳房切除术，并使用乳房下皱襞切口进行基于植入物乳房重建。一名 40 岁女性的术前（A、B）和术后（C、D）照片，采用组织扩张器进行分期乳房重建，并替换为光滑圆形中等轮廓的 265 mL 凝胶假体

患者的选择以及对并发症危险因素的正确评估在 NSM 结果中也起着重要作用。众所周知的术后并发症的危险因素包括 BMI 升高 [26]、吸烟 [28]、放疗 [26] 和糖尿病 [29]。其他变量包括乳房切除适应证。研究发现，治疗性 NSM 比预防性 NSM[30] 具有更高的并发症发生率，与两步法扩张期植入手术相比，即刻假体植入乳房重建和自体组织乳房重建与并发症发生率增加相关 [31]。乳房切除术和重建术后并发症的不同风险的计算 [32,33] 可用于术前患者咨询。

乳房体积增大与乳房切除组织多 [34] 和乳房下垂 [35] 相关，也被发现是术后并发症的预测因素。乳房缩小和乳房固定术后行 NSM 是安全的[36]。此外，Spear 及其同事最初描述的 NSM 之前的分期缩乳术[37]已被发现可降低这些患者的乳房切除皮瓣坏死的发生率（图 3-3）[38]。在植入物乳房重建中也描述了即刻乳房重建和乳房固定术。可以使用几种技术，包括纽孔式乳房固定术[39,40]和 wise-pattern 保留乳头的皮肤切除术[41-44]，要么在真皮丛上有蒂或作为游离移植物转移。在这些情况下，出色的乳房切除术皮瓣质量对于维持已经受损的 NAC 灌注至关重要。

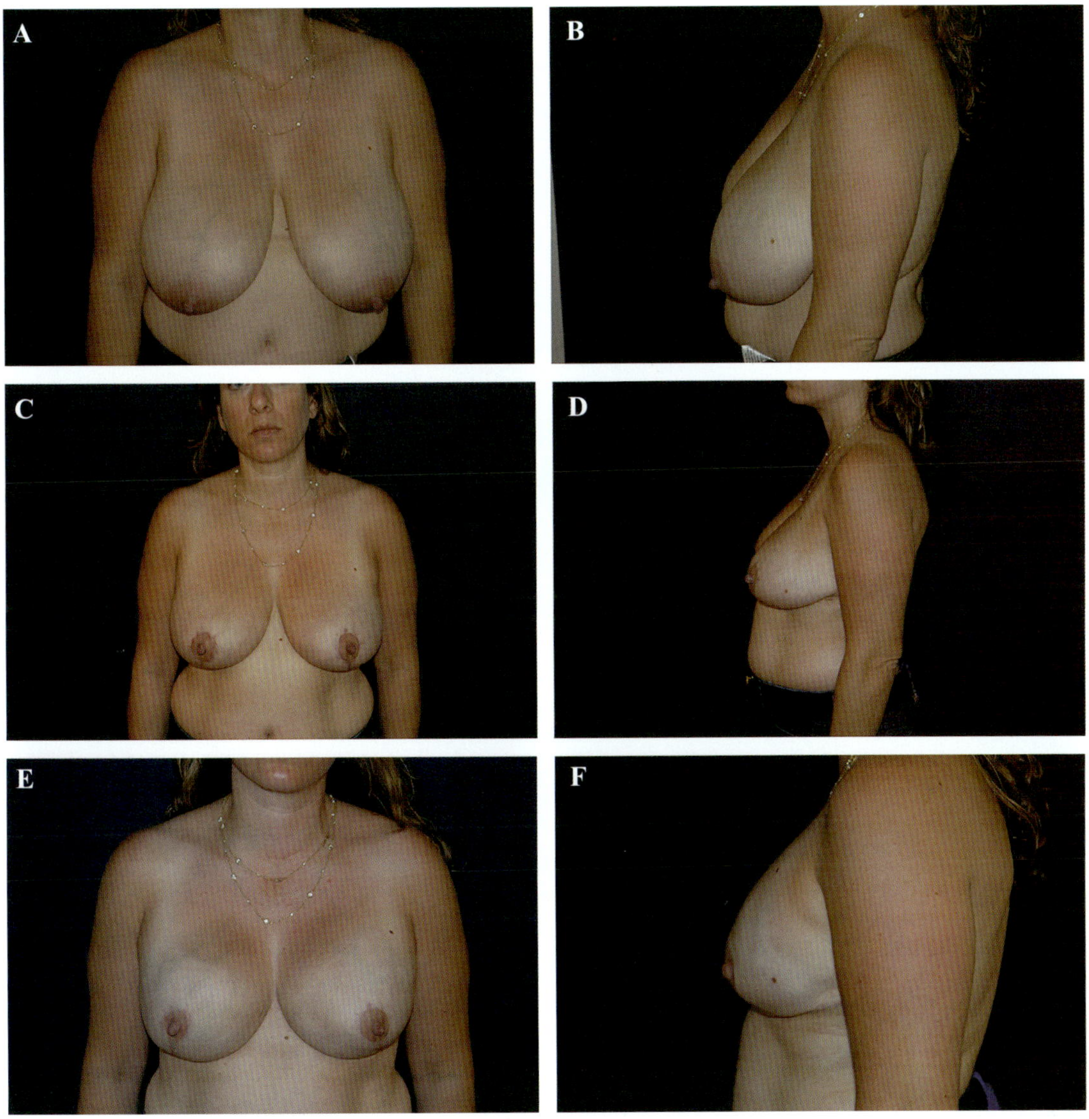

图 3-3　保留乳头的乳房切除术，并在基于植入物的乳房重建之前进行乳房缩小术。一名 38 岁女性计划行乳房缩小术（A、B）；进行乳房缩小术，右侧切除 380 g，左侧切除 410 g（C、D）；随后患者接受了双平面 NSM 和使用光滑的高轮廓凝胶植入物进行即刻植入物乳房重建（E、F）

第三节　现代植入物的选择

自从应用植入物以来，乳房植入物技术经历了重大的发展。如今的乳房植入物系列的特点是具有改善的凝胶填充比、更好的植入物外观设计和更高的凝胶交联度，旨在减少波纹、错位和凝胶出血等并发症，同时改善植入物的形态稳定性和随后的乳房美学[45]。不同制造商内部和制造商之间的几种植入物特征是可变的，包括植入物的黏性、纹理、形状、大小和投影。

植入物的黏附性与凝胶交联程度有关，对形状、形态、填充度、硬度和触感具有重要影响[46]。高黏性植入物将具有更强的稳定性、更高的上极投影，但患者感觉更坚硬，这可能不是患者希望的[47]。现代的高黏性、形状稳定的植入物在胸肌前乳房重建中十分有用，可以减少波纹并改善上极填充（图 3-4）[48]，但在没有胸大肌提供额外覆盖的较瘦患者中，两者都具挑战性。植入物的黏附程度应针对每个患者的具体情况和乳房切除术进行个体化选择，重要的是对所有选择进行讨论并使患者参与术前选择。

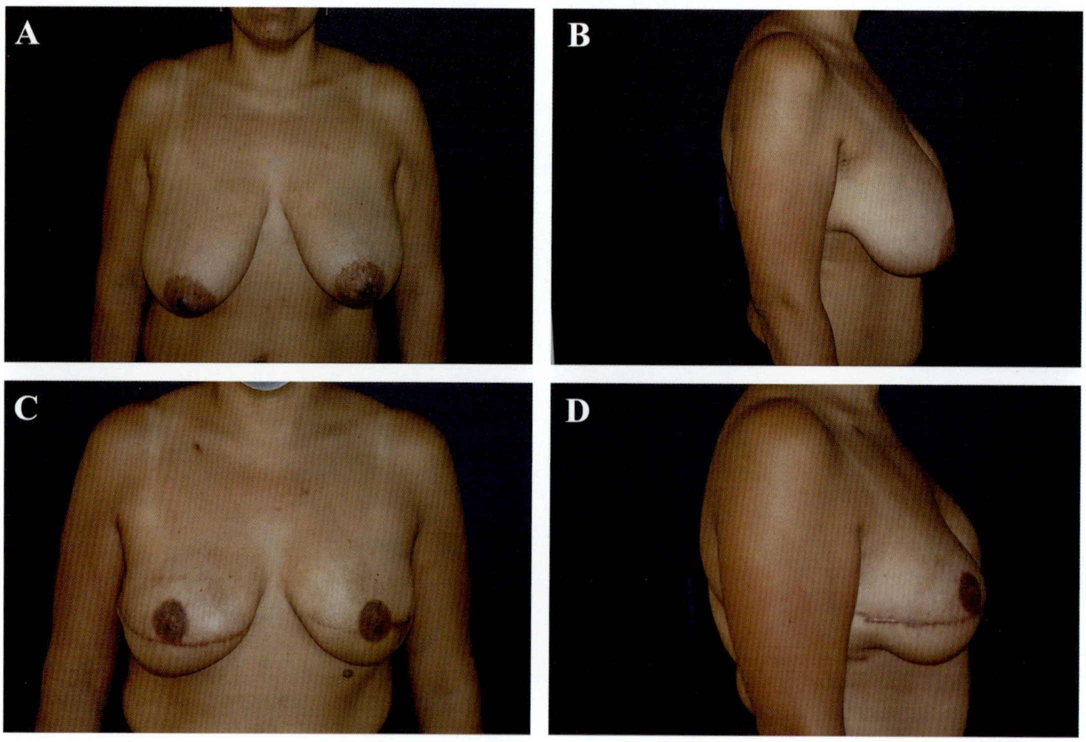

图 3-4　使用高黏性稳定性植入物进行乳房重建。一名 40 岁女性的术前（A、B）和术后（C、D）照片，该患者接受了双侧保留皮肤的乳房切除术（SSM），并使用 ADM 和 vicryl 网状补片以及 605 mL 高黏性凝胶植入物进行胸肌前即刻植入物乳房重建。随后进行了三维乳头乳晕文身

形状稳定的植入物的引入也推动了解剖形状的植入物的发展，根据乳房形态设计的植入物会呈现更自然的外观。然而，研究表明，乳房重建后圆形和异形植入物的术后患者满意度和生活质量指标相似[49,50]。此外，毛面植入物与 BIA-ALCL[6] 的关联对植入物的选择具有重要意义，尤其是乳腺癌人群更倾向于选择光滑、圆形的植入物。最近，美国还实施了食品和药品监督管理局（FDA）对乳房植入物的安全要求，其中包括所需患者决策清单和所有乳房植入物的“黑匣子”警告，并描述并发症增加的终生风险以及与 BIA-ALCL 和乳房植入物疾病症状的关联[51]。这些变化进一步强调了术前患者咨询和宣教以及共同决策的重要性。

第四节　植入物重建中的辅助材料

一、脱细胞真皮基质

Breuing 及其同事引入了用于乳房重建的脱细胞真皮基质（ADM），从而在基于植入物的重建术中采用了 ADM 辅助技术。“双平面”或部分肌肉下方乳房重建仍然是一种广泛使用的技术[1]，其中 ADM 常用于下外侧假体覆盖，在胸大肌的切缘上方缝合，IMF 和腋下前方缝合（图 3-5）。

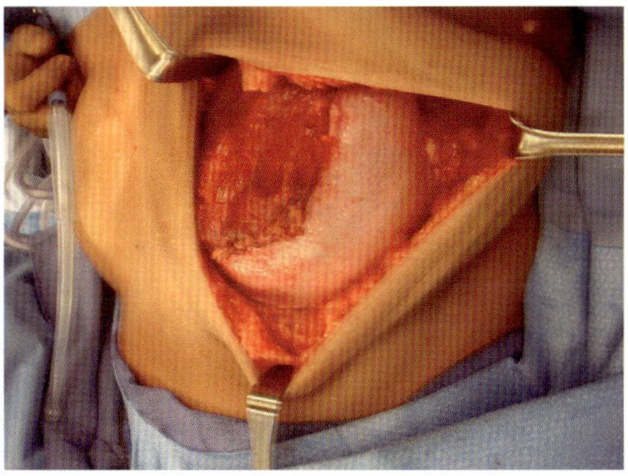

图 3-5　将脱细胞真皮基质补片缝合至胸大肌边缘的双平面乳房重建术的术中照片

与传统的全肌肉下覆盖相比，双平面 ADM 技术具有较低的并发症发生率以及提高进行即刻假体植入物乳房重建的能力[9]。双平面 ADM 技术改善了对下极点的控制和使用，美学效果也优于全肌肉下覆盖[52,53]（图 3-6）。虽然有几项研究引用了双平面乳房重建的更快的组织扩张器填充[54,55]，但会增加疼痛，是相互矛盾的[56]。

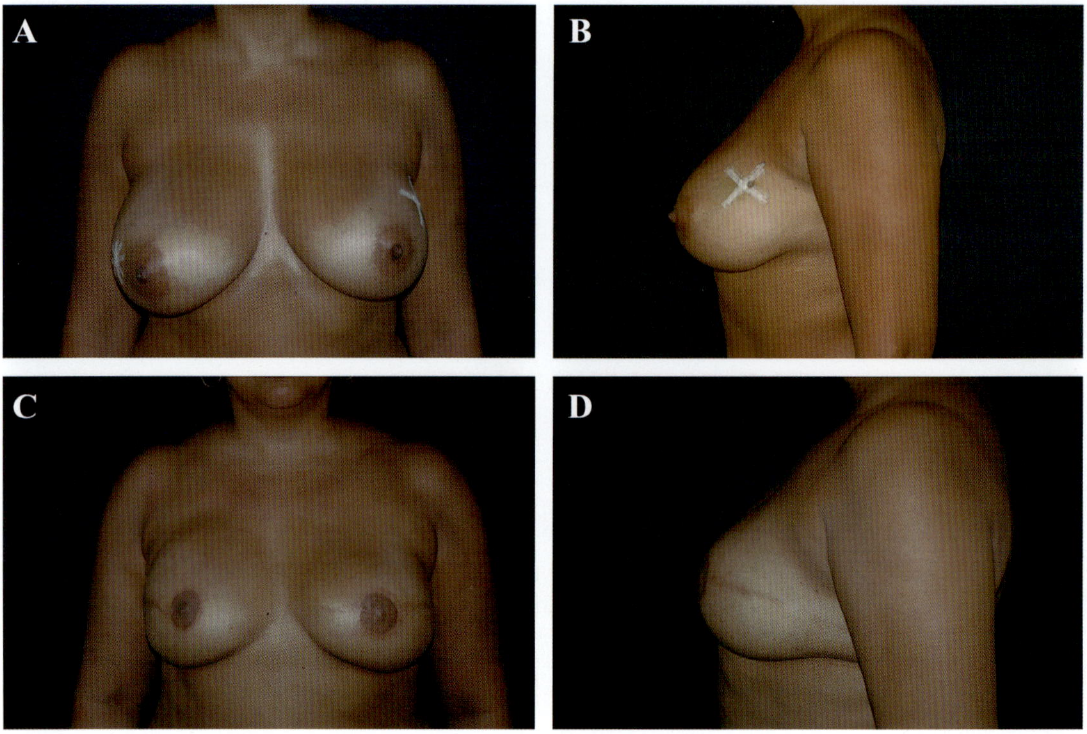

图 3-6　采用双平面技术的基于植入物的乳房重建。一名 42 岁女性术前（A、B）和术后（C、D）照片，采用光滑圆形凝胶植入物进行分期双平面保留皮肤乳房切除术：右侧 700 mL，左侧 750 mL

使用 ADM 的其他益处包括减少假体周围纤维化[57-59]及其相关包膜挛缩发生率[8]，此外对波纹[60]和放射纤维化发生具有潜在的预防作用[61,62]。随着胸肌前假体重建技术的"复苏"，ADM 作为乳房囊袋使用，可减少因炎症导致包膜挛缩的发生率[10]。

然而，使用 ADM 的并发症不容忽视[63]。通过将 ADM[64]从无菌工艺改进为无菌制造工艺，降低了感染率，从而改善了某些最初对 ADM 的主要并发症发生率的担忧[65]。然而，最近的荟萃分析仍然表明 ADM 的使用增加了感染和血清肿发生的风险[66,67]。还必须考虑使用 ADM 需要的巨大成本[63,68]，尤其是在某些胸肌前植入技术需要多张补片的情况下。

二、合成网状补片

合成网状补片在乳房重建中的使用源于降低生物辅助材料相关成本的努力。回顾性综述研究显示与 ADM 辅助重建相比，在双平面技术中使用 polyglactin 910 显示出较低的并发症发生率[69,70]，并且成本更低[71]。其他类型的合成网状补片，如钛 - 聚丙烯也已被广泛研究[72]，在前瞻性研究中显示网状补片可以改善 ADM 的并发症[73]。

合成网状补片也可以与 ADM 结合使用以降低成本。尤其适用于胸肌前即刻植入物乳房重建可能需要多张 ADM 补片的手术。技术包括沿下外侧边界将 ADM 放置在合成网状补片内[74]，或者分别沿植入物的下方和上方方向分离 ADM 和合成网状补片（图 3-7）[75]。这些研究很好地证明了合成网状补片的短期安全性并且降低了成本[75]。需要关于包膜挛缩的长期数据来确定合成网状补片在基于植入物乳房重建中的真正效用。

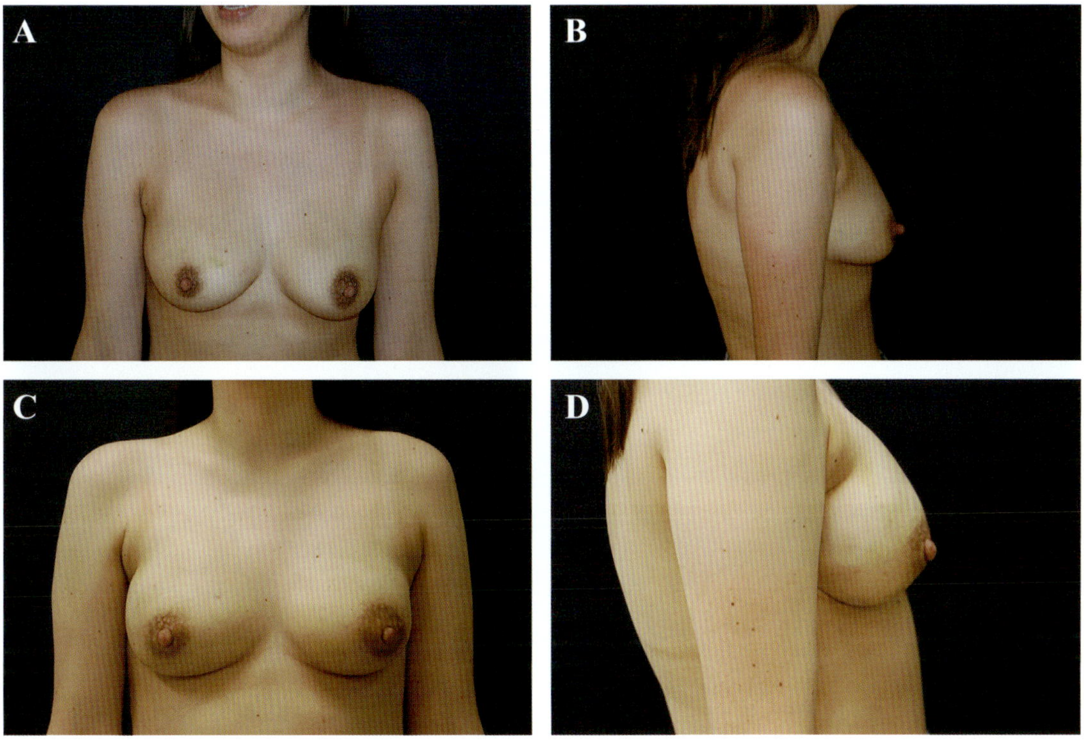

图 3-7　采用分隔式补片进行胸肌前植入物即刻乳房重建。一名患有右侧乳腺癌且有 *BRCA1* 基因突变的 35 岁患者的术前（A、B）和术后（C、D）照片，该患者使用 ADM 和 vicryl 网状补片以及 325 mL 凝胶假体进行胸肌前植入物乳房重建

三、无网状补片的植入物乳房重建

自生物和合成网状补片的引入以及胸肌前乳房重建手术的开展以来，也有无需补片的植入物乳房重建的报道（图 3-8）。对最近 10 年 250 例 NSM 术后两期胸肌前植入物乳房重建术患者平均随访 55.5 个月的结果表明，短期并发症发生率较低且Ⅲ / Ⅳ级包膜挛缩发生率为 4.0%[76]。随着组织扩张器的引入和乳房切除囊袋剪裁的概念的应用开始对植入物乳房重建 ADM 使用的必要性提出质疑。近期使用或不使用 ADM 的两期胸肌后植入物重建的研究表明，二者短期并发症发生率相当[77,78]，并且具有相似的美学效果和患者满意

度，且费用更低[78]。

无需网状补片的即刻植入物乳房重建也有报道[79]，但报道较少，可能与对植入物的稳定性和可控性的担忧有关。已建议在 wise-pattern 皮肤减少术式中使用脂肪皮瓣作为解决这一问题的方法，以减轻植入物的重量并确定皮肤囊袋[41,42]。在这些患者中具有足够的组织厚度的乳房切除皮瓣且有良好血液灌注是至关重要的，可以避免潜在的严重并发症。2021 年对胸肌前植入物乳房重建的系统回顾研究表明，有网状补片和无网状补片的患者并发症发生率相似，但由于缺乏对照研究，数据尚无定论[80]。

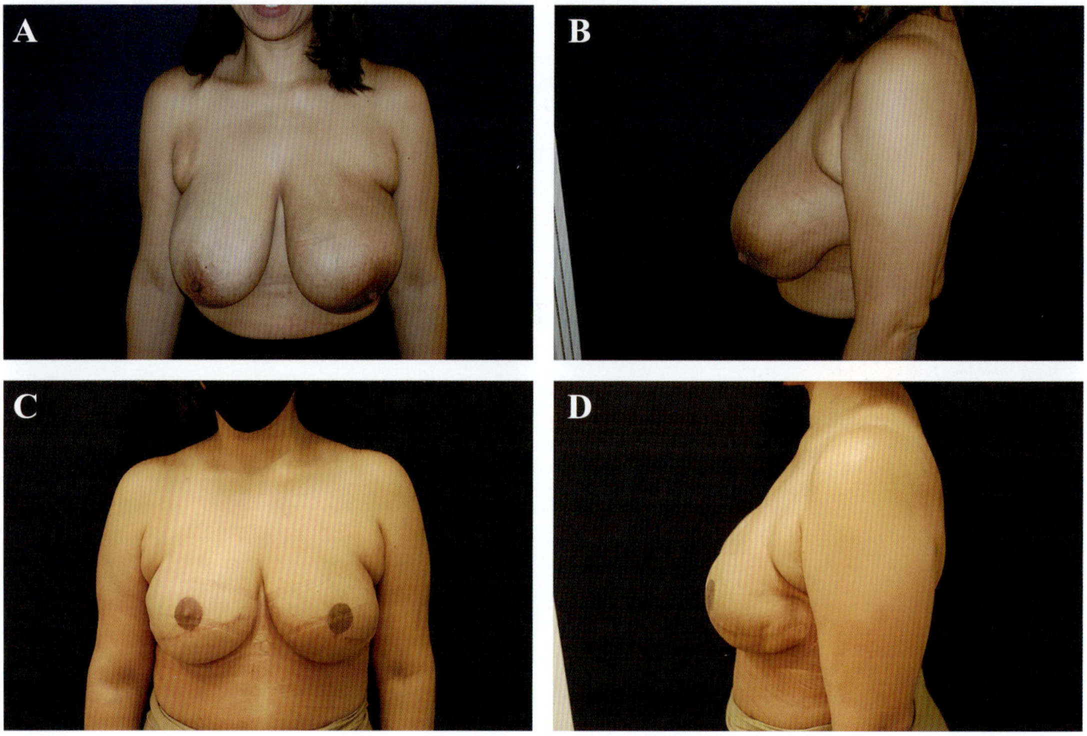

图 3-8　无 ADM 的两阶段胸肌前乳房重建。一名 46 岁左侧乳腺 DCIS 的术前（A、B）和术后（C、D）照片。患者接受了保留皮肤的乳房切除术，即刻胸大肌前组织扩张器置入，而没有使用 ADM。后续将扩张器更换为高黏附性 750 光滑的圆形凝胶假体。后行乳头重建和文身

四、辅助材料的现代方法

在过去 15 年里，乳房重建中辅助材料的使用发生了显著变化。自引入这些材料以来，这些材料最初使用激增，现在可能出现更有选择性使用的趋势。这可以归因于关于结果和并发症的已发表的数据的增加以及诸如组织扩张器之类的假体植入物的更新。此外，2019 年 3 月，美国 FDA 医疗器械咨询委员会强调在乳房重建中使用的包括人源性 ADM 在内

的外科网状补片，被认为是非同源使用且尚未获得 FDA 批准，需要进一步的临床评估[81]。这促使 ADM 和合成网状补片在乳房重建中的使用受到进一步审查。

基于植入物的重建中辅助材料的现代方法需要针对每位患者和乳房切除情况制定个体化的方案。需要考虑多个变量，包括患者意愿、NAC 保留、当前和期望的乳房大小，以及术中乳房切除术皮瓣的厚度和质量。然后可以根据患者特定情况使用一系列技术，包括：①全肌肉下乳房重建；②使用 ADM 进行双平面重建；③ ADM 全覆盖，或者 ADM 联合合成网状补片进行胸肌前假体植入乳房重建，或无辅助材料的植入物乳房重建。

在担心乳房切除皮瓣存活的情况下，全肌肉下重建提供了血供最好的假体保护。然而部分外科医生或者患者不选择全肌肉下假体重建，有些可能更倾向于延期重建。双平面技术允许较瘦的患者能够即刻实施植入物乳房重建，否则可能会导致胸肌前植入假体有不良的美学后遗症。在胸肌前假体植入中是否使用辅助材料取决于外科医生的偏好，特别是随着组织扩张器的出现[77]，尽管关于胸肌前即刻植入物乳房重建的报告大多数使用生物或者合成网状补片来即刻重建[82-85]。最终，将需要在有和没有辅助材料的情况下进行胸肌前重建的长期包膜挛缩的数据。最后，能够轻松地使用这些技术中的任何一种，并就每种选择的风险和益处向患者提供适当的建议，将提高整形外科医生提供个体化选择和优化治疗效果的能力。

第五节　总结

基于植入物的乳房重建的现代方法是手术技术发展、材料技术进步的综合应用，并通过团队合作专注于以患者为中心的治疗。在保留皮肤和乳头的情况下，成功的乳房重建与乳房切除术后皮瓣的质量密切相关，这需要与肿瘤外科医生密切合作。目前的植入物模型提供了多种选择来优化美学效果，但仍存在特定风险，必须在术前与患者进行彻底沟通。使用乳房重建中的辅助材料（如 ADM）正在不断发展。现代组织扩张器的使用可能不需要相同大小的假体，但需要进一步的研究来明确适应证。优化结果需要了解所有当前技术，并能灵活地调整手术计划，为每一位接受基于植入物的乳房重建的患者提供个体化的服务。

临床治疗要点

- 成功的基于植入物的乳房重建需要整形外科医生和乳腺外科医生之间密切合作，共同制定乳房切除术和重建计划。
- 乳房切除术后皮瓣相对厚度和质量是影响乳房重建效果的关键因素。
- 在保留乳头的乳房切除术即刻乳房重建手术切口中，乳房下皱襞切口并发症发生率最低。
- 凝胶假体尤其适用于胸肌前假体植入乳房重建的患者，可以减轻波纹征并改善上极填充，同时提高植入物的稳固性。
- ADM 辅助乳房重建减少包膜挛缩的发生，但是会增加感染和血清肿的发生率，需要进一步的研究来完善适应证以选择合适的患者。

利益声明

卡普博士拥有外科创新协会的股份。

参考文献

[1] ASPS National Clearinghouse of Plastic Surgery Procedural Statistics. Plastic surgery statistics report. 2020. Available at: https://www.plasticsurgery.org/documents/News/Statistics/2020/plastic-surgery-statistics-full-report-2020.pdf. Accessed February 20, 2022.

[2] Storm-Dickerson T, Sigalove N. Prepectoral breast reconstruction: the breast surgeon's perspective. Plast Reconstr Surg 2017;140(6S Prepectoral Breast Reconstruction):43S–8S.

[3] Adam H, Bygdeson M, de Boniface J. The oncological safety of nipple-sparing mastectomy - a Swedish matched cohort study. Eur J Surg Oncol 2014;40(10):1209–15.

[4] Rossi C, Mingozzi M, Curcio A, et al. Nipple areola complex sparing mastectomy. Gland Surg 2015;4(6):528–40.

[5] Calobrace MB, Capizzi PJ. The biology and evolution of cohesive gel and shaped implants. Plast Reconstr Surg 2014;134(1 Suppl):6S–11S.

[6] Clemens MW, Brody GS, Mahabir RC, et al. How to diagnose and treat breast implant-associated anaplastic large cell lymphoma. Plast Reconstr Surg 2018;141(4):586e–99e.

[7] Rastogi P, Riordan E, Moon D, et al. Theories of etiopathogenesis of breast implant-associated anaplastic large cell lymphoma. Plast Reconstr Surg 2019;143(3S A Review of Breast

ImplantAssociated Anaplastic Large Cell Lymphoma):23S–9S.
[8] Salzberg CA, Ashikari AY, Koch RM, et al. An 8-year experience of direct-to-implant immediate breast reconstruction using human acellular dermal matrix (AlloDerm). Plast Reconstr Surg 2011;127(2):514–24.
[9] Choi M, Frey JD, Alperovich M, et al. Breast in a day: examining single-stage immediate, permanent implant reconstruction in nipple-sparing mastectomy. Plast Reconstr Surg 2016;138(2):184e–91e.
[10] Sbitany H. Important considerations for performing prepectoral breast reconstruction. Plast Reconstr Surg 2017;140(6S Prepectoral Breast Reconstruction):7S–13S.
[11] Pfob A, Mehrara BJ, Nelson JA, et al. Towards patientcentered decision-making in breast cancer surgery: machine learningto predict individual patient-reported outcomes at 1-year follow-up. Ann Surg 2021. https://doi.org/10.1097/SLA.0000000000004862. Online ahead of print.
[12] Momoh AO, Griffith KA, Hawley ST, et al. Patterns and correlates of knowledge, communication, and receipt of breast reconstruction in a modern population-based cohort of patients with breast cancer. Plast Reconstr Surg 2019;144(2):303–13.
[13] Lee CN, Ubel PA, Deal AM, et al. How informed is the decision about breast reconstruction after mastectomy?: a prospective, cross-sectional study. Ann Surg 2016;264(6):1103–9.
[14] Duncan AM, Al Youha S, Joukhadar N, et al. Anatomy of the breast fascial system: a systematic review of the literature. Plast Reconstr Surg 2022;149(1):28–40.
[15] Rehnke RD, Groening RM, Van Buskirk ER, et al. Anatomy of the superficial fascia system of the breast: a comprehensive theory of breast fascial anatomy. Plast Reconstr Surg 2018;142(5):1135–44.
[16] Frey JD, Salibian AA, Choi M, et al. Optimizing outcomes in nipple-sparing mastectomy: mastectomy flap thickness is not one size fits all. Plast Reconstr Surg Glob Open 2019;7(1):e2103.
[17] Frey JD, Salibian AA, Choi M, et al. Mastectomy flap thickness and complications in nipple-sparing mastectomy: objective evaluation using magnetic resonance imaging. Plast Reconstr Surg Glob Open 2017;5(8):e1439.
[18]. Frey JD, Salibian AA, Bekisz JM, et al. What is in a number? Evaluating a risk assessment tool in immediate breast reconstruction. Plast Reconstr Surg Glob Open 2019;7(12):e2585.
[19] Diep GK, Hui JY, Marmor S, et al. Postmastectomy reconstruction outcomes after intraoperative evaluation with indocyanine green angiography versus clinical assessment. Ann Surg Oncol 2016;23(12):4080–5.
[20] Dent BL, Miller JA, Eden DJ, et al. Tumor-to-Nipple distance as a predictor of nipple involvement: expanding the inclusion criteria for nipple-sparing mastectomy. Plast Reconstr Surg 2017;140(1):1e–8e.
[21] Wu ZY, Kim HJ, Lee J, et al. Recurrence outcomes after nipple-sparing mastectomy and immediate breast reconstruction in patients with pure ductal carcinoma in situ. Ann Surg Oncol

2020;27(5):1627–35.

[22] Frey JD, Salibian AA, Lee J, et al. Oncologic trends, outcomes, and risk factors for locoregional recurrence: an analysis of tumor-to-nipple distance and critical factors in therapeutic nipple-sparing mastectomy. Plast Reconstr Surg 2019;143(6):1575–85.

[23] Daar DA, Abdou SA, Rosario L, et al. Is there a preferred incision location for nipple-sparing mastectomy? A systematic review and meta-analysis. Plast Reconstr Surg 2019;143(5):906e–19e.

[24] Munhoz AM, Aldrighi CM, Montag E, et al. Clinical outcomes following nipple-areola-sparing mastectomy with immediate implant-based breast reconstruction: a 12-year experience with an analysis of patient and breast-related factors for complications. Breast Cancer Res Treat 2013;140(3):545–55.

[25] Frey JD, Salibian AA, Levine JP, et al. Incision choices in nipple-sparing mastectomy: a comparative analysis of outcomes and evolution of a clinical algorithm. Plast Reconstr Surg 2018;142(6):826e–35e.

[26] Colwell AS, Tessler O, Lin AM, et al. Breast reconstruction following nipple-sparing mastectomy: predictors of complications, reconstruction outcomes, and 5-year trends. Plast Reconstr Surg 2014;133(3):496–506.

[27] Donovan CA, Harit AP, Chung A, et al. Oncological and surgical outcomes after nipple-sparing mastectomy: do incisions matter? Ann Surg Oncol 2016;23(10):3226–31.

[28] McCarthy CM, Mehrara BJ, Riedel E, et al. Predicting complications following expander/implant breast reconstruction: an outcomes analysis based on preoperative clinical risk. Plast Reconstr Surg 2008;121(6):1886–92.

[29] Matsen CB, Mehrara B, Eaton A, et al. Skin flap necrosis after mastectomy with reconstruction: a prospective study. Ann Surg Oncol 2016;23(1):257–64.

[30] Frey JD, Salibian AA, Karp NS, et al. Comparing therapeutic versus prophylactic nipple-sparing mastectomy: does indication inform oncologic and reconstructive outcomes? Plast Reconstr Surg 2018;142(2):306–15.

[31] Frey JD, Choi M, Salibian AA, et al. Comparison of outcomes with tissue expander, immediate implant, and autologous breast reconstruction in greater than 1000 nipple-sparing mastectomies. Plast Reconstr Surg 2017;139(6):1300–10.

[32] Frey JD, Salibian AA, Choi M, et al. Putting together the pieces: development and validation of a riskassessment model for nipple-sparing mastectomy. Plast Reconstr Surg 2020;145(2):273e–83e.

[33] Naoum GE, Ho AY, Shui A, et al. Risk of developing breast reconstruction complications: a machinelearning nomogram for individualized risk estimation with and without postmastectomy radiation therapy. Plast Reconstr Surg 2022;149(1):1e–12e.

[34] Frey JD, Salibian AA, Karp NS, et al. The impact of mastectomy weight on reconstructive trends and outcomes in nipple-sparing mastectomy: progressively greater complications with larger breast size. Plast Reconstr Surg 2018;141(6):795e–804e.

[35] De Vita R, Zoccali G, Buccheri EM, et al. Outcome evaluation after 2023 nipple-sparing mastectomies: our experience. Plast Reconstr Surg 2017;139(2):335e–47e.

[36] Alperovich M, Tanna N, Samra F, et al. Nipplesparing mastectomy in patients with a history of reduction mammaplasty or mastopexy: how safe is it? Plast Reconstr Surg 2013;131(5):962–7.

[37] Spear SL, Rottman SJ, Seiboth LA, et al. Breast reconstruction using a staged nipple-sparing mastectomy following mastopexy or reduction. Plast Reconstr Surg 2012;129(3):572–81.

[38] Salibian AA, Frey JD, Karp NS, et al. Does staged breast reduction before nipple-sparing mastectomy decrease complications? A matched cohort study between staged and nonstaged techniques. Plast Reconstr Surg 2019;144(5):1023–32.

[39] Salibian AH, Harness JK, Mowlds DS. Primary buttonhole mastopexy and nipple-sparing mastectomy: a preliminary report. Ann Plast Surg 2016;77(4):388–95.

[40] Movassaghi K, Stewart CN. The “smile mastopexy”: a novel technique to aesthetically address the excess skin envelope in large, ptotic breasts while preserving nipple areolar complex during prosthetic breast reconstruction. Aesthet Surg J 2022;42(6): NP393–403.

[41] Safran T, Al-Halabi B, Viezel-Mathieu A, et al. Skin-reducing mastectomy with immediate prepectoral reconstruction: surgical, aesthetic, and patient-reported outcomes with and without dermal matrices. Plast Reconstr Surg 2021;147(5):1046–57.

[42] Mosharrafa AM, Mosharrafa TM, Zannis VJ. Directto-Implant breast reconstruction with simultancous nipplc-sparing mastopcxy utilizing an inferiorly based adipodermal flap: our experience with prepectoral and subpectoral techniques. Plast Reconstr Surg 2020;145(5):1125–33.

[43] Manrique OJ, Banuelos J, Abu-Ghname A, et al. Surgical outcomes of prepectoral versus subpectoral implant-based breast reconstruction in young women. Plast Reconstr Surg Glob Open 2019;7(3):e2119.

[44] Aliotta RE, Scomacao I, Duraes EFR, et al. Pushing the envelope: skin-only mastopexy in single-stage nipple-sparing mastectomy with direct-to-implant breast reconstruction. Plast Reconstr Surg 2021;147(1):38–45.

[45] Chang EI, Hammond DC. Clinical results on innovation in breast implant design. Plast Reconstr Surg 2018;142(4S The Science of Breast Implants):31S–8S.

[46] Salibian AA, Karp NS. Cohesive implants in revisionary breast reconstruction: strategies for optimizing aesthetic outcomes. Ann Breast Surg 2020;4.

[47] Ram E, Lavee J, Freimark D, et al. Improved longterm outcomes after heart transplantation utilizing donors with a traumatic mode of brain death. J Cardiothorac Surg 2019;14(1):138.

[48] Sbitany H, Lee KR. Optimizing outcomes in 2-stage prepectoral breast reconstruction utilizing round form-stable implants. Plast Reconstr Surg 2019;144(1S Utilizing a Spectrum of Cohesive Implants in Aesthetic and Reconstructive Breast Surgery):43S–50S.

[49] Khavanin N, Clemens MW, Pusic AL, et al. Shaped versus round implants in breast

reconstruction: a multi-institutional comparison of surgical and patient-reported outcomes. Plast Reconstr Surg 2017;139(5):1063–70.

[50] Macadam SA, Ho AL, Lennox PA, et al. Patient-reported satisfaction and health-related quality of life following breast reconstruction: a comparison of shaped cohesive gel and round cohesive gel implant recipients. Plast Reconstr Surg 2013;131(3):431–41.

[51] U.S. Food and Drug Administration. Breast implants. 2021. Available at: https://www.fda.gov/medical-devices/implants-and-prosthetics/breast-implants. Accessed March 12, 2022.

[52] Vardanian AJ, Clayton JL, Roostaeian J, et al. Comparison of implant-based immediate breast reconstruction with and without acellular dermal matrix. Plast Reconstr Surg 2011;128(5):403e–10e.

[53] DeLong MR, Tandon VJ, Farajzadeh M, et al. Systematic review of the impact of acellular dermal matrix on aesthetics and patient satisfaction in tissue expander-to-implant breast reconstructions. Plast Reconstr Surg 2019;144(6):967e–74e.

[54] Sbitany H, Sandeen SN, Amalfi AN, et al. Acellular dermis-assisted prosthetic breast reconstruction versus complete submuscular coverage: a head-to-head comparison of outcomes. Plast Reconstr Surg 2009;124(6):1735–40.

[55] Sbitany H, Serletti JM. Acellular dermis-assisted prosthetic breast reconstruction: a systematic and critical review of efficacy and associated morbidity. Plast Reconstr Surg 2011;128(6):1162–9.

[56] McCarthy CM, Lee CN, Halvorson EG, et al. The use of acellular dermal matrices in two-stage expander/implant reconstruction: a multicenter, blinded, randomized controlled trial. Plast Reconstr Surg 2012;130(5 Suppl 2):57S–66S.

[57] Stump A, Holton LH 3rd, Connor J, et al. The use of acellular dermal matrix to prevent capsule formation around implants in a primate model. Plast Reconstr Surg 2009;124(1):82–91.

[58] Basu CB, Leong M, Hicks MJ. Acellular cadaveric dermis decreases the inflammatory response in capsule formation in reconstructive breast surgery. Plast Reconstr Surg 2010;126(6):1842–7.

[59] Tevlin R, Borrelli MR, Irizarry D, et al. Acellular dermal matrix reduces myofibroblast presence in the breast capsule. Plast Reconstr Surg Glob Open 2019;7(5):e2213.

[60] Nahabedian MY, Glasberg SB, Maxwell GP. Introduction to “prepectoral breast reconstruction. Plast Reconstr Surg 2017;140(6S Prepectoral Breast Reconstruction):4S–5S.

[61] Komorowska-Timek E, Oberg KC, Timek TA, et al. The effect of AlloDerm envelopes on periprosthetic capsule formation with and without radiation. Plast Reconstr Surg 2009;123(3):807–16.

[62] Sbitany H, Wang F, Peled AW, et al. Immediate implant-based breast reconstruction following total skin-sparing mastectomy: defining the risk of preoperative and postoperative radiation therapy for surgical outcomes. Plast Reconstr Surg 2014;134(3):396–404.

[63] Ivey JS, Abdollahi H, Herrera FA, et al. Total muscle coverage versus AlloDerm human dermal matrix for implant-based breast reconstruction. Plast Reconstr Surg 2019;143(1):1–6.

[64] Weichman KE, Wilson SC, Weinstein AL, et al. The use of acellular dermal matrix in immediate twostage tissue expander breast reconstruction. Plast Reconstr Surg 2012;129(5):1049–58.
[65] Weichman KE, Wilson SC, Saadeh PB, et al. Sterile “ready-to-use” AlloDerm decreases postoperative infectious complications in patients undergoing immediate implant-based breast reconstruction with acellular dermal matrix. Plast Reconstr Surg 2013;132(4):725–36.
[66] Zhao X, Wu X, Dong J, et al. A meta-analysis of postoperative complications of tissue expander/implant breast reconstruction using acellular dermal matrix. Aesthet Plast Surg 2015;39(6):892–901.
[67] Lee KT, Mun GH. Updated evidence of acellular dermal matrix use for implant-based breast reconstruction: a meta-analysis. Ann Surg Oncol 2016;23(2):600–10.
[68] de Blacam C, Momoh AO, Colakoglu S, et al. Cost analysis of implant-based breast reconstruction with acellular dermal matrix. Ann Plast Surg 2012;69(5):516–20.
[69] Haynes DF, Kreithen JC. Vicryl mesh in expander/implant breast reconstruction: long-term follow-up in 38 patients. Plast Reconstr Surg 2014;134(5):892–9.
[70] Meyer Ganz O, Tobalem M, Perneger T, et al. Risks and benefits of using an absorbable mesh in onestage immediate breast reconstruction: a comparative study. Plast Reconstr Surg 2015;135(3):498e–507e.
[71] Tessler O, Reish RG, Maman DY, et al. Beyond biologics: absorbable mesh as a low-cost, low-complication sling for implant-based breast reconstruction. Plast Reconstr Surg 2014;133(2):90e–9e.
[72] Dieterich M, Paepke S, Zwiefel K, et al. Implantbased breast reconstruction using a titanium coated polypropylene mesh (TiLOOP Bra): a multicenter study of 231 cases. Plast Reconstr Surg 2013;132(1):8e–19e.
[73] Gschwantler-Kaulich D, Schrenk P, Bjelic-Radisic V, et al. Mesh versus acellular dermal matrix in immediate implant-based breast reconstruction - a prospective randomized trial. Eur J Surg Oncol 2016;42(5):665–71.
[74] Gfrerer L, Liao EC. Technique refinement in prepectoral implant breast reconstruction with vicryl mesh pocket and acellular dermal matrix support. Plast Reconstr Surg Glob Open 2018;6(4):e1749.
[75] Karp NS, Salibian AA. Splitting the difference: using synthetic and biologic mesh to decrease cost in prepectoral immediate implant breast reconstruction. Plast Reconstr Surg 2021;147(3):580–4.
[76] Salibian AH, Harness JK, Mowlds DS. Staged suprapectoral expander/implant reconstruction without acellular dermal matrix following nipple-sparing mastectomy. Plast Reconstr Surg 2017;139(1):30–9.
[77] Salibian AA, Bekisz JM, Kussie HC, et al. Do we need support in prepectoral breast reconstruction? Comparing outcomes with and without ADM. Plast Reconstr Surg Glob Open 2021;9(8):e3745.

[78] Manrique OJ, Huang TC, Martinez-Jorge J, et al. Prepectoral two-stage implant-based breast reconstruction with and without acellular dermal matrix: do we see a difference? Plast Reconstr Surg 2020;145(2):263e–72e.

[79] Viezel-Mathieu A, Alnaif N, Aljerian A, et al. Acellular dermal matrix-sparing direct-to-implant prepectoral breast reconstruction: a comparative study including cost analysis. Ann Plast Surg 2020;84(2):139–43.

[80] DeLong MR, Tandon VJ, Bertrand AA, et al. Review of outcomes in prepectoral prosthetic breast reconstruction with and without surgical mesh assistance. Plast Reconstr Surg 2021;147(2):305–15.

[81] Committee USFaDAGaPSDPotMDA. Available at: https://www.fda.gov/media/122962/download. Accessed February 20, 2022.

[82] Jafferbhoy S, Chandarana M, Houlihan M, et al. Early multicentre experience of pre-pectoral implant based immediate breast reconstruction using Braxon((R)). Gland Surg 2017;6(6):682–8.

[83] Jones G, Yoo A, King V, et al. Prepectoral immediate direct-to-implant breast reconstruction with anterior AlloDerm coverage. Plast Reconstr Surg 2017;140(6S):31S–8S. Prepectoral Breast Reconstruction).

[84] Reitsamer R, Peintinger F. Prepectoral implant placement and complete coverage with porcine acellular dermal matrix: a new technique for directto-implant breast reconstruction after nipplesparing mastectomy. J Plast Reconstr Aesthet Surg 2015;68(2):162–7.

[85] Becker H, Lind JG 2nd, Hopkins EG. Immediate implant-based prepectoral breast reconstruction using a vertical incision. Plast Reconstr Surg Glob Open 2015;3(6):e412.

第四章
胸肌前乳房重建术

弗朗西斯·D. 格拉齐亚诺，乔瑟琳·陆，哈尼·斯比塔尼

关键词

胸肌前乳房重建；乳房重建；脱细胞真皮基质；植入物重建

关键点

- 胸肌前乳房重建术因其对合适患者的诸多益处而成为乳腺癌术后乳房重建的一种流行方法。
- 与胸肌后乳房重建相比，胸肌前乳房重建保留了胸大肌的解剖位置，从而减少了急慢性疼痛，避免了活动畸形，并改善了上肢力量。
- 合适的患者筛选和术中乳房皮瓣评估是决定胸肌前乳房重建效果的关键因素。
- 脱细胞真皮基质可以协助控制假体包囊和假体位置，从而获得较高的患者满意度和美学效果。

第一节　引言

2020 年全美共有超过 103 000 例乳房重建手术，其中植入物乳房重建仍然是乳房切除术后最常用的乳房重建方式[1,2]。传统的胸肌后或部分胸肌后联合部分脱细胞真皮基质（ADM）（双平面）仍然是常用的方法[3]。虽然胸肌后假体重建技术可以为假体覆盖皮瓣提供可靠血供，但是由于胸大肌在假体囊袋制作过程中被断开并抬高，因此破坏了胸壁的固有解剖结构。胸肌前乳房重建术是将乳房假体或组织扩张器置于胸大肌和前锯肌的前方，从而使胸壁肌肉保持原来的解剖位置[4]。胸肌前乳房重建术的优势包括减少术后急慢性

疼痛、避免活动畸形、精确控制假体包囊和较高的患者满意度[5,6]。此外，胸肌前重建技术避免了将假体包裹在胸大肌后方，因为形成假体包囊会使得胸大肌出现纤维化和挛缩，特别是在乳房切除术后胸部放疗的情况下[7]。纤维化的胸大肌可压迫后方假体，导致错位和包膜挛缩[7]。由于胸肌前假体重建时的假体位置更靠近皮肤，血管良好的软组织覆盖更少，因此外科医生评估术前和围手术期因素对确保最佳疗效至关重要。通过合理的患者筛选和理想的手术技术，可在最大限度减少患者并发症的同时，获得较高的美学效果和患者满意度。

第二节　术前注意事项

一、患者选择

与其他手术一样，患者的选择对于获得最佳治疗结果至关重要。应全面评估患者的既往病史和手术史，特别注意可能影响伤口愈合和乳房切除术后血管供应的情况。影响乳房切除术皮瓣灌注的因素包括外周血管疾病、糖尿病、术前放疗、吸烟和肥胖。可能导致伤口延迟愈合的情况包括免疫抑制、类固醇使用和结缔组织疾病 [如埃勒斯 - 当洛综合征（Ehlers-Danlos）]。控制不佳的糖尿病（糖化血红蛋白＞ 7.0%）、肥胖 [体重指数（BMI）＞ 35] 和活动性吸烟 / 近期吸烟被认为是胸肌前乳房重建的禁忌证，并与乳房切除术皮瓣坏死和假体感染或取出的风险增加相关[8]。

胸肌前乳房重建术可以在乳房切除术后即刻进行，也可以二期延迟进行。胸肌前乳房重建也常见于既往接受过乳房切除和胸肌后乳房假体重建术后，且伴有慢性疼痛、包膜挛缩或活动畸形的患者。在这些患者中，假体可以由胸肌后位置换为胸肌前位置，并借助 ADM 进行假体外包囊支撑。这些患者大多可立即缓解疼痛症状并改善活动畸形[6]。乳房切除术时未进行乳房重建的患者可以选择胸肌前乳房重建，这些患者乳房切除术后皮瓣回缩，多需采用胸肌前扩张器扩张乳房皮瓣，延期进行胸肌前假体重建术。

二、放疗状况

另一个重要的考虑因素是患者的放疗状况。接受术前放疗的患者由于微循环受损，发生切口裂开和伤口愈合并发症的风险增加[9]。我们认为这些患者通常更适合进行自体乳房重建，而非于胸肌前假体重建。相比之下，计划接受乳房切除术后放疗（PMRT）的患者可以考虑进行胸肌前乳房重建。虽然胸肌前乳房重建术后接受 PMRT 的患者术后并发症发生率增加，但它们与接受 PMRT 的胸肌后假体重建术患者的并发症发生率相似[10,11]。也有一些作者认为，与胸肌后乳房重建术相比，接受 PMRT 的胸肌前乳房重建术显著降低了包膜挛缩和假体移位的发生率[12,13]。因此，对于这部分需要 PMRT 的患者，可以考虑进行胸肌前乳房重建，因为胸肌前乳房重建可以获得更好的放疗后美学效果。

三、肿瘤学因素考量

除了评估患者特有的并发症外，还应在术前考虑肿瘤学因素。从肿瘤特异性的角度来看，肿瘤侵犯胸肌筋膜或距胸壁 0.5 cm 以内的患者是胸肌前乳房重建的禁忌证[14]。考虑到肿瘤的位置，这些患者胸壁复发的概率较高[15]。如果胸壁肿瘤患者进行了胸肌前乳房重建，胸壁前覆盖假体会导致复发难以发现。因此，对于胸壁肿瘤或肿瘤距胸壁 0.5 cm 以内的患者，应考虑行胸肌后重建，胸肌后乳房重建可以使胸壁在自我检查或临床检查中更容易触诊发现。

其他肿瘤学考虑因素包括炎性乳腺癌、Ⅳ期乳腺癌患者或侵袭性腋窝疾病患者。鉴于这些疾病需要积极的辅助治疗，因此是胸肌前乳房重建的相对禁忌证[16]。最后，虽然浅表肿瘤不是胸肌前乳房重建的禁忌证，但会导致不同程度的皮肤切除，进而导致包膜扭曲和假体移位。术前应与患者讨论计划的皮肤切除范围和后续的预期美学效果。

四、感染控制

胸肌前乳房重建术应特别注意预防术后感染。由于胸肌前乳房重建的假体前没有胸大肌覆盖，术后感染可能会导致取出假体。患者应接受耐甲氧西林金黄色葡萄球菌（MRSA）的鼻拭子检测，如果阳性，则建议局部应用莫匹罗星去除皮肤定植菌[17]。建议所有患者（不论是否为 MRSA）在术前一晚进行 Hibilcens 淋浴。手术当天应在手术切口前 60 min 内静脉注射头孢（过敏患者可静脉注射克林霉素），以降低手术部位感染率。

第三节　术中技巧

一、术中乳房切除术皮瓣评估

在乳房切除术后进行胸肌前乳房重建时，评估乳房切除部位皮肤软组织情况是非常重要的。乳房切除术的皮瓣必须要进行血液灌注和评估，首先要通过临床检查进行评估，评估乳房切除皮瓣边缘的皮肤出血情况和皮瓣皮下组织的存留情况。乳房切除皮瓣上存在皮下组织提示保留了真皮下神经丛，更容易获得良好的灌注。皮瓣上真皮暴露的区域需要根据暴露范围进行谨慎的考量。如果暴露区域靠近乳房切除皮瓣边缘，作者建议切除暴露区域的皮瓣。如果暴露真皮的区域不易切除，那么作者通常倾向于延迟重建，以便乳房切除皮瓣进行血管重建和恢复。延迟的胸肌前乳房重建术通常在乳房切除术后至少 3 周进行。如果认为胸肌后乳房重建是安全且可接受的，那么对于皮瓣下方真皮暴露的患者也可以选择胸肌后乳房重建。

虽然较厚的皮瓣往往意味着较好的血管灌注状况，但较薄的皮瓣不一定意味着灌注不良。体型较瘦和 BMI 较低的患者的皮下组织层较薄 [18]。因此，在这一患者人群中，乳房切除术后较薄的皮瓣往往有足够的灌注。

对于较薄但血管可靠的乳房切除皮瓣的情况，资深作者建议采用扩张器进行两步法乳房重建。在这种情况下，扩张器不进行填充或最小量填充，因此减少了对皮肤的张力和拉伸。相对于大容量的扩张器填充，这可以减少静脉淤血 [19]。

此外，灌注评估装置可以提供乳房切除术后皮瓣灌注的有用信息，最常用的灌注评估装置通常使用吲哚菁绿血管造影，并可实时评估乳房切除术皮瓣灌注情况 [20-22]。这些装置可以对不能存活的区域进行评估，从而可以指导在即刻重建时直接切除 [23]。灌注数据也可用于决定是否继续进行胸肌前或胸肌后乳房重建。这些装置可作为临床检查的辅助手段。

二、脱细胞真皮基质补片的使用

正确地利用 ADM 来支撑假体和塑性乳房假体囊袋已经成为胸肌前乳房重建术的一个重要方面 [24]。ADM 的使用提倡者指出，在胸肌前乳房重建中不使用 ADM 的情况时假体暴露和包膜挛缩的发生率较高 [25]。ADM 的应用使胸肌前乳房重建更加安全，对假体的炎症反应减少，从而改善了美学效果 [26]。既往研究表明，ADM 联合胸肌前乳房重建术与胸肌后乳房重建术同样安全 [27,28]。

市场上 ADM 产品种类繁多，网格大小、厚度等各不相同。学者们更倾向于使用较薄的 ADM 来进行胸肌前乳房重建，因为它与乳房皮瓣的融合性更好。研究发现，使用较厚 ADM 可能导致血清肿发生率更高，引流时间更长，且移植成活率更低 [29,30]。因此，我们建议在胸肌前乳房重建中使用最大厚度为 2 mm 或更薄的 ADM 进行软组织皮瓣支撑。

ADM 可以精确控制重建乳房的边界，因此，对于确定乳房的解剖边界至关重要。确保肿瘤学安全性是乳腺外科医生的主要目标，因此，乳腺外科医生通常会切除乳房边界以外的软组织。在这种情况下，用术前标记和触诊来确定解剖学上的乳房下皱襞（IMF）、内外和上边界是十分重要的。确定乳房的边界后可以使用 ADM 重建乳房的解剖边界。

根据术者的偏好，ADM 可用于覆盖整个前面和一部分后面[31-33]。资深作者建议在假体的下方使用前后层袖套的方法来支撑重建乳房的 IMF（图 4-1）。该方法是将 ADM 最下方的部分置于假体下方的后方，并将 ADM 缝合到胸壁，然后随着 ADM 从假体的后面向前面过渡，袖套结构的最下方与胸壁缝合。IMF 的这种双袖套有助于确保 IMF 的长期支撑，并降低假体下移的风险[8]。在通过下皱襞切口进行的保留乳头的乳房切除术中，ADM 的上方和外侧、内侧先缝合到合适位置，而后置入假体，并创建两层袖套结构（图 4-2~图 4-6）。在保留皮肤的乳房切除术中，要先创建两层袖套结构，然后再植入假体，后将 ADM 的外侧、内侧和上方边界固定到合适位置。在这两种 ADM 植入方法中，整个前部的假体都被 ADM 覆盖。ADM 使用可以帮助精准控制重建乳房的囊袋，并可以获得长期的美学效果（图 4-7A、B）。

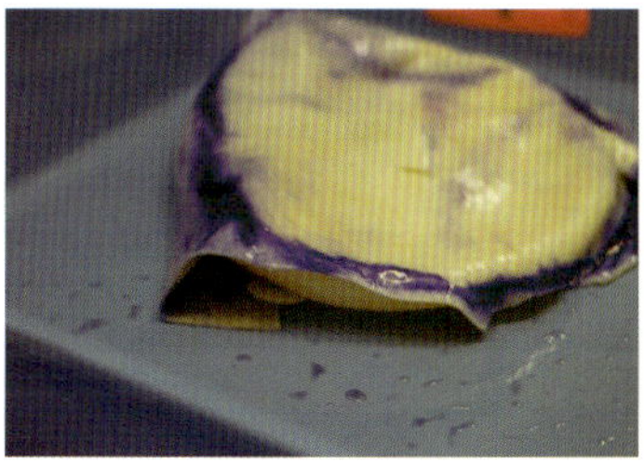

图 4-1　资深术者倾向于将 ADM 植入覆盖到假体前部，形成假体下方的两层袖套结构

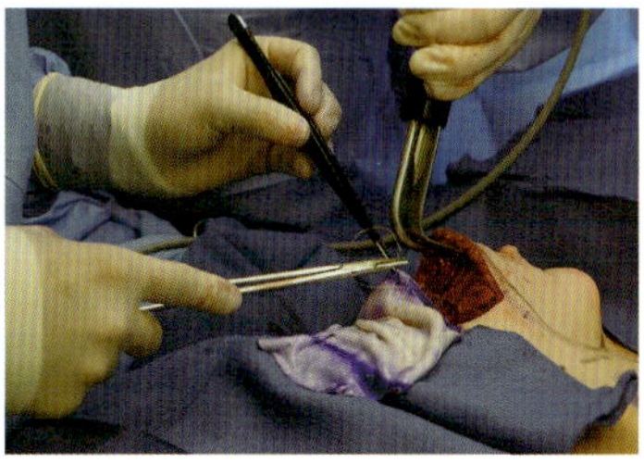

图 4-2　在保留乳头的乳房切除术中，ADM 的上、内侧和外侧首先被置入

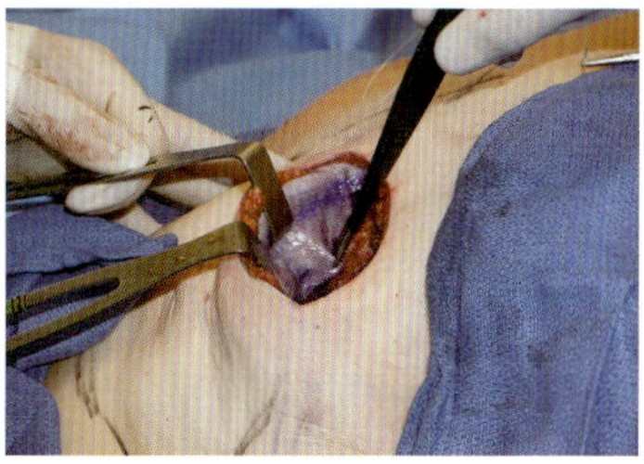

图 4-3　假体被放入 ADM 囊袋后，将 ADM 最下方置于假体下极的后方并将 ADM 缝合到胸壁，创建了两层袖套结构。2~3 cm 的 ADM 袖套被放置在假体的后方

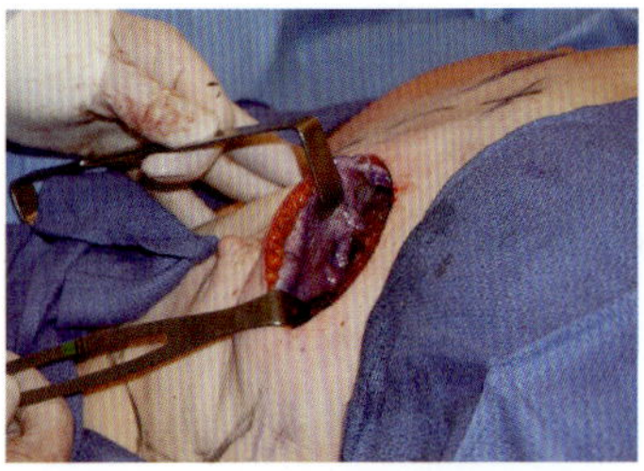

图 4-4　可以看到袖套结构的上侧面缝合到胸壁

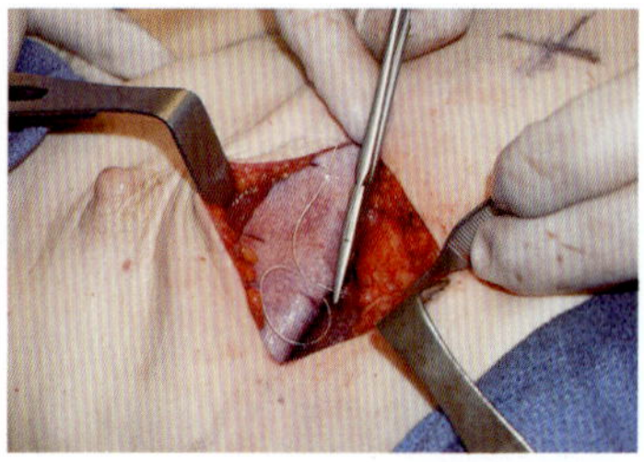

图 4-5　然后将 ADM 的下方缝合到合适位置

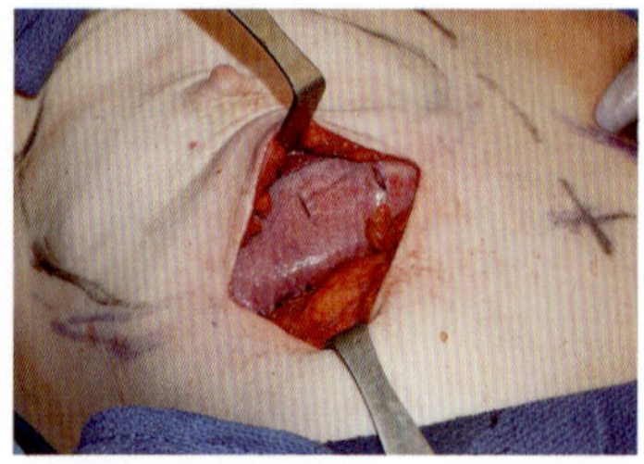

图 4-6　可以看到 ADM 的最下方与胸壁缝合，ADM 与胸壁全部缝合固定

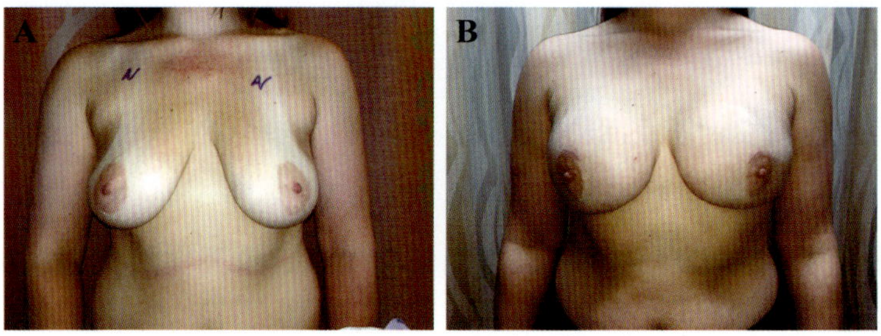

图 4-7　（A）一名 38 岁 *BRCA1* 阳性女性患者，决定接受保留乳头乳晕的双侧乳房切除术，患者想术后乳房体积更大，因此接受了双侧胸肌前组织扩张器置入。通过乳房下皱襞切口进行乳房切除术，并对下极皮肤进行楔形切除，以改善乳房下垂。第二阶段，将扩张器更换为圆形硅胶假体。（B）术后 2 年，患者保持了稳定的、柔软的双侧乳房

与双平面乳房重建相比，胸肌前乳房重建需要使用更多的 ADM。由于 ADM 术后血清肿的发生率较高，因此必须要进行适当的引流，以减少其发生率，同时充分的引流可以保证 ADM 与周围软组织充分融合 [34,35]。资深专家建议至少留一个引流管 2~3 周。对于较大的乳房，可以放置 2 个引流管，一个引流管放置在乳房皮瓣和 ADM 之间的空间，另一个引流管放置在乳房囊袋中。使用带网格的 ADM 可以有利于引流液排出和预防血清肿形成 [36]。

三、预防和处理术后波纹征

基于植入物的乳房重建可能出现的一个并发症便是波纹征 [37]。由于假体表面不能置于胸肌后面，所以在胸肌前乳房重建中更易发生波纹征。ADM 可以提供假体前方额外的软组织覆盖，可以防止假体波纹征的发生，特别是对于皮瓣较薄的低 BMI 患者 [38]。资深作者有 3 个主要的技术来解决和防止假体波纹征的发生。第一，在二步法乳房重建时，建议扩张器填充量低于预期的最终假体大小。作者在其临床实践中发现组织扩张器的最终体

积平均比预估的假体体积要小 150~200 cm^3。这种技术是可以使假体被置于较为紧密的乳房囊袋中，从而最大限度地减少波纹征。

其次，根据假体的表面黏合性和基底宽度来选择假体是防止假体波纹征的关键。作者的偏好是使用柔软的圆形、体积饱满的高黏合性的硅胶假体。体积饱满可以减少假体表面的波纹征，从而减少了重建后外部可见的波纹征。选择基底宽度与 ADM 囊袋基底宽度尺寸紧密匹配的假体也很重要。基底宽度比 ADM 囊袋基底宽度窄的假体更容易产生波纹征。选择表面高黏合性的假体可以减少术后波纹征的发生。

最后，脂肪移植可以作为胸肌前乳房重建的辅助手段。脂肪移植有助于增加皮瓣厚度，尤其是上极皮瓣，从而减少可见的波纹[39,40]。该技术还具有改善假体上极轮廓的优点。由于假体前方没有胸肌的覆盖，患者可能会出现胸壁到假体过渡不自然的情况。该区域进行脂肪移植可以改善胸壁和假体之间的过渡，同时也减少可能存在的波纹征。根据作者的经验，脂肪移植通常可以在组织扩张器置换假体时进行。这 3 种技术均可用于预防和解决胸肌前重建术后潜在的波纹征。

第四节　术后注意事项和并发症

一、术后敷料

术后敷料通常根据外科医生的偏好而定。资深术者建议使用防水敷料（外科皮肤胶或无菌条）加强皮肤闭合，可以用不粘的纱布绷带和半封闭敷料进一步加强。引流管部位的敷料一直是一个有争议的话题，最近的一项研究表明，在组织扩张器即刻重建中，使用生物补片引流辅料选择（Ethicon，Somerville，NJ）并未减少感染相关并发症[41]。是否使用引流敷料要取决于外科医生。

二、感染

与任何基于植入物的重建一样，手术部位感染需要立即关注。这在胸肌前乳房重建中尤其重要。由于没有胸肌覆盖，任何皮肤破损都可能导致 ADM 和植入物暴露。疑似手术部位感染的患者应口服抗生素，并在门诊密切随访。如果患者出现任何系统性症状或有假体暴露先兆症状，则需要立即手术清创、切除可疑皮肤、更换植入物和静脉注射抗生素。由于存在菌膜形成的风险，早期、积极地治疗潜在的假体感染至关重要。因为菌膜一旦形成很难根除，即使长期静脉注射抗生素，也可能导致持续性感染。既往研究表明，两步法假体重建和一步法假体重建的感染率为 10%~15%，但胸肌前与胸肌后乳房重建的感染率并无显著差异[42,43]。

第五节　总结

胸肌前乳房重建因其诸多优点而成为乳腺癌术后乳房重建的热门术式。胸肌前乳房重建可减少急慢性疼痛，避免活动畸形，改善上肢肌力，患者满意度高，并且美学效果好。术前合适患者的筛选是降低术后并发症和获得良好预后的关键因素。术前应考虑肿瘤因素以评估患者是否适合胸肌前重建。术中通过临床检查和灌注装置进行皮瓣灌注和存活情况评估是保证乳房重建成功的关键。应用 ADM 可塑形乳房边界、提供长期假体支撑、减少包膜挛缩。脂肪移植和合适的假体选择可以帮助减少或防止波纹征。乳房整形外科医生应充分评估患者的术前特点和术中手术技巧，以获得最佳的胸肌前乳房重建效果。

临床治疗要点

重点

- 乳房切除术中皮瓣评估是成功的关键。临床检查（评估皮肤边缘的真皮层出血、乳房切除皮瓣皮下组织的存留情况）和吲哚菁绿血管造影灌注装置均可帮助确定皮瓣的活性。
- ADM 在乳房重建塑形方面提供了重要的辅助作用，可以对乳房囊袋进行精确地控制，同时也提供了假体的长期支撑。重要的是使用引流管，并将其放置 2~3 周，以尽量减少血清肿形成的可能性。

误区

- 接受术前放疗、近期 / 活动性吸烟史、未控制的糖尿病（糖化血红蛋白＞7），或者肥胖（BMI ＞ 35）的患者不要进行胸肌前乳房重建。然而，正在接受 PMRT 的患者可以考虑进行胸肌前重建。
- 肿瘤侵犯胸壁或距胸壁 5 mm 以内的患者不适合进行胸肌前乳房重建。
- 如果进行两步法乳房重建，不要将组织扩张器填充到与预期的最终假体相同的大小，因为这可能导致术后波纹征。目标是填充到比预期假体体积小 150~200 cm^3。

利益声明

Sbitany 博士是 Allergan 公司的顾问。他没有因为这篇文章获得任何报酬或支持。其余作者没有与本文内容相关的任何利益披露。

参考文献

[1] American Society of Plastic Surgeons. 2020 plastic surgery procedural statistics. https://www.plasticsurgery.org/documents/News/Statistics/2020/plastic-surgery-statistics-full-report-2020.pdf. [Accessed 27 July 2022].

[2] Sbitany H, Amalfi AN, Langstein HN. Preferences in choosing between breast reconstruction options: a survey of female plastic surgeons. Plast Reconstr Surg 2009;124(6):1781–9.

[3] Wang F, Peled AW, Garwood E, et al. Total skin-sparing mastectomy and immediate breast reconstruction: an evolution of technique and assessment of outcomes. Ann Surg Oncol 2014;21(10):3223–30.

[4] Becker H, Lind JG 2nd, Hopkins EG. Immediate implant-based prepectoral breast reconstruction using a vertical incision. Plast Reconstr Surg Glob Open 2015;3(6):e412.

[5] Sigalove S, Maxwell GP, Sigalove NM, et al. Prepectoral implant-based breast reconstruction: rationale, indications, and preliminary results. Plast Reconstr Surg 2017;139(2):287–94.

[6] Sbitany H, Piper M, Lentz R. Prepectoral breast reconstruction: a safe alternative to submuscular prosthetic reconstruction following nipple-sparing mastectomy. Plast Reconstr Surg 2017;140(3):432–43.

[7] Srinivasa DR, Holland M, Sbitany H. Optimizing perioperative strategies to maximize success with prepectoral breast reconstruction. Gland Surg 2019;8(1):19–26.

[8] Sbitany H. Important considerations for performing prepectoral breast reconstruction. Plast Reconstr Surg 2017;140(6S Prepectoral Breast Reconstruction):7s–13s.

[9] Bettinger LN, Waters LM, Reese SW, et al. Comparative study of prepectoral and subpectoral expander-based breast reconstruction and clavien IIIb score outcomes. Plast Reconstr Surg Glob Open 2017;5(7):e1433.

[10] Graziano FD, Shay PL, Sanati-Mehrizy P, et al. Prepectoral implant reconstruction in the setting of post- mastectomy radiation. Gland Surg 2020;10(1):411–6.

[11] Sbitany H, Gomez-Sanchez C, Piper M, et al. Prepectoral breast reconstruction in the setting of postmastectomy radiation therapy: an assessment of clinical outcomes and benefits. Plast Reconstr Surg 2019;143(1):10–20.

[12] Sigalove S. Prepectoral breast reconstruction and radiotherapy-a closer look. Gland Surg 2019;8(1):67–74.

[13] Sinnott CJ, Persing SM, Pronovost M, et al. Impact of postmastectomy radiation therapy in prepectoral versus subpectoral implant-based breast reconstruction. Ann Surg Oncol 2018;25(10):2899–908.

[14] Vidya R, Berna G, Sbitany H, et al. Prepectoral implant-based breast reconstruction: a joint consensus guide from UK, European and USA breast and plastic reconstructive surgeons. Ecancermedicalscience 2019;13:927.

[15] Buchanan CL, Dorn PL, Fey J, et al. Locoregional recurrence after mastectomy: incidence and outcomes. J Am Coll Surg 2006;203(4):469–74.

[16] Mohamed MM, Al-Raawi D, Sabet SF, et al. Inflammatory breast cancer: new factors contribute to disease etiology: a review. J Adv Res 2014;5(5):525–36.

[17] Hart A, Desai K, Yoo J, et al. Incidence of methicillin-resistant staphylococcus aureus (MRSA) carrier status in patients undergoing post-mastectomy breast reconstruction. Aesthet Surg J 2017;37(1):35–43.

[18] Robertson SA, Rusby JE, Cutress RI. Determinants of optimal mastectomy skin flap thickness. Br J Surg 2014;101(8):899–911.

[19] Sbitany H, Wang F, Peled AW, et al. Tissue expander reconstruction after total skin-sparing mastectomy: defining the effects of coverage technique on nipple/areola preservation. Ann Plast Surg 2016;77(1):17–24.

[20] Phillips BT, Lanier ST, Conkling N, et al. Intraoperative perfusion techniques can accurately predict mastectomy skin flap necrosis in breast reconstruction: results of a prospective trial. Plast Reconstr Surg 2012;129(5):778e–88e.

[21] Mazdeyasna S, Huang C, Bonaroti AR, et al. Intraoperative optical and fluorescence imaging of blood flow distributions in mastectomy skin flaps for identifying ischemic tissues. Plast Reconstr Surg 2022;150(2):282–7.

[22] Pruimboom T, Schols RM, Van Kuijk SM, et al. Indocyanine green angiography for preventing postoperative mastectomy skin flap necrosis in immediate breast reconstruction. Cochrane Database Syst Rev 2020;4(4):Cd013280.

[23] Mattison GL, Lewis PG, Gupta SC, et al. SPY imaging use in postmastectomy breast reconstruction patients: preventative or overly conservative? Plast Reconstr Surg 2016;138(1):15e–21e.

[24] Johnson AC, Colakoglu S, Siddikoglu D, et al. Impact of dermal matrix brand in implant-based breast reconstruction outcomes. Plast Reconstr Surg 2022;150(1):17–25.

[25] Snyderman RK, Guthrie RH. Reconstruction of the female breast following radical mastectomy. Plast Reconstr Surg 1971;47(6):565–7.

[26] Basu CB, Jeffers L. The role of acellular dermal matrices in capsular contracture: a review of the evidence. Plast Reconstr Surg 2012;130(5 Suppl 2):118s–24s.

[27] Sbitany H, Sandeen SN, Amalfi AN, et al. Acellular dermis-assisted prosthetic breast

reconstruction versus complete submuscular coverage: a headto-head comparison of outcomes. Plast Reconstr Surg 2009;124(6):1735–40.

[28] Colwell AS, Damjanovic B, Zahedi B, et al. Retrospective review of 331 consecutive immediate single-stage implant reconstructions with acellular dermal matrix: indications, complications, trends, and costs. Plast Reconstr Surg 2011;128(6):1170–8.

[29] Rose JF, Zafar SN, Ellsworth Iv WA. Does acellular dermal matrix thickness affect complication rate in tissue expander based breast reconstruction? Plast Surg Int 2016;2016:2867097.

[30] Hur J, Han HH. Outcome assessment according to the thickness and direction of the acellular dermal matrix after implant-based breast reconstruction. Biomed Res Int 2021;2021:8101009.

[31] Gui G, Gui M, Gui A, et al. Physical characteristics of surgimend meshed biological ADM in immediate prepectoral implant breast reconstruction. Plast Reconstr Surg Glob Open 2022;10(6):e4369.

[32] Tierney BP, De La Garza M, Jennings GR, et al. Clinical outcomes of acellular dermal matrix (simpliderm and alloderm ready-to-use) in immediate breast reconstruction. Cureus 2022;14(2):e22371.

[33] Khan A, Tasoulis MK, Teoh V, et al. Pre-pectoral onestage breast reconstruction with anterior biological acellular dermal matrix coverage. Gland Surg 2021;10(3):1002–9.

[34] Ho G, Nguyen TJ, Shahabi A, et al. A systematic review and meta-analysis of complications associated with acellular dermal matrix-assisted breast reconstruction. Ann Plast Surg 2012;68(4):346–56.

[35] Lee KT, Mun GH. A meta-analysis of studies comparing outcomes of diverse acellular dermal matrices for implant-based breast reconstruction. Ann Plast Surg 2017;79(1):115–23.

[36] Maisel Lotan A, Ben Yehuda D, Allweis TM, et al. Comparative study of meshed and nonmeshed acellular dermal matrix in immediate breast reconstruction. Plast Reconstr Surg 2019;144(5):1045–53.

[37] Safran T, Al-Badarin F, Al-Halabi B, et al. Aesthetic limitations in direct-to-implant prepectoral breast reconstruction. Plast Reconstr Surg 2022;150(1):22e–31e.

[38] Nahabedian MY, Glasberg SB, Maxwell GP. Introduction to "prepectoral breast reconstruction". Plast Reconstr Surg 2017;140(6S Prepectoral Breast Reconstruction):4s–5s.

[39] Spear SL, Coles CN, Leung BK, et al. The safety, effectiveness, and efficiency of autologous fat grafting in breast surgery. Plast Reconstr Surg Glob Open 2016;4(8):e827.

[40] Goodreau AM, Driscoll CR, Nye A, et al. Revising prepectoral breast reconstruction. Plast Reconstr Surg 2022;149(3):579–84.

[41] Weichman KE, Clavin NW, Miller HC, et al. Does the use of biopatch devices at drain sites reduce perioperative infectious complications in patients undergoing immediate tissue expander breast reconstruction? Plast Reconstr Surg 2015;135(1):9e–17e.

[42] Baker BG, Irri R, MacCallum V, et al. A prospective comparison of short-term outcomes of

subpectoral and prepectoral strattice-based immediate breast reconstruction. Plast Reconstr Surg 2018;141(5):1077–84.

[43] Bennett KG, Qi J, Kim HM, et al. Comparison of 2-year complication rates among common techniques for postmastectomy breast reconstruction. JAMA Surg 2018;153(10):901–8.

第五章
即刻假体重建

乔丹·M.S. 雅各布斯，查尔斯·安德鲁·萨尔茨伯格

关键词

即刻植入；一期；胸肌后；胸肌前；脱细胞真皮基质

关键点

- 具有足够皮肤包膜质量和数量的患者可以成功进行胸肌后和胸肌前组织平面的即刻假体重建。
- 适当的患者选择和植入物大小可以提高成功率。
- 脱细胞真皮基质覆盖假体提供了一种具有良好强度和长期下极支撑的生物支架。

第一节　引言

乳腺癌仍然是一种以外科治疗为主的疾病，选择乳房切除术而非保乳术的患者比例有所增加[1]。乳房假体重建仍然是乳房切除术后最常见的恢复性手术。这种类型的重建包括即刻假体植入或分阶段的方法，即立即插入组织扩张器，然后在二次手术中更换为永久性假体。手术技术的改进和技术的进步使乳房切除术时直接植入假体成为一种更可行的选择。

即刻假体重建的概念于 2001 年由该资深作者首次提出[2]。从那时起，它就得到了广泛接受，应用于大约 20% 的重建手术中[3]。对于不需要皮肤扩张的要求保留乳头的患者，它提供了“一步”重建，从而减少了手术次数并缩短了完成重建的时间（图 5-1）。

为减少乳房下皱襞暴露、触底和失控的发生率，普遍接受完全覆盖植入物或组织扩

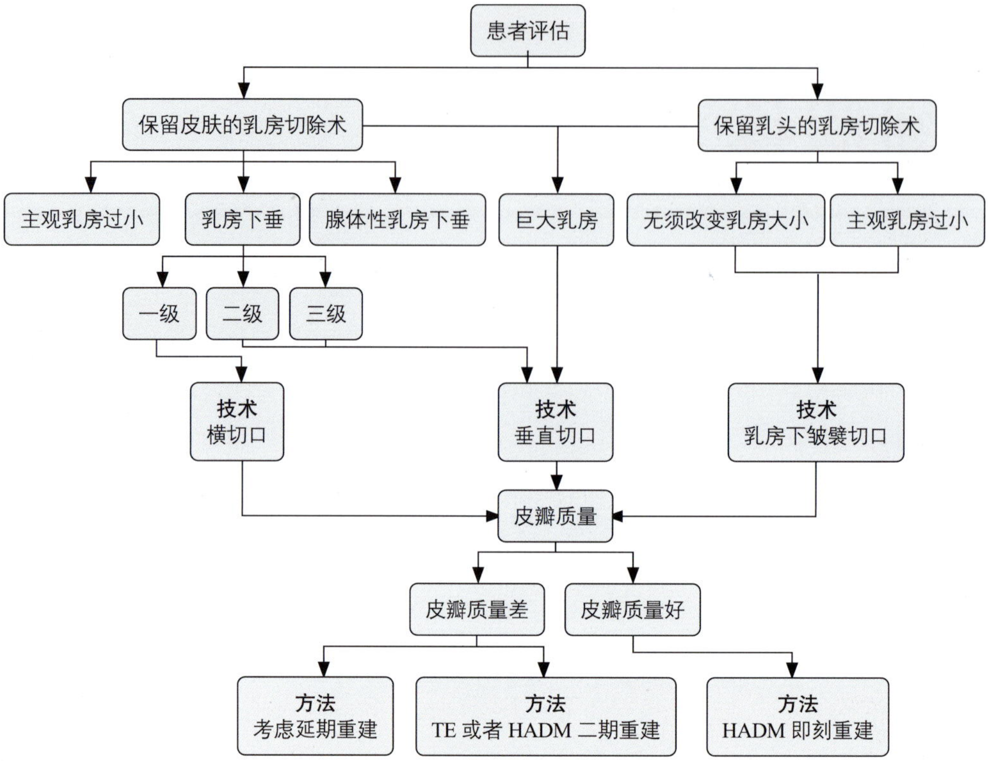

图 5-1　即刻假体重建流程图

来自 Salzberg CA, Ashikari AY, Koch RM, Chabner-Thompson E. An 8-year experience of direct-to-implant immediate breast reconstruction using human acellular dermal matrix (AlloDerm). Plast Reconstr Surg. 2011;127(2):514-524

张器。通常使用胸大肌和腹部前锯肌，因为它们可以提供持久的血管化组织。它们在外科手术中很容易获得，并且具有可靠的解剖边界和明确的血管供应。植入物下极软组织覆盖的其他选择包括腹直肌筋膜、腹外斜肌筋膜和脱细胞真皮基质（ADM）[4-10]。它们可以完全重建假体周围的血管，因此这些生物材料都具有低感染率的优点。人工补片也被用于部分和全部假体覆盖，并显示出良好的口袋样作用，降低了材料成本 [11]。

人类或猪来源的 ADM 的开发极大地促进了即刻假体重建的成功。这些生物支架提供了一种具有良好强度和柔韧性的现成的真皮基质。通过各种处理技术去除所有细胞成分，避免了炎症和排斥反应的可能性 [12]。脱细胞支架通过血管生成和血管重建，完全融入覆盖的皮肤包膜中。用肌肉和（或）筋膜瓣完全覆盖植入物通常会导致下极形状收缩，但是 ADM 或人工补片允许形成可延展的口袋，该口袋完全覆盖下面的植入物和良好的下极长期效能，ADM 或合成网片可以形成一个可延展的口袋，完全覆盖下层植入物，从而获得良好的长期下极支撑[13,14]。它能够在术后拉伸并增加下极长度，从而实现更自然的重建。此外，真皮基质处理和手术技术的改进已经解决了最初对感染率和血清肿发生率增加的担忧[15-17]。

尽管最初描述的即刻假体重建是胸肌下植入物放置，但它也可以在胸肌前组织平面上安全成功地进行[18]。

ADM 的尺寸和厚度选择的增加导致了这项技术的普及[19-21]。由于胸大肌保持原状，并且主要由 ADM 提供乳房假体的完全覆盖，因此患者恢复更快，发病率更低[22-24]。这项技术的典型患者年龄较小、活动较多，需要保持肩部和上肢的最大活动范围。胸肌前乳房重建也避免了由于胸大肌和上覆皮肤包膜之间的粘连而导致的运动功能障碍的可能性。患者胸大肌收缩时所经历的轮廓运动功能障碍可能会非常痛苦，并且如果不将肌肉瓣与皮瓣完全分离，这种痛苦很难纠正。

也许，成功的最关键的变量是对乳房切除术皮瓣进行充分的灌注。在决定进行即刻植入重建之前，必须在切除乳房组织后准确评估皮瓣灌注。吲哚菁绿血管造影术的发展使人们能够更准确地评估皮肤的生存能力，并降低坏死的发生率，坏死可能会带来破坏性的影响，如暴露、感染和需要二次手术[25,26]。

下面将介绍在胸肌后和胸肌前平面进行即刻植入重建的最新方法。

第二节　技术

与任何类型的重建一样，获得成功结果的途径是多因素的。适当的患者选择始于全面的咨询，对我们来说，还有三维成像会议。我们会讨论所有重建方案的风险和益处，并确定患者的目标。接受保留皮肤或保留乳头的乳房切除术的患者通常是即刻假体植入的最好候选者。然而，所有患者都必须明白，一旦确定了皮肤包膜的灌注和活力，就要在手术中做出即刻植入的最终决定。直接植入重建的理想候选者是 C 罩杯容积达到最大值且乳房下垂 1~2 级的女性。经验丰富的外科医生可以用这种技术来做隆乳。

第三节　胸肌后假体重建

术前标记包括胸骨中线、乳房下皱襞、乳房外侧皱襞和乳房内侧边界。保留乳头的乳房切除术通常通过 10~13 cm 的乳下切口进行，具体取决于乳房的大小。如果需要腋窝淋巴结取样，可以进行腋窝反切口或有时通过乳房下皱襞（IMF）进入。乳晕边界周围的切口已被证明会影响乳头乳晕复合体（NAC）的循环[27]。通过乳晕周围入路进行皮肤保留入路，通常瘢痕方向基于术前乳晕尺寸。

乳房切除术完成后，用温盐水大量冲洗皮肤囊袋，以去除无血管脂肪颗粒，因为这些颗粒是感染和血清肿形成的潜在病灶。然后确定胸大肌的外侧边界，并用电刀将其切开游离，将松弛的乳晕平面向上延伸至第二肋骨，向内侧延伸至胸骨线，向外侧延伸至腋前线。然后，从胸壁上游离出起始点向上至右乳房上的 4 点钟位置和左乳房上的 8 点钟位置。在生理盐水浴中浸泡 10 min 的 ADM，然后将真皮面朝上放置，并将其放置到乳房囊袋中。从内侧开始，横向进行，然后使用 3-0 Vicryl 缝线以简单的方式将 ADM 的上边缘固定到游离的胸肌下边缘上。然后将 ADM 的外侧和内侧边界向下固定到胸壁，从内侧开始新的缝合，并且以简单的操作方式再次使用 3-0 Vicryl 缝合线固定（图 5-2）。如果需要，可以临时插入无菌测径仪，以帮助确定“手套式”是否适合重建。

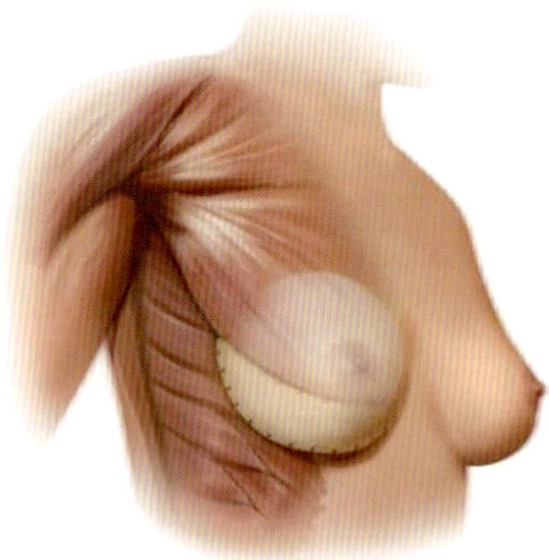

图 5-2　胸肌后假体重建

来自 Salzberg CA. Nonexpansive immediate breast reconstruction using human acellular tissue matrix graft (AlloDerm). Ann Plast Surg. 2006;57(1):1-5

此时在植入物 / 尺寸测定器就位的情况下，进行术中皮瓣灌注分析。我们通常使用图像后处理，并对显示边缘灌注的区域使用相对灌注数据点。只要皮瓣的生存能力足够，就可以通过乳房下皱襞开口将合适大小的植入物放置在胸大肌 /ADM 袋下。一旦确定了植入位置，就使用之前开始的 2 条缝合线将 ADM 向下固定到下胸壁上，达到所需的

IMF 水平。乳房切除术皮瓣的重塑对于将 NAC 放置在正确位置至关重要，可以使用精细的可吸收缝线将其缝合到下面的真皮或肌肉上。每侧放置 2 个引流管，分层闭合皮肤，完成重建。

第四节　胸肌前假体植入

胸肌前假体植入技术包括用 ADM 完全覆盖乳房假体。我们通常使用一大块（16 cm × 20 cm）的 ADM 或 2 块较小的 ADM 缝合在一起进行这种重建。我们使用的主要技术有两种：将 ADM 固定在前胸壁和胸外侧壁，然后通过乳房下皱襞切口放置植入物，或体外构建植入物 /ADM/ 补片，即所谓的 "empanada" 技术[17]（图 5-3）。

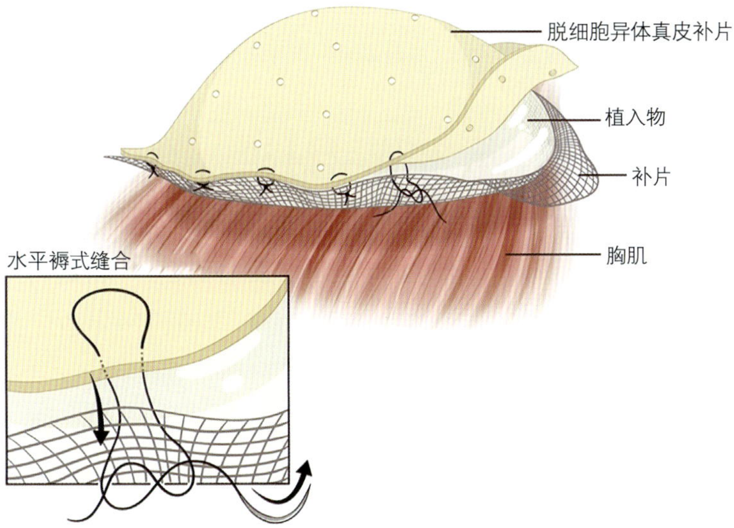

图 5-3　"Empanada" 技术直接用于植入物重建
经 Mount Sinai Health System. 许可印刷

这两种技术都提供了恢复期较短且自然的乳房形状，但通常需要二次手术来纠正术后波纹和（或）台阶畸形。

第五节　并发症

即刻假体重建的并发症包括皮肤破裂 / 坏死、血清肿、血肿、植入物暴露、植入物错位、包膜挛缩、感染和植入物脱落。最可预测的风险因素包括吸烟、肥胖、不保留乳头的乳房切除术和大于 600 mL 的植入物，并发症的总发生率为 8%~10%[28,29]。既往放疗和术后放疗都与较高的并发症发生率有关。无论是未照射的乳房还是照射过的乳房，包膜挛缩的发生率都很低，而且其发生率与植入物的大小呈负相关 [14]。保持严格的纳入标准，并根据关键的术中皮肤灌注分析做出决定，将显著降低并发症的发生率。

第一年即刻假体重建的翻修率为 3%~5%。翻修最常见的原因包括植入物尺寸变化、植入物错位、波纹或其他轮廓畸形。术前使用 3D 成像可以更精准地确定尺寸，并有更大的能力满足患者的尺寸目标。由于上极的波纹几乎是普遍的，因此在胸肌前乳房重建中，轮廓畸形的翻修率更高。

第六节　讨论

在过去的 20 年里，资深作者安全地进行了即刻假体重建。尽管最初描述的是在胸大肌下组织平面进行，但在胸肌前平面也可以安全地进行。胸肌下平面在一期内提供了上极肌肉和下极 ADM 的覆盖，波纹较少，外观更自然。然而，其恢复时间通常比胸肌前重建技术更长，并且有可能出现运动功能障碍、上肢无力和活动范围受限。

对于年轻、健康、有活力的患者来说，他们希望恢复更快且减小长期活动受限的可能性，胸肌前一期假体重建是一个很好的选择。然而，胸肌前重建的患者需要为二次脂肪移植的可能性做好准备，以纠正波纹和轮廓畸形。我们通常在初次重建后 3 个月对不需要辅助化疗和（或）放射治疗的患者进行二次手术。在需要辅助治疗的患者中，二次重建通常会推迟到辅助治疗结束后。

即刻假体重建在既往接受过放疗或乳房切除术后需要辅助放疗的患者中，都是安全的 [14]。虽然放射治疗会增加包膜挛缩的发生率，但这种风险也存在于立即插入组织扩张器中，如果进行这些手术，必须考虑到这一点。

使用胸肌前乳房重建和使用人工补片都有不知道长期后果的缺点。我们在过去看到的使用 ADM 可以减少包膜挛缩并长期产生良好皱褶，但使用合成材料可能会使这些优势消失。

与大多数手术一样，正确的患者选择和合理设定期望值对即刻假体重建的成功至关重要。

第七节　总结

即刻假体乳房重建术仍然是乳腺癌乳房切除术后最常见的恢复性手术。即刻假体重建提供了一期假体植入，从而避免了连续组织扩张的需要。通过正确的患者选择、成功保存乳房皮肤包膜、准确的植入物尺寸和位置，即刻假体重建具有非常高的成功率和患者满意度。

临床治疗要点

- 即刻假体重建是一种一期修复手术，具有良好的长期安全性和效果。
- 虽然经典的描述是在胸肌下平面进行，但即刻假体重建在具有完整的 ADM 覆盖时可以在胸肌前平面进行。
- 术前患者的选择，术中皮瓣血管造影的准确决策，以及正确的术后管理是取得成功的关键。
- 假体植入技术的进步改善了即刻假体重建的术后效果。

利益声明

两位作者都没有财务关系需要披露。

参考文献

[1] Kummerow KL, Du L, Penson DF, et al. Nationwide trends in mastectomy for early-stage breast cancer. JAMA Surg 2015 Jan;150(1):9–16.

[2] Salzberg CA. Nonexpansive immediate breast reconstruction using human acellular tissue matrix graft (AlloDerm). Ann Plast Surg 2006;57:1–5.

[3] https://www.plasticsurgery.org/documents/News/Statistics/2018/reconstructive-breast-

proceduresage-2018.pdf (Accessed June 2022).
[4] Little JW III, Golembe EV, Fisher JB. The "living bra" in immediate and delayed reconstruction of the breast follow- ing mastectomy for malignant and nonmalignant disease. Plast Reconstr Surg 1981;68:392–403.
[5] Isken T, Onyedi M, Izmirli H, et al. Abdominal fascial flaps for providing total implant coverage in onestage breast reconstruction: an autologous solution. Aesthetic Plast Surg 2009;33:853–8.
[6] Breuing KH, Warren SM. Immediate bilateral breast recon- struction with implants and inferolateral Allo-Derm slings. Ann Plast Surg 2005;55:232–9.
[7] Gamboa-Bobadilla GM. Implant breast reconstruction using acellular dermal matrix. Ann Plast Surg 2006;56:22–5.
[8] Breuing KH, Colwell AS. Inferolateral AlloDerm hammock for implant coverage in breast reconstruction. Ann Plast Surg 2007;59:250–5.
[9] Zienowicz RJ, Karacaoglu E. Implant-based breast reconstruction with allograft. Plast Reconstr Surg 2007;120:373–81.
[10] Topol BM, Dalton EF, Ponn T, et al. Immediate singlestage breast reconstruction using implants and human acellular dermal tissue matrix with adjustment of the lower pole of the breast to reduce unwanted lift. Ann Plast Surg 2008;61:494–9.
[11] Faulkner HR, Shikowitz-Behr L, McLeod M, et al. The use of absorbable mesh in implant-based breast reconstruction: a 7-year review. Plast Reconstr Surg 2020;146(6):731e–6e.
[12] Livesey S., Atkinson Y., Call T., et al. An acellular dermal transplant processed from human allograft skin retains normal extracellular matrix components and ultrastructural characteristics. Poster presented at the American Association of Tissue Banks Conference, August 20–24, 1994.
[13] Salzberg CA, Ashikari AY, Koch RM, et al. An 8-year experience of direct-to-implant immediate breast reconstruction using human acellular dermal matrix (AlloDerm). Plast Reconstr Surg 2011;127(2):514–24.
[14] Salzberg CA, Ashikari AY, Berry C, et al. Acellular Dermal matrix-assisted direct-to-implant breast reconstruction and capsular contracture: a 13-year experience. Plast Reconstr Surg 2016;138(2):329–37.
[15] Sbitany H, Sandeen SN, Amalfi AN, et al. Acellular dermis-assisted prosthetic breast recon- struction versus complete submuscular coverage: a headto- head comparison of outcomes. Plast Reconstr Surg 2009;124:1735–40.
[16] Nahabedian MY. AlloDerm performance in the setting of prosthetic breast surgery, infection, and irradiation. Plast Reconstr Surg 2009;124:1743–53.
[17] Preminger BA, McCarthy CM, Hu QY, et al. The influence of AlloDerm on expander dynamics and complications in the setting of immediate tissue expander/im-plant reconstruction: a matchedcohort study. Ann Plast Surg 2008;60:510–3.
[18] Sayegh F, Zoghbi Y, Jacobs J, et al. The "empanada" construct: prepectoral technique refinement

utilizing a composite acellular dermal matrix mesh wrap. Plast Reconstr Surg 2021;147(6):1082–3.
[19] Ter Louw RP, Nahabedian MY. Prepectoral breast reconstruction. Plast Reconstr Surg 2017;140(5S Advances in Breast Reconstruction):51S–9S.
[20] Safran T, Al-Halabi B, Viezel-Mathieu A, et al. Directto-implant prepectoral breast reconstruction: patient-reported outcomes. Plast Reconstr Surg 2021;148(6):882e–90e.
[21] Antony AK, Robinson EC. An algorithmic approach to prepectoral direct-to-implant breast reconstruction: version 2.0. Plast Reconstr Surg 2019 May; 143(5):1311–9.
[22] Sbitany H. Important considerations for performing prepectoral breast reconstruction. Plast Reconstr Surg 2017;140(6S Prepectoral Breast Reconstruction):7S–13S.
[23] Bonomi S, Sala L, Cortinovis U. Prepectoral breast reconstruction. Plast Reconstr Surg 2018 Aug; 142(2):232e–3e.
[24] Urquia LN, Hart AM, Liu DZ, et al. Surgical outcomes in prepectoral breast reconstruction. Plast Reconstr Surg Glob Open 2020;8(4):e2744.
[25] Chattha A, Bucknor A, Chen AD, et al. Indocyanine green angiography use in breast reconstruction: a national analysis of outcomes and cost in 110,320 patients. Plast Reconstr Surg 2018;141(4):825–32.
[26] Lauritzen E, Damsgaard TE. Use of Indocyanine green angiography decreases the risk of complications in autologous- and implant-based breast reconstruction: a systematic review and meta-analysis. J Plast Reconstr Aesthet Surg 2021;74(8):1703–17.
[27] Daar DA, Abdou SA, Rosario L, et al. Is there a preferred incision location for nipple-sparing mastectomy? A systematic review and meta-analysis. Plast Reconstr Surg 2019;143(5):906e–19e.
[28] Hunsicker LM, Ashikaria AY, Berry C, et al. Shortterm complications associated with acellular dermalmatriz-assisted direct-to-implant breast reconstruction. Ann Plast Surg 2017;78(1):35–40.
[29] Colwell AS, Damjanovic B, Zahedi B, et al. Retrospective review of 331 consecutive immediate single-stage implant reconstructions with acellular dermal matrix: indications, comlications, trends, and costs. Plast Reconstr Surg 2011;128(6):1170–8.

第六章
乳房植入物相关的间变性大细胞淋巴瘤、非典型性和其他植入物相关疾病谱

梅根·E. 福尔克，梅根·M. 罗德里格斯，马克·W. 克莱门斯

关键词

乳房植入物相关间变性大细胞淋巴瘤；毛面乳房植入物；乳房重建术；隆乳；炎性恶性肿瘤

关键点

- 乳房植入物相关性间变性大细胞淋巴瘤（BIA-ALCL）是一种罕见且仍在出现的恶性肿瘤，由毛面乳房植入物引起。
- 自 2022 年 10 月 1 日起，2023 年版《国际疾病分类第十版临床修订版（ICD-10-CM）》将 BIA-ALCL 描述为间变性大细胞淋巴瘤，ALK 阴性乳腺，结合附加代码 Z98.82 以识别乳房植入物状态。
- BIA-ALCL 是暴露于毛面植入物的后遗症，迄今为止尚未报告经证实的纯光面植入物病例。
- BIA-ALCL 的世界卫生组织（WHO）标准包括：①大的间变性细胞形态；②融合的 CD 30 免疫组织化学染色；③流式细胞术上检测到单个 T 细胞克隆；④与乳房植入物连续出现。
- 手术治疗包括假体移除、全包膜切除术、切除相关包膜肿块（边缘阴性）、淋巴结病切除活检，根据患者偏好立即或延迟重建。

第一节　引言

乳房植入物相关间变性大细胞淋巴瘤（BIA-ALCL）是一种不常见且仍在出现的恶性肿瘤，由毛面乳房植入物引起。BIA-ALCL 在 1997 年的病例报告中首次被描述 [1]。BIA-ALCL 是第一个被描述的植入物相关恶性肿瘤，尽管在过去 10 年中有几种在植入物周围发生的炎症介导的肿瘤 [B 细胞淋巴瘤（BCL）和鳞状细胞癌（SCC）] 被描述 [2,3]。BIA-ALCL 是慢性单克隆 T 细胞刺激的结果，并且是一种纯 T 细胞淋巴瘤 [4]。在过去的 20 年中，医生对这种疾病的认识和公众对这种疾病的关注不断提高，导致病例报告和系列报道的数量不断增加。本章旨在回顾该病的历史、流行病学、诊断、治疗策略、预后及今后的研究方向。

一、历史和当前发生率

第一个毛面植入物于 50 多年前（1968 年）引入美国市场 [5]。表面毛面化是为了防止胶原纤维在包膜中平行排列，从而破坏有组织的瘢痕形成，理论上可以防止包膜挛缩。20 世纪 80 年代末，毛面乳房植入物作为一种对抗包囊挛缩的方法而流行，20 世纪 90 年代末曾是最受欢迎的乳房植入物类型，但在 21 世纪初失宠，并在美国被光滑表面植入物取代 [6]。毛面植入物是目前欧洲、大洋洲、亚洲和南美洲最常用的植入物，超过这些地区市场的 95%[7]。然而，在 2019 年美国食品药品监督管理局（FDA）召回艾尔建 Biocell 植入物后，全球范围内的模式发生了很大变化，这引发了全球 Biocell 禁令以及许多国家对毛面植入物的监管行动。

1997 年报告了第一例 BIA-ALCL 病例 [1]。患者是一名 41 岁女性，有 Biocell 毛面生理盐水乳房假体植入史，当右乳房出现肿块时，假体已植入 5 年。患者接受了化疗和放疗，但是，此后不久就失去了随访 [8]。BIA-ALCL 的报告仍然相对不多，直到 2011 年 1 月 FDA 发布了关于 ALCL 和乳房植入物"可能相关"的安全性通信警告 [9]。为提高公众认识，建立了 PROFILE 登记册（www.thepsf.org/PROFILE）来前瞻性地跟踪美国病例 [10]。世界卫生组织（WHO）于 2016 年将 BIA-ALCL 归类为新型 T 细胞淋巴瘤，这也有助于提高认识 [11]。到目前为止，BIA-ALCL 仅在使用毛面器械（植入物或组织扩张器）、有毛面植入物病史或病史不详的患者中报告 [12]。在仅有光面植入物病史的患者中未见病例报告。

并非所有毛面植入物的表面纹理都是相同的。存在各种分类方案来描述表面纹理化，但它们在很大程度上都依赖于总表面积和（或）峰谷深度来描述纹理化程度[13-15]。纹理化程度取决于植入物表面的处理方式。粗糙化表面的处理技术包括聚氨酯泡沫涂层（最高表面积纹理化）、盐损失（高表面积纹理化：Biocell，Allergan Aesthetics，An Abbvie Corporation，Irvine，CA）和负印迹（中等表面积纹理化：Siltex，Mentor；A Johnson & Johnson Company，New Brunswick，NJ）[16,17]。1992 年，由于担心植入物表面随时间降解而释放致癌化合物 2,4- 甲苯二胺，聚氨酯在美国被停用。美国 FDA 于 2019 年召回艾尔建 Biocell 植入物[18]，原因是 BIA-ALCL 的风险不成比例，因为在已知临床病史的情况下，大约 91% 的已知 BIA-ALCL 病例涉及 Biocell 植入物[19]。

BIA-ALCL 的风险似乎与表面纹理化程度成正比[20]。这种风险在使用艾尔建 Biocell 植入物的女性中最高，为 1∶2200[21]。迄今为止引用的最高风险估计来自斯隆 - 凯特琳癌症中心，该中心每 355 例患者中就有 1 例确诊 BIA-ALCL，自 Cordeiro 博士发表以来已更新为 1∶100[22]。当患者咨询植入物导致 BIA-ALCL 的风险时，重要的是要记住该估计取决于所使用的植入物类型。对于接受光面乳房植入物植入的女性来说，患 ALCL 的风险基本上是普通人群中的风险，大约每 400 万人中就有 1 人[23]。

二、诊断

有毛面乳房植入物史（或表面纹理未知的植入物史）、迟发性血清肿（植入物放置后＞ 1 年）、不对称肿胀或植入物相关肿块的患者应接受检查以排除 BIA-ALCL。评估首先通过超声检查，以评估假体周围的积液或肿块。淋巴结也可以在这个时候检查。小的血清肿（＜ 5~10 mL）可能是正常的，但有症状的积液应该用细针穿刺和细胞学检查取样。通常，需要至少 50 mL 的积液进行充分分析。先前的重复抽吸可能导致稀释效应，因此，需要更大量的样本来获得明确的诊断。细胞学检查包括苏木精 - 伊红（H&E）染色以评估细胞形态以及免疫组织化学染色以检测细胞表面标志物。H&E 染色将显示异常大（正常值的 3~4 倍）具有马蹄形或肾形细胞核的淋巴细胞[19]。ALCL 是一种 T 细胞淋巴瘤，因此，细胞表面将对各种 T 细胞标志物染色呈阳性。由于它是单克隆增殖，因此，应该有大量和接近融合的 CD30+ T 细胞。请注意，1%~2% 的正常循环淋巴细胞正常表达 CD30；故正常细胞弱阳性是一种良性和常见的表现[24]。间变性淋巴瘤激酶（ALK）阴性是 ALCL 的另一个标志，然而不适用于作为筛查试验，因为即使在 BIA-ALCL 存在的情况下，ALK 也总是阴性。一旦确诊，ALK 可用于区分 BIA-ALCL 与更具侵袭性的 ALK- 系统性 ALCL。应在 12 个不同区域采用 CD30 免疫组织化学区域采样进行包膜标本的病理学评价，以确保筛查肿瘤浸润的组织[25]。对于可疑病变，可能有理由进行额外的染色以排除不常见的植入物相关恶性肿瘤，如 B 细胞淋巴瘤（BCL）[CD138、PAX5、CD20、人类疱疹病毒 8 型、爱泼斯坦 - 巴尔病毒（EBV）] 和细胞角蛋白染色的鳞状细胞癌（SCC）[26]。请注意，乳房植入物包膜的常规病理检查应始终送去评估乳腺癌，乳腺癌比以往任何的恶性肿瘤更常见。WHO 的 BIA-ALCL 诊断标准包括：①间变性大细胞形态；②融合的 CD30 免疫组织化学染色；③流式细胞术上的单个 T 细胞克隆；④与乳房植入物连续发生（图 6-1）。越来越多的外科医生遇到的患者的病理标本符合一个或两个标准，但没有达到 BIA-ALCL 的诊断。这些病变统称为非典型病变，是诊断的挑战。目前尚无法确定非典型病变的临床意义或恶性潜在性，以及这些病变是前驱病变、原位病变还是仅仅是大量的炎症。如果超声检查不充分，那么核磁共振成像可以作为一种辅助的成像程序进行。应该获得最新的乳房 X 线检查（12 个月内），以评估乳腺癌，但应该注意的是，乳房 X 线检查对淋巴瘤的敏感性较差。如果在影像上发现任何实质性肿块，则应进行穿刺活检，按照上述染色方法进行。

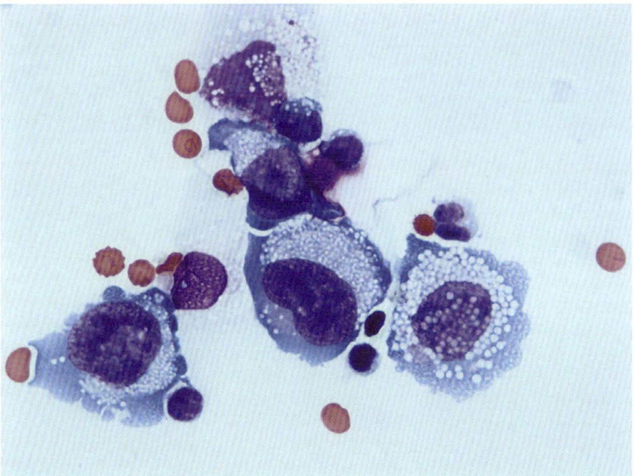

图 6-1　WHO 的 BIA-ALCL 诊断标准包括间变性大细胞形态与乳房植入物连续出现

尽管基因测序不是常规用于这种肿瘤的检查，但值得注意的是，最近的研究表明，JAK-STAT3 通路在大多数病例中被结构性激活[27]。此外，基因测序可能具有预后价值，因为 *p53* 的存在已被理论上认为是更具侵袭性的疾病的标志，并预示着更差的预后。潜在的基因改变可能是未来治疗的目标。

三、分期

非霍奇金淋巴瘤最常被安娜堡分期系统分期为液体肿瘤。然而，BIA-ALCL 的分期根据 MD 安德森癌症中心实体瘤“肿瘤淋巴结转移（TNM）”分类[28]进行（表 6-1）。肿瘤范围或“T”是基于浸润到包膜中或超出包膜的程度。T_1 肿瘤局限于包膜腔侧的积液。T_2 肿瘤表现为早期包膜浸润。T_3 肿瘤表现为细胞聚集或片状浸润包膜。T_4 肿瘤表现为淋巴瘤浸润超过包膜。淋巴结受累分为“N_0”或无，“N_1”或一个区域淋巴结，和“N_2”或多个区域淋巴结。最后，转移被简单地分为是否存在远处转移。Ⅰ期疾病表现全部局限于乳腺包膜。Ⅱ期疾病表现为包膜外浸润，但无淋巴结受累，或浸润局限于包膜内，仅累及一个区域淋巴结。Ⅲ期疾病表现为区域淋巴结受累，Ⅳ期疾病表现为远处转移。TNM 分期系统见表 6-1。这个 TNM 分期系统现在由世界卫生组织和美国国家综合癌症网络（NCCN）支持。

表 6-1　MD 安德森癌症中心乳房植入物相关间变性大细胞淋巴瘤的实体瘤 TNM 分期

TNM 分类		分期	
T_1	肿瘤局限于包膜腔侧的积液	ⅠA 期	$T_1N_0M_0$
T_2	早期包膜浸润	ⅠB 期	$T_2N_0M_0$
T_3	细胞聚集或片状浸润包膜	ⅠC 期	$T_3N_0M_0$
T_4	淋巴瘤浸润超过包膜		
		ⅡA 期	$T_4N_0M_0$
N_0	无淋巴结受累	ⅡB 期	$T_{1\sim3}N_1M_0$
N_1	一个区域淋巴结受累		
N_2	多个区域淋巴结受累	Ⅲ期	$T_4N_1M_0$ 或任何 TN_2M_0
M_0	无远处转移	Ⅳ期	任何 T 任何 NM_1
M_1	存在远处转移		

四、治疗

一旦确诊 BIA-ALCL，就需要进行 PET-CT 扫描，以确定是否存在淋巴结受累或远处转移。重要的是，在 PET-CT 上，新发炎症可能与活动性恶性肿瘤难以区分；因此，必须在进行任何手术干预之前，进行成像。可疑的淋巴结可以进行细针穿刺细胞学检查，如上所述。然而，可能需要对淋巴结进行切除活检才能获得可靠的诊断，因为细针穿刺（FNA）经常是不确定的。

治疗的主要手段是完全手术切除。这通常涉及全包膜整块切除术和植入物的移除[29]（图 6-2A~C）。胸肌下植入物中的后包膜可能特别难以从胸腔切除。然而，完全切除对于治愈和减少疾病复发是必不可少的。在移植时对受累淋巴结进行有针对性的淋巴结清扫术。

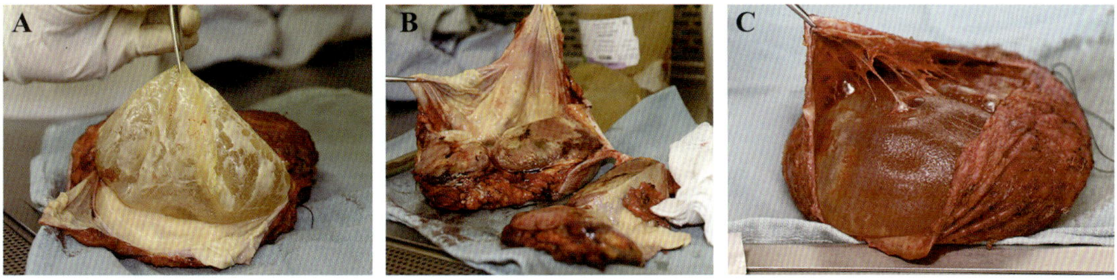

图 6-2　BIA-ALCL 整块切除标本显示出强烈的包膜反应（A）、黏性血清肿反应（B）和相关的包膜肿瘤（C）

辅助治疗适用于切缘阳性、淋巴结受累、复发或远处转移的病例。当肿瘤累及胸壁或出现区域淋巴结转移时，偶尔可见切缘阳性。辅助放射（25~30 Gy）是一种治疗选择，尽管完全手术切除仍然是首选的治疗方法，因为与所有其他治疗方式相比，这已被证明具有更好的无病生存期。传统上，无论有没有干细胞移植，基于蒽环类药物的化疗都被用于系统性 ALCL。最近，NCCN 指南允许将维布妥昔单抗作为单一疗法用于晚期 ALCL 患者。维布妥昔单抗是一种耐受性良好的免疫疗法，已被用于辅助治疗和新辅助治疗，用于缩小胸壁肿瘤，以优化后续疾病的手术治疗。维布妥昔单抗最常见的副作用是暂时性或永久性的周围神经病变。

由于存在隐匿性双侧 BIA-ALCL 的风险，建议对对侧乳房进行管理。由于 2%~4% 的病例报告了双侧 BIA-ALCL，因此在非受累侧进行植入物取出和全包膜切除术也是合理的[21]。双侧疾病在术前 PET-CT 上可能明显，也可能不明显；因此，建议所有患者对无症状乳房进行对侧全包膜切除术。

五、重建

由于 BIA-ALCL 是由毛面植入物引起的，因此在这些患者中使用光面植入物或自体皮瓣进行即刻重建是合理的[30]。重建可以即刻或延迟进行。得克萨斯州大学安德森癌症中心的一项研究治疗了 66 例 BIA-ALCL 患者，其中 18 例患者（27%）在植入物取出后接受了重建，其中 7 例（39%）是即刻重建，而 11 例（61%）是基于诊断时的胸壁侵犯而延迟重建。作者建议晚期疾病（Ⅱ A 期及以上或包膜外侵犯）延迟重建，以便在最终重建前进行辅助化疗。在该系列中，大多数患者使用光面植入物进行重建（n=13，72%），而 2 例患者（11%）仅接受了即刻乳房固定术，1 例患者（6%）接受了双侧腹壁下动脉穿支皮瓣重建，1 例患者（6%）接受了连续脂肪移植。17 例患者（94%）对重建结果非常满意。

六、预后

总体而言，诊断为局限于包膜的 BIA-ALCL 患者预后非常好，完全缓解率为 93%，5 年总生存率为 97.9%[25]。当存在肿瘤肿块时，完全缓解率降至 72%，淋巴结受累时 5 年总生存率降至 75%[31]。因此，化疗和（或）放疗在这些患者中是合理的。淋巴结受累同样会降低缓解率和总生存率。无论如何，这显著优于外周 ALK 阴性 ALCL 的 5 年无进展生存率，后者据报告生存率为 36%[32]。

七、病例报告

系统收集病例报告有助于识别疾病表现模式、治疗反应和优化 NCCN 治疗指南作为该疾病的全球护理标准。因此，美国整形外科学会、整形外科基金会和 FDA 于 2012 年建立了 PROFILE 注册中心[10]。该在线登记处前瞻地跟踪美国 BIA-ALCL 的病例报告，FDA 特别建议所有遇到此类病例的外科医生向 PROFILE 报告这些临床数据。

八、保险范围

BIA-ALCL 的保险范围在美国仍然是一个挑战。一项研究对美国保险公司及其对 BIA-ALCL 覆盖范围进行了横截面分析[33]。该小组发现，只有 30% 的受访公司有关于 BIA-ALCL 覆盖范围的政策。为患侧乳房的植入物取出提供保险的政策仍然是零星的，不能保证。关于对侧乳房，这些公司中只有 2/3 的公司保险覆盖了医学上必要的植入物（即最初放置用于乳房重建）的移除，只有 43% 的公司保险覆盖了美容隆乳对侧植入物的移除。大多数公司（70%）覆盖了植入物再植入，但通常只在乳房重建的情况下。只有 17% 的公司保险覆盖了美容隆乳病例的植入物重新植入。许多公司在其政策中明确规定，如果患者既往有美容隆乳史，则明确拒绝 BIA-ALCL 的任何癌症治疗保险。自 2022 年 10 月 1 日起生效，2023 版 ICD-10-CM 现在通过诊断代码 C84.7A BIA-ALCL 将 BIA-ALCL 描述为间变性大细胞淋巴瘤，ALK 阴性乳腺，结合附加代码 Z98.82 以识别乳房植入物状态。

九、毛面植入物无症状患者的管理

根据手术的风险和受益，植入毛面乳房植入物的患者可能有预防性取出的相对指征[41,42]。单独取出植入物或结合全包膜切除术可能会或可能不会预防 BIA-ALCL 的未来发展。整体包膜切除术有相关的发病率，应与患者既存的并发症一起权衡。毛面植入物患者发生 BIA-ALCL 的风险仍然较低，如果早期诊断并适当治疗，BIA-ALCL 通常预后良好。应尝试告知毛面植入物患者 BIA-ALCL 的风险，以便进行充分的植入物监测筛查，并允许在确实发生的病例中进行早期诊断。

十、其他植入物相关肿瘤

除 BIA-ALCL 外，还报告了乳房植入物包膜内以及其他类型的外科植入器械引起的 BCL 和 SCC。这些病例报告数量有限，与 BIA-ALCL 的病例报告数量相差甚远，大约有 20 例 SCC 病例和 30 例 BCL 病例（表 6-2）。在乳房植入物周围出现的最大系列的 BCL 中，我们以前报道过所有病例都涉及 EBV 的活动性感染，EBV 是 B 细胞嗜淋巴细胞性和肿瘤病毒特性的已知驱动因素。因此，EBV 可能是植入物相关 BCL 中病理发生的关键组成部分[2]。FDA 和美国整形外科医师协会（ASPS）于 2022 年 9 月 8 日发布了一份声明，告知公众这些风险[34,35]。需要注意的是，BIA-SCC 的特征与 BIA-ALCL 显著不同。首先，BIA-SCC 似乎具有更具侵袭性的表型，在已知病例中报告的短期随访死亡率约为 50%。诊断时，包膜外侵犯比局限性病变更常见。尽管在这些患者的临床病史中已经报道了所有类型的植入物，目前尚不清楚是否有一种特定类型的植入物是所有植入物的共同点，与毛面植入物和 BIA-ALCL 类似，可作为肿瘤学驱动因素。这些植入物在诊断之前的平均时间是长期的，超过 20 年。这似乎表明它在病因上可能类似于马乔林（Marjolin）溃疡，即通过包膜中的慢性炎症引起的 SCC。有关 BIA-ALCL、BIA-BCL 和 BIA-SCC 之间的其他比较，请参阅表 6-2。

表 6-2　乳房植入物相关间变性大细胞淋巴瘤和鳞状细胞癌的比较

	BIA-ALCL	IA-BCL	IA-SCC
病例报告数	＞1000	约 30	约 20
主要细胞类型	T 细胞	B 细胞	鳞状细胞
植入物类型	毛面，生理盐水和硅胶都有	毛面和光面，既有生理盐水，也有硅胶	毛面和光面，既有生理盐水也有硅胶
在诊断前植入物放置的时间	平均 10 年	10~20 年	平均 20 年
典型表现	单侧肿胀、红斑、疼痛、假体周围积液	单侧肿胀、红斑、疼痛、假体周围积液	单侧肿胀、红斑、疼痛，更可能表现为包块伴囊外扩散
病理	呈马蹄形或肾形的异常核，CD30+，ALK-	异常 B 细胞片，CD20+，各种其他 B 细胞标记物（取决于 B 细胞淋巴瘤的类型），EBV+ 频繁出现	角蛋白产生细胞片，p63+，CK5/6+
治疗	全包膜切除术，植入物移除，对本妥昔单抗和基于蒽环类药物的化疗、放疗	全包膜切除术，植入物移除，对基于 CHOP 的化疗有反应	全包膜切除术，切除任何侵入型肿块，对放疗或化疗反应较差
预后	非常好，93% 患有有限疾病的患者完全缓解	不清楚，可能与 BIA-ALCL 相似	差，6 个月死亡率高达 43%

注：CHOP、环磷酰胺、盐酸多柔比星（羟基柔红霉素）、硫酸长春新碱（Oncovin）和泼尼松是一种化疗方案

虽然发病机制超出了本篇综述文章的范围，但重要的是要注意，外科医生技术还没有被证明可以影响 BIA-ALCL 的未来发展[36]。医生必须寻找可靠的研究来源，因为目前在 BIA-ALCL 上流传着大量的错误信息[37]。BIA-ALCL 患者没有明显的微生物群，青枯雷尔菌也不再参与致病[38]。目前的研究重点是永久性耗竭吞噬作用的机制，其中巨噬细胞吞噬硅胶颗粒后，功能超载并释放炎性细胞因子和过敏性炎症级联反应。淋巴细胞 *JAK/STAT* 突变后具有高度的复制能力。所有这些植入物的一个关键介质似乎是植入物和周围组织之间的免疫抑制和低氧界面[39,40]。

第二节 总结

总之，BIA-ALCL 是一种不常见且仍在出现的恶性肿瘤，仅在过去 10 年中才被认识到。现在有许多研究阐明了诊断和治疗的最佳实践，以确保 BIA-ALCL 患者的最佳结局。随着人们对这种疾病的认知度提升，病例报告数量有所增加，但目前的新型冠状病毒肺炎流行可能阻碍或延迟了最近的报告。BIA-ALCL 通常表现为局限于植入物包膜的疾病，如果治疗得当，通常预后良好。完整的手术切除包括全包膜切除术、植入物取出和阴性切缘的相关肿块切除。应确定诊断；在任何手术干预前，必须咨询肿瘤科和影像学。未来的研究将侧重于在更广泛的炎症介导的恶性肿瘤的背景下更好地了解 BIA-ALCL，以便最终我们可以从治疗进展到预防。

临床治疗要点

- 当怀疑存在乳房植入物相关间变性大细胞淋巴瘤（BIA-ALCL）时，在任何手术干预前进行抽吸和疾病检测。
- 可疑的液体收集应进行 CD30 免疫组化检测，以排除疾病。
- 病理学评估通常需要至少 50 mL 抽吸物，如果患者之前有过重复抽吸，可能需要更大体积。
- 确诊后，应在转移前接受 PET/CT 转移检查和肿瘤学咨询。
- 完整的外科治疗包括摘除、全包膜切除、切除边缘阴性的相关肿块切除术和受累淋巴结切除术。
- 重建可以在即刻或延迟设置中进行。
- 疾病监测：手术治疗后每 6 个月进行 1 次成像，持续 2 年。
- 乳房植入物知情同意书应包括 BIA-ALCL、鳞状细胞癌和 B 细胞淋巴瘤的风险。

利益声明

MD 安德森癌症中心参与 AbbVie Allergan、Mentor Corporation 和 Establishment Labs 的 FDA 临床试验。所有作者都报告没有财务利益冲突。

参考文献

[1] Keech JA Jr, Creech BJ. Anaplastic T-cell lymphoma in proximity to a saline-filled breast implant. Plast Reconstr Surg 1997;100(2):554–5.

[2] Medeiros LJ, Marques-Piubelli ML, Sangiorgio VFI, et al. Epstein-Barr-virus-positive large B-cell lymphoma associated with breast implants: an analysis of eight patients suggesting a possible pathogenetic relationship. Mod Pathol 2021;34(12):2154–67.

[3] Whaley RD, Aldrees R, Dougherty RE, et al. Breast implant capsule-associated squamous cell carcinoma: report of 2 patients. Int J Surg Pathol 2022;30(8):900–7.

[4] Marra A, Viale G, Pileri SA, et al. Breast implantassociated anaplastic large cell lymphoma: a comprehensive review. Cancer Treat Rev 2020;84(3):101963.

[5] Ashley FL. Further studies on the natural-Y breast prosthesis. Plast Reconstr Surg 1972;49:414–9.

[6] Clemens MW. Discussion: anaplastic large cell lymphoma in the plastic Surgery practice: has it influenced practice patterns? Plast Reconstr Surg 2016;138(5):819e–20e.

[7] Jalalabadi F, Doval J, Andres F, et al. Breast implant utilization trends in USA versus Europe and the impact of BIA-ALCL publications. Plast Reconstr Surg Glob Open 2021;9(3):e3449.

[8] Miranda RN, Medeiros LJ, Ferrufino-Schmidt MC, et al. Pioneers of breast implant-associated anaplastic large cell lymphoma: history from case report to global recognition. Plast Reconstr Surg 2019;143(3S A Review of Breast ImplantAssociated Anaplastic Large Cell Lymphoma):7S–14S.

[9] US Food & Drug Administration. Breast implantassociated anaplastic large cell lymphoma (BIAALCL). Available at: http://www.fda.gov/MedicalDevices/ProductsandMedicalProcedures/ImplantsandProsthetics/BreastImplants/ucm239995.htm. Accessed November 5th, 2022.

[10] McCarthy CM, Loyo-Berríos N, Qureshi AA, et al. Patient registry and outcomes for breast implants and anaplastic large cell lymphoma etiology and epidemiology (PROFILE): initial report of findings, 2012-2018. Plast Reconstr Surg 2019;143(3S A Review of Breast Implant-Associated Anaplastic Large Cell Lymphoma):65S–73S.

[11] Swerdlow SH, Campo E, Pileri SA, et al. The 2016 revision of the World Health Organization classification of lymphoid neoplasms. Blood 2016;127(20):2375–90.

[12] Asaad M, Offodile A, Santanelli Di Pompeo F, et al. Management of symptomatic patients with textured implants. Plast Reconstr Surg 2021;147(5S):58S–68S.

[13] International Organization for Standardization. The ISO 14607:2018. Non-active surgical implants— mammary implants—particular requirements. Available at: https://www.iso.org/standard/63973.html. Accessed October 1, 2020.

[14] Rebiere B, Petit E, Cot D. Instiut Europeen des Membranes. Definition d’une gamme de texturation pour les implants mammaires. Available at: www.iemm.univ-montp2.fr. Accessed October 1, 2020.

[15] Atlan M, Nuti G, Wang H, et al. Breast implant surface texture impacts host tissue response. J Mech Behav Biomed Mater 2018;88:377–85.

[16] Safety of polyurethane-covered breast implants. Expert panel on the safety of polyurethane-covered breast implants. Can Med Assoc J 1991;145:1125–32.

[17] Munhoz AM, Clemens MW, Nahabedian MY. Breast implant surfaces and their impact on current practices: where we are now, and where are we going? PRS Glob Open 2019;7(10th):e2466.

[18] US Food and Drug Administration. The FDA requests Allergan voluntarily recall Natrelle BIOCELL textured breast implants and tissue expanders from the market to protect patients: FDA safety communication. US Food and Drug Administration. Available at: https://www.fda.gov/medical-devices/safety-communications/fda-requests-allergan-voluntarily-recall-natrelle-biocell-textured-breast-implants-and-tissue. Accessed November 5, 2022.

[19] FDA News Release. FDA takes action to protect patients from risk of certain textured breast implants; requests Allergan voluntarily recall certain breast implants and tissue expanders from market. 2019. Available at: https://www.fda.gov/news-events/press-announcements/fda-takes-action-protect-patients-risk-certain-textured-breast-implants-irequests-allergan. Accessed November 5, 2022.

[20] American Society of Plastic Surgeons. Breast implant-associated anaplastic large cell lymphoma (BIA-ALCL). Available at: https://www.plasticsurgery.org/patient-safety/breast-implant-safety/bia-alclsummary. Accessed November 5, 2022.

[21] Clemens MW, McGuire PA. Discussion: a prospective approach to inform and treat 1340 patients at risk for BIA-ALCL. Plast Reconstr Surg 2019;144(1):57–9.

[22] Cordeiro PG, Ghione P, Ni A, et al. Risk of breast implant associated anaplastic large cell lymphoma (BIA-ALCL) in a cohort of 3546 women prospectively followed long term after reconstruction with textured breast implants. J Plast Reconstr Aesthet Surg 2020;73:841–6.

[23] de Jong D, Vasmel WL, de Boer JP, et al. Anaplastic large-cell lymphoma in women with breast implants. JAMA 2008 5;300(17):2030–5.

[24] Clemens MW, Jacobsen ED, Horwitz SM. 2019 NCCN consensus guidelines on the diagnosis and treatment of breast implant-associated anaplastic large cell lymphoma (BIA-ALCL). Aesthet Surg J 2019;39(Suppl_1):S3–13.

[25] Jaffe ES, Ashar BS, Clemens MW, et al. Best practices guideline for the pathologic diagnosis of breast implant-associated anaplastic large-cell lymphoma. J Clin Oncol 2020;38(10):1102–11.

[26] Santanelli di Pompeo F, Clemens MW, Atlan M, et al. 2022 practice recommendation updates from the world consensus conference on BIA-ALCL. Aesthet Surg J 2022;42(11):1262–78.

[27] Oishi N, Miranda RN, Feldman AL. Genetics of breast implant-associated anaplastic large cell lymphoma (BIA-ALCL). Aesthet Surg J 2019;39(Suppl_ 1):S14–20.

[28] Clemens MW, Medeiros LJ, Butler CE, et al. Complete surgical excision is essential for the management of patients with breast implant-associated anaplastic large cell lymphoma. J Clin

Oncol 2016;34(2):160–8.

[29] Tevis S, Hunt KH, Clemens MW. Stepwise en-bloc resection of breast implant associated ALCL with oncologic considerations. Aesthet Surg J Open Forum 2019;1(1):ojz005.

[30] Lamaris GA, Butler CE, Clemens MW. Breast reconstruction following breast implant–associated anaplastic large cell lymphoma. Plast Reconstr Surg 2019;143(3S):51S–8S.

[31] Ferrufino-Schmidt MC, Medeiros LJ, Liu H, et al. Clinicopathologic features and prognostic impact of lymph node involvement in patients with breast implant-associated anaplastic large cell lymphoma. Am J Surg Pathol 2018;42(3):293–305.

[32] Miranda RN, Aladily TN, Prince HM, et al. Breast implant-associated anaplastic large-cell lymphoma: long-term follow-up of 60 patients. J Clin Oncol 2014;32(2):114–20.

[33] Ha M, Ngaage LM, Zhu K, et al. Breast implantassociated anaplastic large cell lymphoma (BIAALCL): are you covered? Aesthet Surg J 2021;41(12):NP1943–9.

[34] American Society of Plastic Surgeons. ASPS statement on breast implant associated-squamous cell carcinoma (BIA-SCC). Available at: https://www.plasticsurgery.org/for-medical-professionals/publications/psn-extra/news/asps-statement-on-breast-implant-associated-squamous-cell-carcinoma. Accessed November 5th, 2022.

[35] U.S. Food and Drug Administration. Breast implants: reports of squamous cell carcinoma and various lymphomas in capsule around implants: FDA safety communication. Available at: https://www.fda.gov/medical-devices/safety-communications/breast-implants-reports-squamous-cell-carcinoma-and-various-lymphomas-capsule-around-implants-fda.Accessed November 5th, 2022.

[36] DeCoster RC, Lynch EB, Bonaroti AR, et al. Breast implant-associated anaplastic large cell lymphoma: defining future research priorities. Clin Plast Surg 2021;48(1):33–43.

[37] Swanson E. Concerns regarding dishonesty in reporting a large study of patients treated with allergan Biocell breast implants. Ann Plast Surg 2022;88(6):585–8.

[38] Walker JN, Hanson BM, Pinkner CL, et al. Insights into the microbiome of breast implants and periprosthetic tissue in breast implant-associated anaplastic large cell lymphoma. Sci Rep 2019;9(1):10393.

[39] Doloff JC, Veiseh O, de Mezerville R, et al. The surface topography of silicone breast implants mediates the foreign body response in mice, rabbits and humans. Nat Biomed Eng 2021;5(10):1115–30.

[40] Oishi N, Hundal T, Phillips JL, et al. Molecular profiling reveals a hypoxia signature in breast implant-associated anaplastic large cell lymphoma. Haematologica 2021;106(6):1714–24.

[41] Di Pompeo FS, Panagiotakos D, Firmani G, Sorotos M. BIA-ALCL epidemiological findings from a retrospective study of 248 cases extracted from relevant case reports and Series: a systematic review. Aesthet Surg J 2022;sjac312. https://doi.org/10.1093/asj/sjac312. Epub ahead of print. PMID: 36441968.

[42] Clemens MW. Commentary on: BIA-ALCL epidemiological findings from a retrospective study

of 248 cases extracted from relevant case reports and series: a systematic review. Aesthet Surg J 2023; sjad004. https://doi.org/10.1093/asj/sjad004. Epub ahead of print. PMID: 36624630.

第七章
带蒂背阔肌皮瓣即刻脂肪移植乳房重建的现代方法

萨尔玛·A. 阿卜杜，卡琳娜·查里波娃，大卫·H. 宋

关键词

自体乳房重建术；带蒂背阔肌皮瓣；脂肪移植；脂肪转移

关键点

- 带蒂背阔肌皮瓣乳房重建的主要局限之一是体积不足。这通常需要补充植入物，使患者易受植入假体固有风险的影响，包括植入物暴露、包膜挛缩、感染和需要再次手术。
- 背阔肌皮瓣联合即时刻脂肪转移（LIFT）为单阶段乳房重建手术，通过大容量的脂肪转移利用患者自体组织提供足够的体积。
- LIFT 手术是一种可行的乳房重建选择，适用于希望自体乳房重建但不适合游离组织移植的患者，也适用于既往重建失败或结局不满意的女性。

第一节　引言

多项研究表明，与植入物重建相比，自体乳房重建能够提供更良好的美学效果和更好的患者满意度[1-3]。对超过 2000 名女性进行的乳房问卷（BREAST-Q 量表）调查的分析显示，在两年的随访中，进行自体乳房重建的女性对其重建结果更为满意，心理社会和性健康状况也比进行植入物重建的女性更好[1]。此外，尽管植入物重建的指数成本较低，但自体组织重建的两年总体医疗费用要低于植入物重建患者[3]。显微外科的腹部游离皮瓣被

视为自体乳房重建的金标准；然而，并非所有患者都适合该方法（例如，存在严重并发症使其无法接受长时间的麻醉、具有腹部整形的病史，或供体部位体积不足）。如果这类患者需要自体乳房重建，带蒂背阔肌（LD）皮瓣通常可作为替代。

乳房重建的 LD 皮瓣的主要局限之一是体积不足[4]。1983 年，Hokin 首次提出了 LD 皮瓣的改良——扩展 LD 皮瓣，旨在通过加入腰部脂肪延伸来解决这个问题[5]。扩展 LD 皮瓣后来演变为包括副肩胛和肩胛“脂肪筋膜”[5]。尽管它们解决了体积不足的问题，但由于增加了供体部位出现并发症的风险，如渗液率增加、伤口裂开和轮廓畸形等，这项改良技术的应用范围有限[5]。

使用植入物来补充 LD 皮瓣重建是一种常见的乳房重建方式，但这也带来了额外的风险因素，包括感染、植入物暴露、包膜挛缩以及未来更换可能性增加[6,7]。在一项 10 年的接受 LD 皮瓣植入物重建的迟发性结果的随访研究中，有 50% 的患者需要进行迟发性再手术，对植入物进行调整或移除，总失败率为 10%，最终该类患者需要移除植入物[6]。在同一研究中，对乳房位置的常规测量、患者问卷和照片评估显示，LD 皮瓣和植入物重建的对称性和整体美学效果欠佳，这表明，即使是那些手术成功的患者总体满意度也不高，经常寻求脂肪移植的进一步调整，以改善体积和轮廓[6,8,9]。脂肪移植作为一种增加患者先前 LD 皮瓣重建物体积的方法，已被证明可显著提高患者满意度（即 20% 满意和 80% 非常满意），并发症较少（例如轻微局部感染、脂肪坏死）[9]。

尽管大部分现有文献都着重于在自体组织和植入物重建后使用脂肪移植作为二次修复手术，但近期采用以脂肪移植为主要手段，在重建时增加 LD 皮瓣体积的方法（即 LD 皮瓣联合即刻脂肪转移，简称 LIFT），成为解决 LD 皮瓣体积限制的一种可行选择[8,9]。这种方法不仅缓解了使用假体时出现的诸多历史问题，而且允许使用患者自身的组织进行一单阶段重建，使其成为整形外科医生在乳房重建中非常有价值的技术手段。值得注意的是，LIFT 手术也可以作为在显微外科手术或植入物重建失败后患者的一种挽救手段。

第二节　患者选择和术前咨询

在进行自体乳房重建的初步讨论和评估时，需要考虑几个因素和患者特征，包括肿瘤治疗计划、医学合并症、目前乳房体积 / 轮廓、体型、重建目标和患者偏好。腹部经常是显微外科自体重建中首选的供体部位。已有几种腹部游离皮瓣用于乳房重建，它们在包含的腹肌量上有所不同，例如横行腹直肌皮瓣（MS-TRAM）和腹壁下动脉穿支（DIEP）皮瓣。然而，符合条件的患者必须有足够的腹部脂肪才能构建出所需的乳房大小。此外，有腹部手术史的患者，可能已损伤或丢失了供血血管、血管区域和穿支，该类患者不符合移植条件[10,11]。手术前应与每位患者详细地讨论其支持系统合并症问题，以便早期设定预期。患者应了解相应的合并症，如高凝状态、糖尿病和肥胖，这些合并症会导致患者更容易出现特定并发症的风险（例如，显微血管功能失调、伤口愈合延迟、感染）。在讨论各种自体重建方案时，还应注意皮瓣和供体部位的特定并发症，例如，已知的腹部皮瓣与疝的风险（0~10%）以及 LD 皮瓣与血清肿形成（5%~25%）之间的相关性[10]。

当患者希望自体组织乳房重建时，除了显微外科重建的金标准选择外，还需提供 LIFT 手术。对于不能耐受长时间麻醉、存在高凝障碍或有既往腹部手术史的患者，LIFT 是首选（表 7-1）。我们将其作为完全自体组织的替代方案，具有更快的恢复速度、较短的麻醉时间以及无需皮瓣监测的优势[10,11]。目前有一项研究将 LIFT 与腹部的显微外科乳房重建进行了比较[12]。与显微外科乳房重建相比，接受 LIFT 手术进行乳房重建的患者手术时间和住院时间明显较短。

表 7-1　背阔肌皮瓣联合即刻脂肪移植（LIFT）的适应证

LIFT 适应证
• 患者希望自体重建
• 患者由于合并症（吸烟、高凝状态和肥胖）的因素，不适合进行微血管重建
• 患者无法耐受长时间麻醉
• 由于缺乏足够的容积或既往手术（如腹壁脂肪抽吸术），患者没有替代供体的部位
• 患者期望缩短恢复时间和住院时间

第三节　手术技术

一、术前标记

背阔肌皮瓣标记在胸腰部脂肪垫上，患者在术前区域直立同时考虑到患者对供体部位瘢痕的美观位置的偏好。在标记时注意沿着背部的自然皱褶定位皮瓣的方向，预留皮瓣旋转时的轻微弧度。挤压试验可确保供体部位闭合时无过度张力。脂肪采集部位根据患者的体型而异，但通常包括腹部、大腿和侧腹。在术前区域同样标记脂肪采集部位。在手术室中仔细重新评估皮瓣的方向，根据软组织覆盖的需要进行调整，尤其是在并行乳腺切除手术的情况下。

二、脂肪采集

脂肪根据制造商的说明进行采集和处理。使用 50 mL 1% 利多卡因与肾上腺素 1∶10 0000 的混合物稀释到 1 L 生理盐水中用于肿胀和止血。用 3 mm 吸脂套管将脂肪直接抽吸到 REVOLVE 脂肪处理系统（LifeCell, Co., Bridgewater, NJ）中。脂肪根据制造商的说明进行冲洗和处理，然后分成 10 mL 等份用于最终移植。

三、即刻脂肪移植

LD 皮瓣需要患者侧卧位时采集。虽然有些作者认为可同时进行皮瓣和脂肪的采取，采用两个团队协作的方式来减少手术时间，但并不一定总是可行的。关键的是，LD 皮瓣不会立即从棘突处的骨附着处剥离。在 LD 皮瓣原位进行脂肪移植的目的是提供稳定性，从而提高脂肪移植的效率。这样可以进行大容量的脂肪移植；可以安全转移的脂肪量增加了近两倍。

有 4 个主要位置可用于注射采集的脂肪：LD 皮瓣、LD 肌肉、乳房切除术皮瓣和胸壁肌肉（即胸大肌、锯齿肌）。在 LD 肌肉和皮下组织中，脂肪优先分布在最终将形成乳房下极的部分。脂肪注射以逆行扇形方式进行，以实现均匀分布和相对平滑的轮廓。由于缺乏大的静脉丛，直接将脂肪移植到 LD 肌肉中是相对安全的。此外，动物和临床研究表明，由于其丰富的血液供应，肌肉是脂肪移植的合适受体。

在注射过程中，需小心避免接近血管蒂，并且要密切监测皮瓣是否有任何充血迹象。当皮瓣充分扩张时，将 LD 肌肉从骨附着处剥离、去神经化，并穿过侧胸通道移至前胸，在此植入塑形乳房。在分离皮瓣之前进行脂肪移植是由经验丰富的专家提出的一项重要技术改良，可提高脂肪移植的效率。根据我们的经验，在接受该技术脂肪转移后 3 个月的随访中平均脂肪存活率为 66%。LIFT 手术后最常见的并发症包括供区的血清肿和伤口延迟愈合。

四、术后护理

由于接受 LIFT 手术的患者不需要皮瓣监测，患者可以选择在手术当天出院或选择住院观察。在资深术者的实践中，大多数选择术后住院的患者在 24~48 h 内出院，与游离组织移植相比，LIFT 手术可能是一种更具成本效益的重建选择。所有患者在出院前至少做一次引流，在术后 1 周内安排随访，以监测切口愈合程度和引流量。考虑到与 LD 皮瓣相关的供区血清肿风险增加，与腹部皮瓣相比，LIFT 手术需要更长时间才能拆除引流管。供区血清肿是 LD 皮瓣术后已知的并发症。有报告使用缝合技术来减少无效腔，从而减少引流量。然而，关于这一主题的文献主要是由小型病例系列组成的。此外，根据资深术者的经验，使用缝合技术可能会增加血肿的风险，而不会显著降低血清肿的风险。尚未发现接受 LIFT 手术的患者需要物理治疗，但所有患者在随访期间都要监测同侧上肢无力或活动范围受限，遵循患者意愿，可以选择转诊到门诊治疗。

第四节　讨论

2009 年，美国整形外科医师协会解除了对脂肪移植的禁令。自那时起，这项技术已被整形外科医生广泛应用于重建与美容手术。关于乳房重建，脂肪移植在自体组织和植入物重建后的修复中可以改善轮廓和对称性。LD 皮瓣重建时的高容积脂肪移植使 LIFT 成为对于不适合进行显微外科乳房重建的患者的一种更佳的选择。资深术者的技术改进包括在进行脂肪移植前进行脂肪转移和分离神经，提高了脂肪移植的速度和效率[4]。

Zhu 及其同事[13]根据重建的时机（即刻与延迟）和适应证（乳腺癌与预防性乳房切除术），提供了脂肪移植、增大体积的 LD 皮瓣推荐受区的方案。若乳腺癌切除后立即重建，胸壁肌肉不移植，以避免任何残留肿瘤组织的扩散。此外，在乳腺癌乳房切除术后，不要将脂肪注射到乳腺切除后的皮瓣中，以避免对皮瓣的血管供应造成影响。对于预防性乳房切除术后立即进行乳房重建的情况，可以进一步向乳房切除皮瓣或胸壁注射剩余的脂肪以增加体积。尽管在之前会担心乳腺癌治疗后脂肪移植可能会促进肿瘤的出现和血管生成，但临床数据并未证实该说法[14]。

在 Zhu 及其同事[13]提供的一组包含 10 例病例的研究中，每个乳房的平均脂肪移植量为 176 mL，资深术者表明，与之相比，在即刻重建的情况下，可以安全地将脂肪体积增加近两倍，而不会出现皮瓣损伤的风险。这种增加的脂肪成活率可能源于将脂肪直接注射到良好血液供应的受区（如 LD 肌肉），以及通过细致的操作技术确保脂肪均匀地分布在所有注射部位内。

资深术者的经验表明，在使用上述技术，尤其是通过脂肪移植来最大程度增加体积的情况下，对于那些两种方法均可行的患者来说，LIFT 手术已被认为可以与 DIEP 皮瓣手术互相替代[12]。正如所指出的，那些体重指数较高的患者和那些期望避免长期住院的患者可能更倾向于选择 LIFT 而不是基于腹部显微外科重建的方法。事实上，资深术者的临床实践表明，之前接受过单侧 DIEP 皮瓣手术的患者可以继续进行对侧 LIFT 手术，并且效果相同。这在很大程度上增加了非显微外科医生提供全自体乳房重建选择的手段，从而大大增加了患者的可及性。

第五节 案例展示

案例一

患者是一位 46 岁的女性，曾患有乳腺癌基因 2（BRCA2）突变史，接受了右侧预防性乳房切除术，随后进行了基于植入物的重建手术。4 年后，由于对重建效果不满意，患者向资深术者咨询乳房修正手术的选择。该患者主要关注的问题是多处畸形，包括左侧乳房下极明显的瘢痕凹陷，以及乳头不对称。随后进行了双侧植入物取出联合前包膜切除术和双侧 LIFT 联合腹部脂肪移植术（图 7-1）。皮瓣去神经可确保没有移动的畸形（图 7-2）。

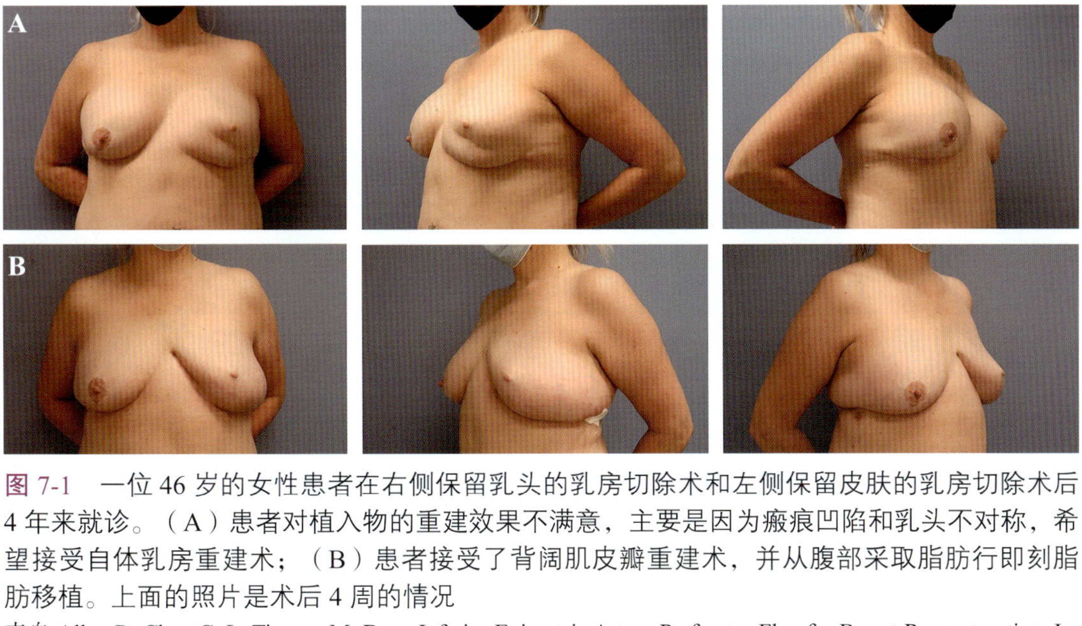

图 7-1 一位 46 岁的女性患者在右侧保留乳头的乳房切除术和左侧保留皮肤的乳房切除术后 4 年来就诊。（A）患者对植入物的重建效果不满意，主要是因为瘢痕凹陷和乳头不对称，希望接受自体乳房重建术；（B）患者接受了背阔肌皮瓣重建术，并从腹部采取脂肪行即刻脂肪移植。上面的照片是术后 4 周的情况

来自 Allen R, Chen C, LoTiempo M. Deep Inferior Epigastric Artery Perforator Flap for Breast Reconstruction. In: Levine K, Vasile J, Chen C Allen R Sr, eds. Perforator Flaps for Breast Reconstruction. Edition 1, 2016, Thieme

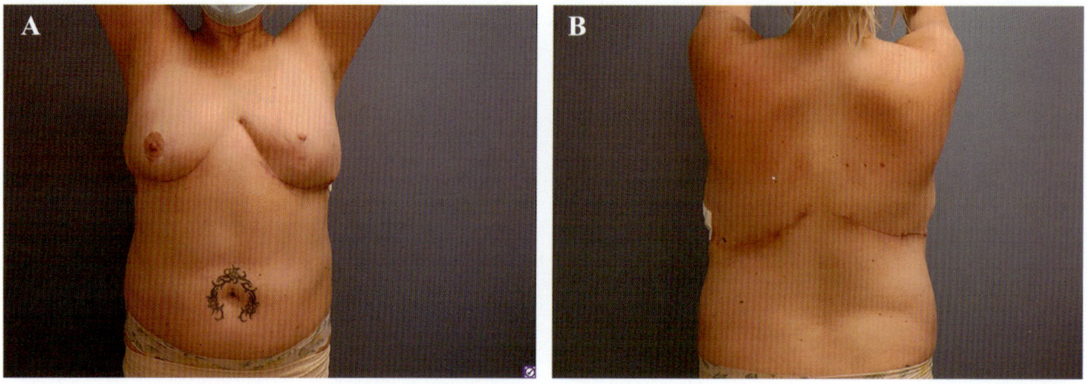

图 7-2 （A）对皮瓣进行去神经化处理可以确保没有移动畸形（左图）；（B）在患者站立位时术前标记皮瓣部位可以确保瘢痕隐藏在背部自然皮肤褶皱中

案例二

患者是一位 54 岁的女性，曾患有左侧浸润性导管癌并伴有原位导管癌史，接受了左侧乳腺肿瘤切除术和腋窝淋巴结清扫术。大约 27 年后，患者被诊断出左侧新发的化生性乳腺癌，并向资深术者讨论自体移植的即刻重建方案。该患者接受了双侧保留皮肤的乳房切除术，左侧前哨淋巴结活检，以及即刻双侧 LIFT 手术，并从腹部进行脂肪移植（图 7-3）。值得注意的是，患者术前积极运动，并且能够在乳房重建不到 2 个月内恢复到其自身的基本活动水平，包括进行高强度举重锻炼。

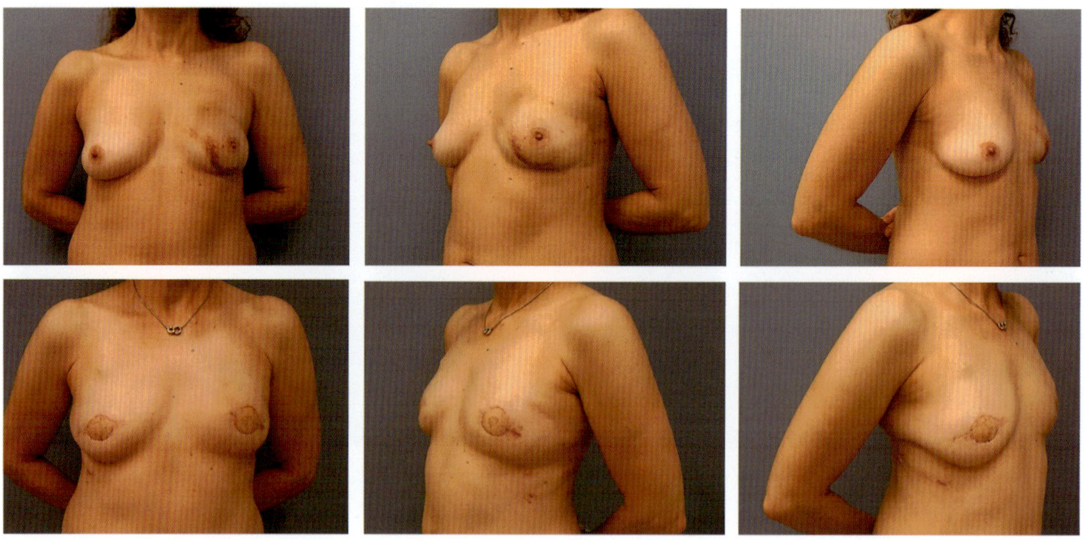

图 7-3 一位 54 岁的女性接受了双侧保留皮肤的乳房切除术，以及即刻双侧 LIFT 手术，并从腹部进行脂肪移植

案例三

患者是一位 46 岁的女性，曾患有因子 V 莱登（FVL）突变，曾因服用利伐沙班而引起诱发性鞍状肺栓塞，现找到资深术者，讨论新诊断出的左侧淋巴结阳性多中心乳腺癌的重建方案。患者对自体组织移植更为青睐，因为患者希望避免使用假体器械和需要进行更换手术。考虑到患者长期存在的高凝状态史，建议患者接受 LIFT 手术。患者接受了双侧保留皮肤的乳房切除术及左侧腋窝淋巴结清扫，并进行了即刻双侧 LIFT 手术伴腹部脂肪移植（图 7-4）。术后立即接受了依诺肝素治疗，近期还进行了双侧乳头重建，并额外进行了左侧乳房的脂肪移植。

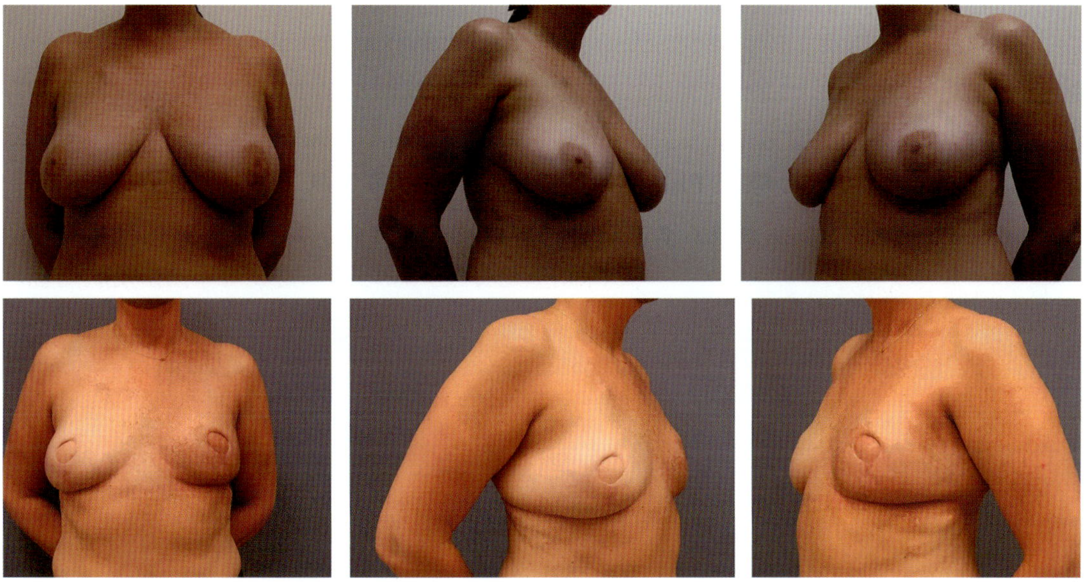

图 7-4　患者是一位 46 岁的女性，患左侧淋巴结阳性多中心乳腺癌伴 FVL 突变，接受了双侧保留皮肤的乳房切除术，随后进行了双侧 LIFT 乳房重建

第六节　总结

对于希望进行自体组织乳房重建但不适合进行显微外科重建的患者来说，带蒂 LIFT 是乳房重建的极佳选择。此外，使用脂肪移植来增加 LD 皮瓣体积可以减轻植入物相关的并发症。在分离肌肉之前进行脂肪移植等技术改良，可以实现安全、高效和大容量的脂肪移植。与金标准腹部显微外科乳房重建相比，LD 皮瓣的即刻移植手术时间较短，恢复时间也更短。

临床治疗要点

- 在从棘突解剖背阔肌皮瓣之前，收集延长的背阔肌皮瓣并在原位注射脂肪可以最大限度地增加外科医生在向皮瓣注射脂肪时的控制力。
- 优先向形成乳房下极的皮瓣部位注射脂肪可以使皮瓣轮廓更加自然。
- 在治疗性乳房切除术后进行即刻乳房重建时，要注意避免将脂肪直接注射到胸大肌、锯齿肌和乳房切除皮瓣内，以避免残余肿瘤细胞的扩散和血管供应损伤；在预防性乳房切除术和延迟重建的情况下，可以在这些部位进行脂肪注射。
- 与显微外科乳房重建术相比，接受背阔肌皮瓣与即刻脂肪移植乳房重建手术的患者，手术时间和住院时间明显缩短。

利益声明

大卫·H. 宋博士获得了 Elsevier 的 *Plastic Surgery* 第 3 版、第 4 版，以及 Biomet Microfixation 的 Sternalock 版税。其余作者没有财务信息披露、商业协会或任何其他可能构成利益冲突的情况需要报告。

参考文献

[1] Santosa K, Qi J, Kim H, et al. Long-term patient-reported outcomes in postmastectomy breast reconstruction. JAMA Surg 2018;153(10):891–9.

[2] Toyserkani N, Jorgensen M, Tabatabaeifar S, et al. Autologous versus Autologous versus implant-based breast reconstruction: a systematic review and meta-analysis of Breast-Q patient-reported outcomes-nbased bre. J Plast Reconstr Aesthet Surg 2020;73(2):278–85.

[3] Lemaine V, Schilz S, Van Houten H, et al. Autologous breast reconstruction versus implant-based reconstruction: how do long-term costs and health care use compare? Plast Reconstr Surg 2020;145(2):303–11.

[4] Economides JM, Song DH. Latissimus dorsi and immediate fat transfer (LIFT) for complete autologous breast reconstruction. Plast Reconstr Surg Glob Open 2018;6(1):1–6.

[5] Chang D, Youssef A, Cha S, et al. Autologous breast reconstruction with the extended latissimus dorsi flap. Plast Reconstr Surg 2002;110(3):751–9.

[6] Tarantino I, Banic A, Fischer T. Evaluation of late results in breast reconstruction by latissimus dorsi flap and prosthesis implantation. Plast Reconstr Surg 2006;117(5):1387–94.

[7] Chang DW, Barnea Y, Robb GL. Effects of an autologous flap combined with an implant for breast reconstruction: an evaluation of 1000 consecutive reconstructions of previously irradiated breasts. Plast Reconstr Surg 2008;122(2):356–62.

[8] Thekkinkattil DK, Salhab M, McManus PL. Feasibility of autologous fat transfer for replacement of implant volume in complicated implant-assisted latissimus dorsi flap breast reconstruction. Ann Plast Surg 2015;74(4):397–402.

[9] Sinna R, Delay E, Garson S, et al. Breast fat grafting (lipomodelling) after extended latissimus dorsi flap breast reconstruction: a preliminary report of 200 consecutive cases. J Plast Reconstr Aesthet Surg 2010;63(11):1769–77.

[10] Nahabedian MY, Patel K. Autologous flap breast reconstruction: surgical algorithm and patient selection. J Surg Oncol 2016;113(8):865–74.

[11] Rozen W, Garcia-Tutor E, Alonso-Burgos A, et al. The effect of anterior abdominal wall scars on the vascular anatomy of the abdominal wall: a cadaveric and clinical study with clinical implications. Clin Anat 2009;22(7):815–22.

[12] Black CK, Zolper EG, Economides JM, et al. Comparison of the pedicled latissimus dorsi flap with immediate fat transfer versus abdominally based free tissue transfer for breast reconstruction. Plast Reconstr Surg 2020;146(2):137e–46e.

[13] Zhu L, Mohan AT, Vijayasekaran A, et al. Maximizing the volume of latissimus dorsi flap in autologous breast reconstruction with simultaneous multisite fat grafting. Aesthet Surg J 2016;36(2):169–78.

[14] Petit JY, Lohsiriwat V, Clough KB, et al. The oncologic outcome and immediate surgical complications of lipofilling in breast cancer patients: a multicenter study-milan-paris-lyon experience of 646 lipofilling procedures. Plast Surg Complet Clin Masters PRS- Breast Reconstr 2015;14–9. https://doi.org/10.1097/PRS.0b013e31821e713c.

第八章

腹部乳房重建的现代方法

迈克尔·博雷罗，雨果·ST. 圣希莱尔，罗伯特·艾伦

关键词

腹壁下动脉穿支（DIEP）皮瓣；SIEA；DCIA；自体乳房重建

关键点

- 以腹部为基础的乳房重建仍然是自体乳房重建的前沿。
- 选择合适的患者进行术前成像，降低手术复杂性，缩短手术时间。
- 腹壁下动脉穿支（DIEP）皮瓣和腹壁浅动脉穿支皮瓣（SIEA）这两种保留肌肉的皮瓣的手术成功率越来越高，腹壁并发症越来越少。
- 旋髂深动脉瓣可以提供额外的腹部软组织来增强 DIEP/SIEA 瓣，或者在这些瓣不可用时提供其自身的瓣。
- 外科医生应熟悉延迟现象及其在腹部皮瓣中的作用。

第一节　引言

在过去的几十年里乳房重建技术不断发展，但有一点肯定的是：下腹部仍然是自体乳房重建（ABR）的首选供区。组织性质通常与健康乳腺组织相似。穿支皮瓣可减少腹壁的并发症。患者只留下一个位置比较低的横形瘢痕作为他们手术的唯一证据。在过去 30 年中，延长腹部皮瓣、堆积皮瓣、延迟手术、神经化和穿支交换技术的创新推动了该领域的发展。为了确保患者获得良好的效果和专业的成功，需要规范基于腹部的乳房重建方法。

如今，据估计，大约每 8 名美国女性中就有 1 人会患上浸润性乳腺癌。而仅今年，浸润性和非浸润性（原位）乳腺癌的新病例估计将分别为 287 850 例和 51 400 例[1]。尽管过

去基于植入物的重建已经超过自体重建，但最近的一项研究表明，ABR 正在增加[2]。

腹部乳房重建的历史可追溯到 20 世纪 80 年代初。正是这一时期，Carl Hartrampf 博士开创了横行腹直肌肌皮瓣，俗称 TRAM 皮瓣[3]。他和团队于 1982 年发表的文章详细介绍了 TRAM 皮瓣手术，并在乳房重建领域引发了创新。此外，尽管到目前为止，TRAM 皮瓣仍然是一种可行且成功的重建选择，但其缺点尤其是腹壁并发症——疝和腹壁膨出，很快就会显现出来。

1992 年，资深作者 Allen 博士对腹壁穿支解剖进行深入研究后提出了一种解决方案——腹壁下动脉穿支（DIEP）皮瓣。这是腹部皮瓣保留肌肉进行乳房重建的重大进步，这一创新促进了显微外科的进步。获益是明显的，包括不明确的成功率、瘢痕不明显以及完全避免肌肉获取。

随着治疗模式向保留肌肉方式的转变，腹壁浅动脉穿支皮瓣也成为研究热点。该皮瓣为头颈部软组织重建提供了良好的基础。Antia 和 Buch 的第一篇文章发表于 1971 年[4]。此后发表了解剖学研究[5]。作者于 1989 年首次将该皮瓣用于游离组织移植乳房重建[6]。该皮瓣与 DIEP 皮瓣具有相同的软组织成分；但其主要优点是无需切开腹部筋膜。不幸的是，由于动脉口径不可靠，大量患者不适合使用该皮瓣，而那些接受 SIEA 皮瓣重建的患者有动脉损害增加和部分或全部皮瓣丢失的风险[7]。尽管如此，SIEA 是乳房重建中侵入性最小的腹部皮瓣，影像学的进步以及延迟现象的应用提高了 SIEA 的效用和成功率。

在腹部皮瓣的基础上，旋髂深动脉（DCIA）皮瓣逐渐受到关注。1979 年，Taylor 和他的同事们首次将其描述为腹股沟皮瓣的主要来源[8]。该血管向腹壁外侧和髂前上棘（ASIS）上方灌注，尤其是腰部两侧的赘肉。这一区域通常软组织丰富且未得到充分利用[9]。仅用 DIEP 或 SIEA 灌注也不可靠。当腹壁无法触及或不能提供足够的容量进行重建时，该皮瓣可能提供充足的软组织。

第二节　患者选择和注意事项

最近的趋势表明，ABR 似乎正在增加。腹部皮瓣进行乳房重建的适应证包括患者偏好、放疗后软组织严重损伤，甚至假体重建失败。禁忌证相对较少，包括既往腹部成形术或任何破坏腹壁下血管供应的手术。应始终考虑患者已知的并发症。尼古丁产品会极大地影响皮瓣存活，因此，建议患者在术前和术后戒烟至少 1 个月。可以通过术前尼古丁试验进行验证。

在确定患者进行皮瓣重建手术后，对供区进行全面的评估。虽然有多种手术方式可供选择，但是腹壁下动脉穿支皮瓣是首选。评估乳房和供体体积的一致性非常重要。这取决于单侧或双侧重建。当乳房和腹部供区差异较大时，建议患者进行扩展皮瓣（如DCIA）、堆叠或混合皮瓣重建。常在第二阶段进行脂肪移植。由于堆叠和扩展的腹部皮瓣超出了本章的范围，将对其进行简要介绍。

值得注意的是，放疗史或预期放疗会影响手术方式的选择。最常见的情况是，预期辅助放疗的患者通常在放疗结束后再进行皮瓣重建。使用临时或“桥式”扩张器进行重建的患者要尽可能多地维持皮肤包膜。

一、解剖学

（一）腹壁下深动脉

腹壁解剖包括腹壁下系统的深部和浅层已经被许多研究所证实，其中许多是由资深作者完成的。腹部动脉灌注区最初由 Hartrampf 描述[10]。

腹壁下深动脉起源于髂外动脉末端，深至腹股沟韧带。动脉走行于腹壁上方，进入腹直肌，多位于腹直肌中段[11,12]。其分支形式多样，穿支通常起源于脐尾 6 cm 内[13]。大多数穿支是肌皮穿支。偶尔会遇到隔皮穿支包绕直肌内侧缘的情况。血管蒂长度可达 10 cm，起始处动脉直径为 3~3.5 mm[14]（图 8-1）。

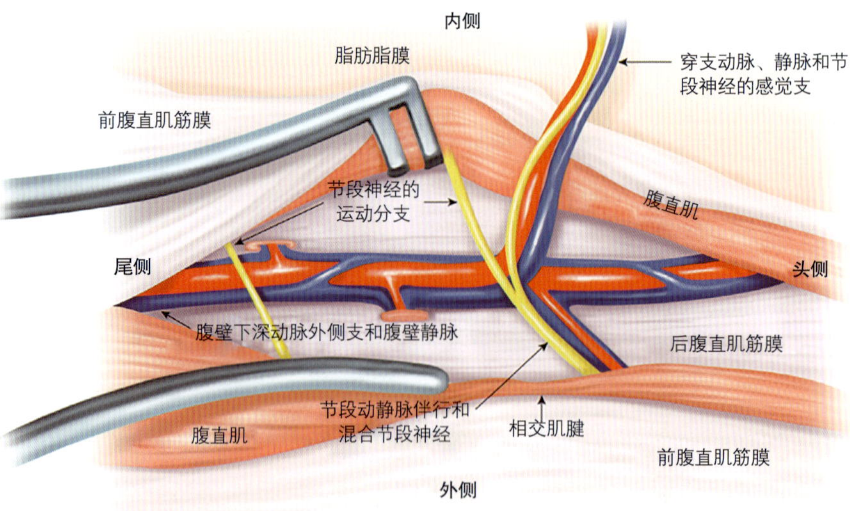

图 8-1 腹壁、腹壁下深动脉蒂部、穿支血管运动神经的解剖

来自 Levine K, Vasile J, Chen C Allen R Sr, eds. Perforator Flaps for Breast Reconstruction. Edition 1, Thieme Publishers, 2016

（二）腹壁浅动脉

腹壁浅皮瓣的命名基于血管的名称。腹壁浅动脉最常起源于腹股沟韧带下 2~3 cm 处的股总动脉，如腹壁下动脉。起源可能是变化的，也可能与旋髂浅动脉共用一条主干。动脉向上走行，穿过浅筋膜，然后分支灌注前腹壁。动脉的直径和位置是变化的[5,15]。传统认为 SIEA 只存在于不到 50% 的患者中，其中只有 50% 的患者具有足够的管径（直径≥ 1.5 mm）进行微血管移植。

认识浅静脉系统也很重要。腹壁浅动脉常伴随静脉。其与腹壁浅动脉不同，腹壁浅静脉引流相同的软组织后，通常在汇入股总静脉之前远离动脉。SIEA 血管蒂长度可达 8 cm，直径一般为 1.1~1.9 mm。

（三）旋髂深血管

DCIA 起源于腹壁下动脉附近的髂外动脉。同样，髂外动脉周围也有两条静脉。在穿入腹横筋膜之前髂外动脉向髂骨外侧走行并发出肌皮穿支在 ASIS 的正上方和侧方，DCIA 发出上行支，为腹壁提供血供[16,17]。侧支也由血管蒂根部发出。该蒂穿过腹壁肌肉供应上面的皮肤和皮下组织。解剖学研究表明，DCIA 穿支平均不到 2 支，位于 ASIS 后 5~11 cm，髂嵴上 1~35 mm，形成纵向 10~15 cm、横向 20~30 cm 的灌注区[16,18]。

二、成像

术前影像学检查包括计算机断层扫描血管造影（CTA）、磁共振血管造影（MRA）和双功能超声检查。在我们的机构，术前常规进行 CTA 薄切（1 mm 或更小）扫描评估血管穿支分布。血管三维重建在某些情况下可能有益，但通常是不必要的。

影像学检查有助于术者选择穿支血管，加快手术速度，降低手术复杂性。通过术前腹部皮肤多普勒定位确定穿支位置（图 8-2）。

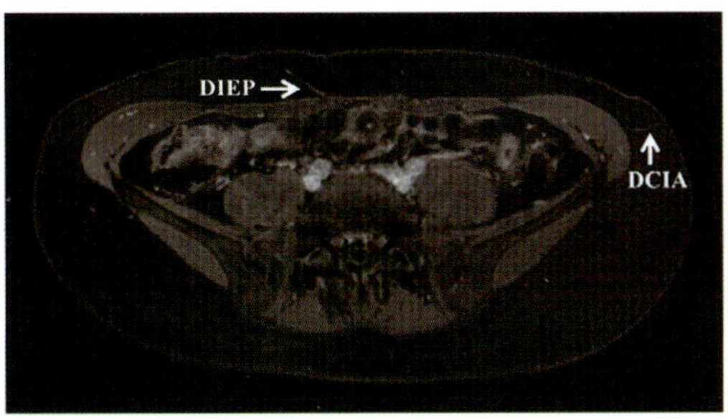

图 8-2　术前 MRA 与皮瓣方案（薄 1 mm 切口）。箭头表示右侧 DIEP 和左侧 DCIA 穿支血管
来自 Allen RJ et al. The Stacked Hemiabdominal Extended Perforator Flap for Autologous Breast Reconstruction. Plast Reconstr Surg. 2018;142(6):1424-34

三、外科技术

腹壁下动脉穿支皮瓣：手术前，患者用与传统腹部成形术相同的站立位对腹部进行标记。标志包括在腹部皱襞处或开口上方 7~8 cm 处的低横切口，向髂前上棘的弯曲延伸。根据腹壁容积、松弛度、皮肤捏压评估和穿支位置，在脐周或脐以上进行标记上切口。术前常规使用影像学方法定位穿支血管，术前患者仰卧位，用多普勒超声探头在皮肤表面标记穿支血管。站立位时，在胸壁上标记当前或预期乳房下皱襞位置。

患者在手术室内呈仰卧位，必要时可弯曲髋部床关闭腹部。如果可能的话，将上臂包裹起来，否则将上臂进行无菌覆盖，以便在术中操作臂板，尤其是在显微外科吻合时。

两处手术同时进行的方式是首选，可以在皮瓣掀起的同时暴露胸部受区血管。这尤其加快了重建的手术时间。

皮瓣从低位横切口开始切开。手术在放大镜的放大下进行。在中线外侧 6~8 cm 处仔细剥离以确定浅静脉系统。浅静脉通常在浅筋膜下方远端识别并分离，直到获得足够长度和口径的血管，通常分别为血管长度 6 cm，直径为 2 mm。

在浅静脉被分离并结扎后，皮瓣通常从外侧向内侧进行掀起。解剖向下行至腹壁肌筋膜，然后，使用双极电刀和 Westcott 显微外科剪刀进行仔细的解剖。确定目标穿支后，沿圆周解剖。如果选择多个穿支，在切开筋膜前识别所有穿支，有利于切口的正确定位。

选择穿支后，将腹直肌前筋膜迅速打开，要注意穿支可能直接穿过筋膜。将该筋沿膜纵向切开，有可能连接多个穿支，并在外侧轻柔反转皮瓣，以预测腹壁下动脉蒂的走向。穿支多为肌皮穿支，其肌肉走行多样。将平行于腹直肌轴的方向打开前鞘（图 8-3）。将蒂环状分离，并结扎侧支。保留运动神经分支是减少腹壁并发症的关键。

腹壁下血管通常有两条静脉伴行，向远端分离至获得足够的长度和管径。将剩余皮瓣从腹壁抬高，完成正中切口。此时，皮瓣血供完全由蒂部灌注。受体血管暴露并准备好后，将蒂结扎以减少皮瓣的缺血时间，每根血管都应分别进行结扎。通常用外科笔标记静脉方向，防止血管转移到受区后受到扭曲。对皮瓣称重，然后转移到胸部并固定在适当的位置。

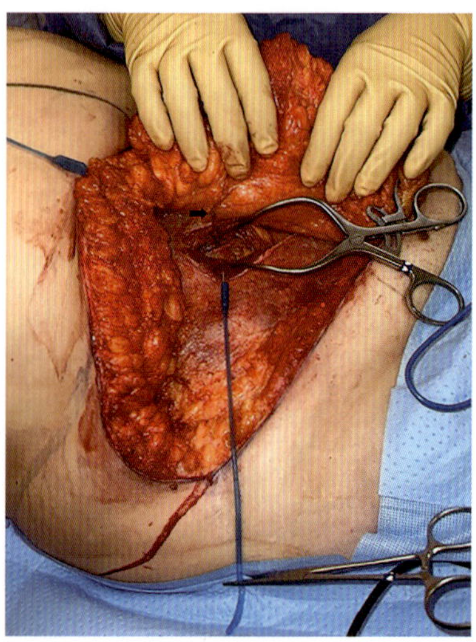

图 8-3　肌内穿支剥离后右半腹部 DIEP 皮瓣的提升

（一）腹壁浅动脉皮瓣

SIEA 皮瓣的优点是解剖方便。除不切开筋膜或剥离肌肉外，皮瓣切取的原则与上述相同。从下方切口开始，以相同的方式将皮瓣掀起。识别浅静脉和腹壁下动脉，从头尾端仔细进行显微外科解剖，直到获得足够的血管长度和管径。优选长度为 6~8 cm 和管径大于 1.5 mm 的血管。环形解剖血管后，将皮瓣从腹壁掀起，结扎深部所有穿支。游离皮瓣，称重后以相同的方式转移到胸部并固定在适当的位置。

（二）旋髂深动脉皮瓣

DCIA 皮瓣常与 DIEP 和 SIEA 皮瓣相结合，俗称“拼接皮瓣”。“拼接”一词描述了多个皮瓣的使用，或连成一体，或两侧放置，或彼此重叠。皮瓣的组合为重建创造了额外的体积。拼接将在另一篇文章中详细描述；然而，重要的是要注意它们在基于腹部皮瓣的乳房重建中的作用。

单独使用 DCIA 或与 DIEP 或 SIEA 联合使用时，DCIA 皮瓣的标记会有所不同。

离体的 DCIA 皮瓣是在患者站立位时进行标记的。穿支位置的术前影像学检查在位于 ASIS 上方和外侧的两侧皮肤上进行复查和确认。先打低级的标记。它位于 ASIS 的下方和外侧，从中轴线开始。它被向后横向牵引，以便在臀部上外侧合并尽可能多的软组织。穿支至末端的距离为 10~15 cm。这条线在前腹壁再延伸 10~15 cm。进行皮肤提捏以确定无张力闭合的最大宽度。

当合并时，首先标记 DIEP 或 SIEA 皮瓣，然后延伸到 DCIA 穿支的灌注区，如上文所述（图 8-4）。

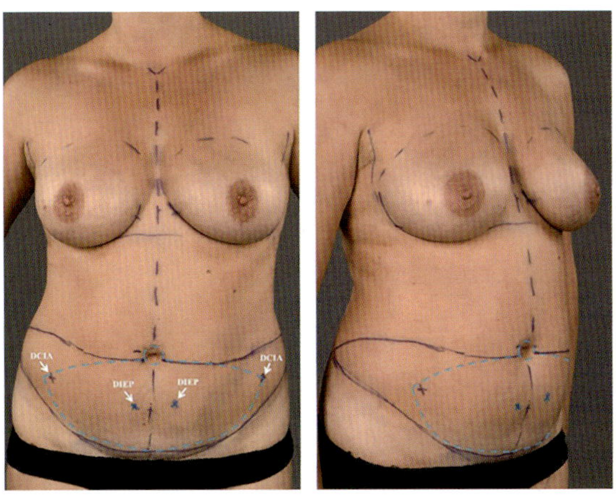

图 8-4　术前扩展腹部皮瓣标记包括 DIEP（淡蓝色虚线）和 DCIA 皮瓣（深蓝色实线）
来自 Allen RJ et al. The Stacked Hemiabdominal Extended Perforator Flap for Autologous Breast Reconstruction. Plast Reconstr Surg. 2018;142(6):1424-1434

从前切口开始抬高皮瓣，无论是单独或与 DIEP/SIEA 皮瓣联合。切口向下延伸至肌筋膜壁并向外侧延伸。在 ASIS 周围仔细解剖，根据皮肤多普勒标记穿支的位置。确定穿支并在肌肉水平进行仔细解剖。然后做后部切口，将皮瓣向内侧掀起。腹外斜肌平行于腹壁下动脉穿支皮瓣肌肉轴线的方向切开。由于血管蒂在每一肌层中走行曲折，因此要仔细地进行肌内解剖。放置自动牵开器，并追踪蒂走行到它穿过腹内斜肌的位置。切开肌肉，将蒂向内侧游离至腹横筋膜。腹横筋膜标志着解剖的终点。注意辨认在腹内斜肌和腹横肌之间的外侧神经分支。此时血管蒂平均长度为 6 cm，动脉直径大于 1.5 mm[16]。

（三）拼接式半腹延伸穿支皮瓣

2018 年，提出拼接式半腹延伸穿支皮瓣（stacked, hemabdominal extended perforator flap，SHAEP）[19]。这包括标准的腹壁下动脉穿支皮瓣和更侧方的 DCIA、SCIA、SIEA、腰动脉穿支——以增强灌注和增加容量。Buchel 之前通过 DIEP、SIEA 和 DCIA 的组合进行描述 [16]。

如上所述掀起皮瓣。有时腰动脉穿支是向侧腹部组织灌注的主要血管。无论如何，外侧血管蒂（即 DCIA 穿支）通过腹壁剥离 6~8 cm 至 ASIS。结扎血管蒂，然后在无菌显微镜下进行皮瓣内吻合（图 8-5）。外侧蒂，通常是 DCIA 穿支，与腹壁下动脉的头侧延续吻合，或与一个相当大的外侧分支吻合。这创造了一个拼接式半腹延伸穿支皮瓣，可以作为一个单一的连体单位使用。

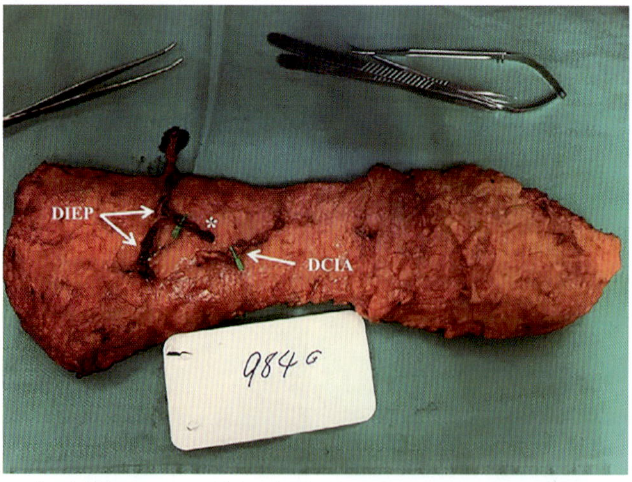

图 8-5　工作台 DCIA 与头侧 DIEP 延续间皮瓣内吻合。星号表示腹壁下深动脉和静脉的头侧延伸

来自 Allen RJ et al. The Stacked Hemiabdominal Extended Perforator Flap for Autologous Breast Reconstruction. Plast Reconstr Surg. 2018;142(6):1424-1434

（四）胸部血管暴露与吻合

显微外科吻合的受区血管为乳腺内动、静脉。暴露首先从创建囊袋开始。根据术前的标记，将皮瓣上移，直到达到所需的囊袋。如果有组织扩张器，则完整切除囊袋并取出扩张器。这样可以防止内部瘢痕和因包膜挛缩引起的乳房囊袋变形。如果扩张器位于胸下或双平面位置，则将胸大肌从皮瓣剥离，并在血管暴露前向下缝合到胸壁。

重建囊袋后，放置封闭式负压引流并进行胸肌阻滞。内乳血管在放大镜下显露。第二肋间血管直径最佳，是显微外科吻合的首选部位。在保留乳头的乳房切除术中，这一间隙可能很难或不可能获得，但是第三肋间间隙通常是可以进入的。

与纤维平行切开胸肌。胸廓内血管在胸肌下方时处于第二肋间隙以及第二和第三肋软骨水平。也就是其所处的位置决定了肋骨切除的数量。在间隙较大的情况下，可以在不切除任何肋软骨的情况下暴露血管。更常见的是切除部分软骨。我们倾向于切除软骨宽度的一半。这就留下了胸骨关节的一半，同时还能保持一定的胸壁稳定性。

受区血管暴露时可能遇到乳腺内穿支动脉和静脉。我们需要评估这些穿支血管能否作为备选血管，或者至少这些穿支静脉可以和皮瓣的浅静脉进行吻合。唯一需要注意的是，在保留乳头的乳房切除术中，应尽可能保留上述穿支，这对保证乳头乳晕复合体的供血至关重要（图 8-6）。

肋间和胸膜之间的脂肪平面已经发育。乳腺内血管位于胸骨边界 2~3 cm 内。静脉吻合时一般多采用静脉吻合器。动脉吻合采用 9-0 尼龙手工缝合。如果使用的是浅静脉，可选择在此时与逆行的乳腺内静脉吻合，或在皮瓣插入时与肋间穿支静脉吻合。

体内多普勒放置在吻合口后动脉周围，用于术后监测皮内皮瓣血管状况，偶尔也用于有皮外暴露的皮瓣血管的检测（图 8-7）。

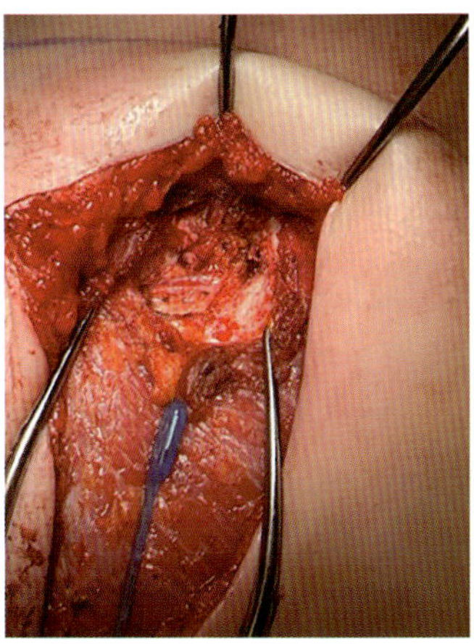

图 8-6 第二肋间穿支行乳内血管暴露

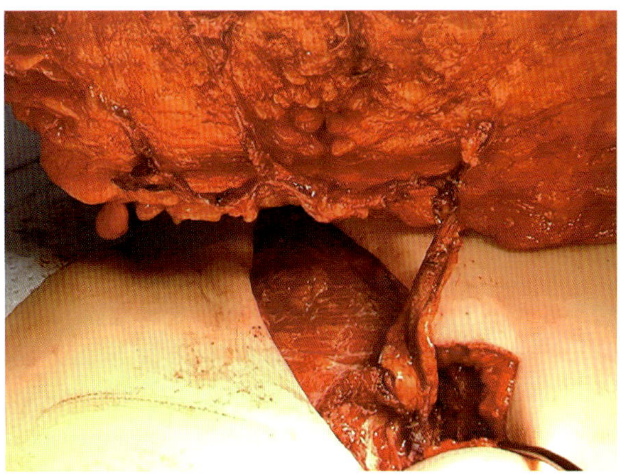

图 8-7 DIEP 皮瓣吻合乳腺内血管

（五）腹壁浅动脉皮瓣 - 延迟皮瓣

尽管 SIEA 皮瓣的供区发病率较低，但仍不太受欢迎。这是由于研究表明 SIEA 皮瓣的并发症发生率总体高达 14%。动脉功能不全、血栓形成或痉挛是发生并发症最常见的原因，再次手术率为 6%~20%[7,20,21]。延迟现象是指穿支血管周围的血管被结扎以增加穿支的血供，这一现象已得到公认，最近被资深作者及其同事应用和描述。延期手术主要用于 SIEA 皮瓣，需要皮瓣次全抬高。皮瓣以标准的方式掀起，识别腹壁浅血管并向外周分离几厘米。将剩余皮瓣抬高，结扎所有深部穿支。需要注意的是，通过皮肤桥接，皮瓣在下方和外侧保持连续性（图 8-8）。这维持了一些额外的灌注和引流，因为阻塞血管打开，SIEA 适应灌注皮瓣。该资深作者和他的团队最近的一项研究表明，延迟后 SIEA 的平均横截面直径平均增加了 0.9 mm，从 1.37 mm 增加到 2.26 mm[22]。延迟手术与重建手术的间隔时间为 6 天至 14 个月不等，具体取决于肿瘤治疗。建议延期手术至皮瓣修复间隔至少 6 天。延期手术可以在门诊进行，并且 24 个皮瓣的并发症发生率和文献报道中相似，总体并发症发生率为 12%，无吻合口翻修或皮瓣丢失（图 8-9）。

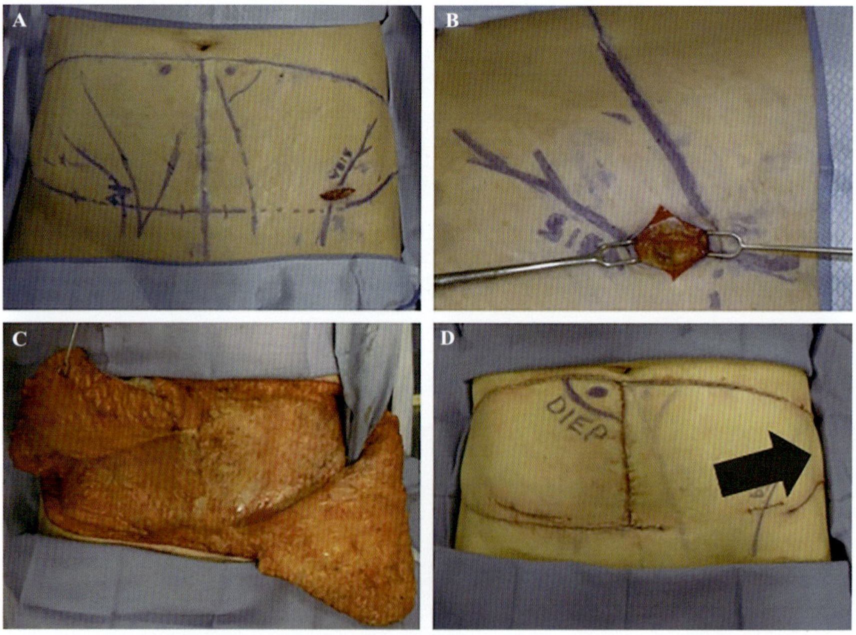

图 8-8　左 SIEA 皮瓣和右 DIEP 皮瓣延迟手术的皮瓣创建程序。（A）术前设计腹部皮瓣标记，包括双侧 SIEA、SIEV 和 DIEA 穿支的位置和路线；（B）在 SIEA 上做切口以在术中验证动脉大小；（C）左侧 SIEA 和右侧 DIEP 皮瓣升高；（D）延迟皮瓣的皮肤闭合，注意延迟手术期间留下的外侧皮肤和筋膜附着

来自 Hoffman RD, Allen RJ et al. Surgical Delay-Induced Hemodynamic Alterations of the Superficial Inferior Epigastric Artery Flap for Autologous Breast Reconstruction. Ann Plast Surg. 2022;88(5 Suppl 5):S414-S421

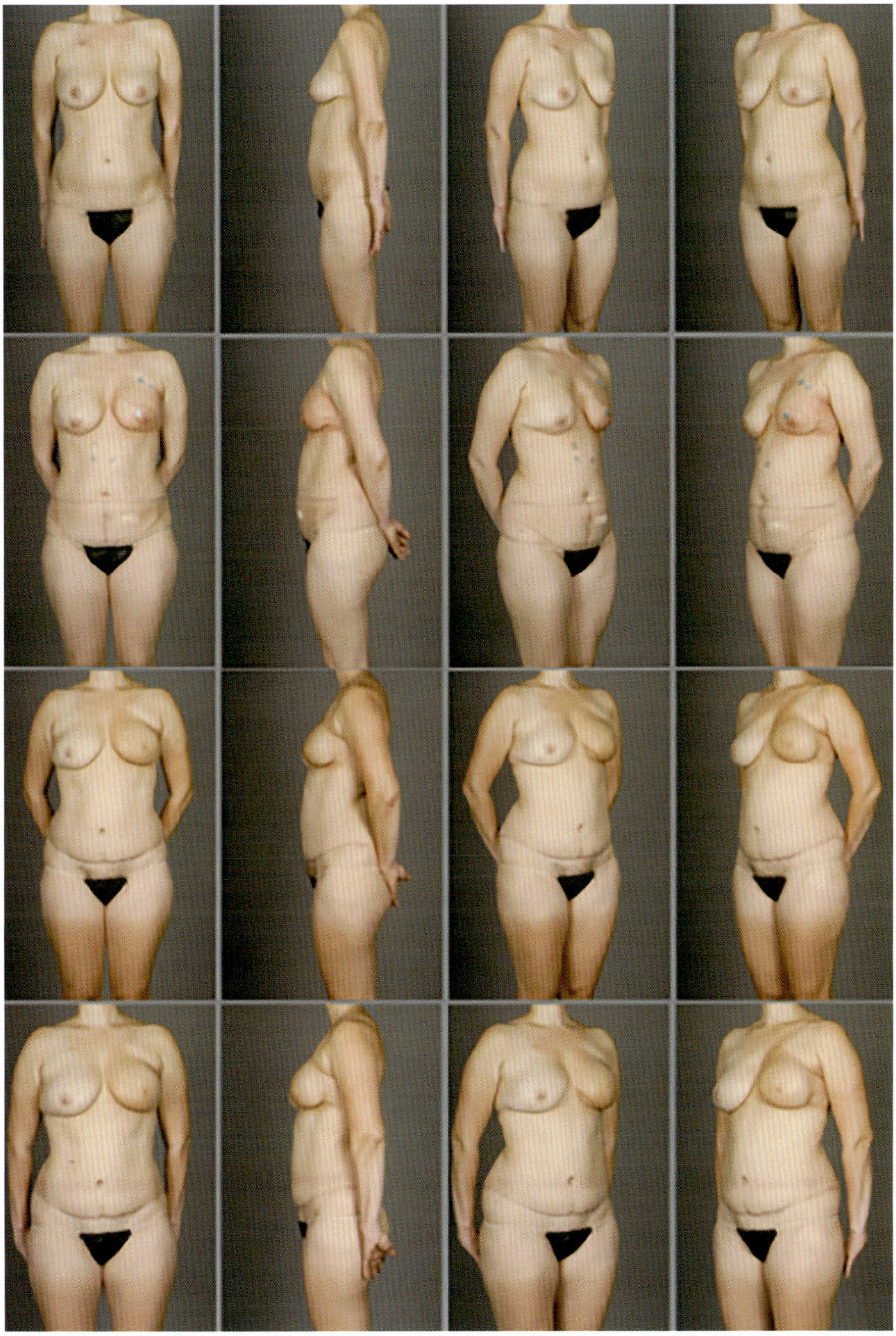

图 8-9 双侧延迟的 SIEA 重建。第一行：患有 BRCA 基因突变和左侧乳腺浸润性导管癌的 36 岁女性的术前影像。第二行：双侧保留乳头的乳房切除术和组织扩张器置入术后延迟的双侧 SIEA 瓣手术 70 天后的图像。第三行：基于 SIEA 的自体乳房重建 160 天后的图像。第四行：Ⅱ期切除乳房下皱襞处的皮岛和狗耳切除 54 天后的图像

来自 Hoffman RD, Allen RJ et al. Surgical Delay-Induced Hemodynamic Alterations of the Superficial Inferior Epigastric Artery Flap for Autologous Breast Reconstruction. Ann Plast Surg. 2022;88(5 Suppl 5):S414-S421

（六）穿支血管交换

现代腹部皮瓣重建的另一个进展是穿支 - 穿支吻合或“穿支交换”技术。这是由DellaCroce及其同事在2019年提出的[23]。有时每个皮瓣选择多个穿支。通常穿支之间有肌肉。穿支交换是一种术中技术，可进一步减少腹肌损伤，当选择多个穿支时，可以不切断肌肉。皮瓣被抬高，充分仔细地解剖穿支血管，直到肌肉。此时，主要穿支和血管蒂按标准方式被剥离，任何其他穿支被结扎或从血管蒂“拆解”。随后，穿支皮瓣被重新吻合到它的分支或类似的分支。这重建了皮瓣的穿支灌注，避免了肌肉损伤。

（七）神经再生

皮瓣神经化的结果仍然不明确[24]。Blondeel及其同事早期对乳房皮瓣进行神经化的经验进行报道。一些研究通过12个月调查发现，两种皮瓣神经移位术似乎都成为趋势[25,26]。神经化并非常规进行，而是在个案基础上进行考虑。神经移位的首选技术是在第二或第三肋间隙的前肋间神经之间使用异体移植物。游离皮瓣时将神经与血管蒂相鉴别并保留。在出筋膜水平切取神经会保留很好的感觉。术中显微镜下吻合神经时，应与供体神经同等口径的同种异体神经之间进行缝合。使用9-0尼龙线修复神经外膜。皮瓣转移到受区后，肋间前神经在肋软骨下缘从内向外穿过乳内血管，很容易识别。动脉和静脉吻合后，肋间神经与供体神经按上述方式吻合。

（八）皮瓣轮廓和嵌入

标准的DIEP皮瓣重建双侧乳房时，每侧腹壁重建对侧乳房。皮瓣的方向是这样的，腹部皮瓣的尾部在插入时是乳房的上点。这一点是血流灌注的末端，经常引起麻烦的脂肪坏死。一旦进行了吻合，整个皮瓣检查是否有健康的皮肤出血。通常，皮瓣的上部尾端在插入前被切除，重量小于50 g。

在进行即刻乳房重建时，对乳房重建后皮瓣进行彻底的检查和评估是重要的。吲哚菁绿血管造影可帮助显微外科医生判断乳房重建后皮瓣的活性。放疗后的乳房通常应及时发现皮肤缺损并将其转移到皮瓣上。对皮瓣剩余皮肤进行去表皮化处理，优先去除所有真皮，防止皮瓣浅表挛缩。任何进一步的减容都是为了塑造乳房轮廓。塑造乳房轮廓的能力取决于脂肪的厚度和质量。将皮瓣用可吸收线从浅筋膜缝合至胸壁。浅静脉与乳内静脉穿支吻合或与逆行的乳腺内静脉吻合。

（九）供区管理

2 组同时手术时，可在皮瓣转移至受区后进行腹壁缝合。腹部皮瓣转移后给予传统的腹部成形术。破坏局限于脐部以上的腹直肌。筋膜切口采用 2 层连续 0-PDS 或倒刺等效缝线闭合。患者被置于反射式或“沙滩椅”体位，以促进闭合。筋膜上方放置 1~2 个闭式负压引流管。渐进式保留缝线用于减少皮肤闭合处的张力，有助于防止血清肿形成。腹部分层闭合，包括 2-0 聚对二氧环己酮缝线或倒刺缝合 Scarpa 筋膜，真皮深层和角质层连续 2-0 倒刺缝合。在闭合之前，通过椭圆切除和环向脱脂，将脐转位到皮肤表面。脐部成形使用可吸收线缝合深层真皮。

如果已切取 DCIA 皮瓣，则用 PDS 或倒刺缝线修复内、外斜肌筋膜。腹部皮瓣缝合后，切口用外科胶布包扎。手术结束时放置腹部绑带或压缩带。

（十）术后监护与护理

患者从麻醉恢复室转移至病房时，向护士说明术中用聚丙烯缝线标记的血管穿支位置。体内植入的多普勒需要检查血流信号（图 8-10）。护士在第一个小时每 15 min 检查一次皮瓣血管情况，然后在第二个小时每 30 min 检查一次。此时，患者被转移到病房后，为术后游离皮瓣患者提供护理。

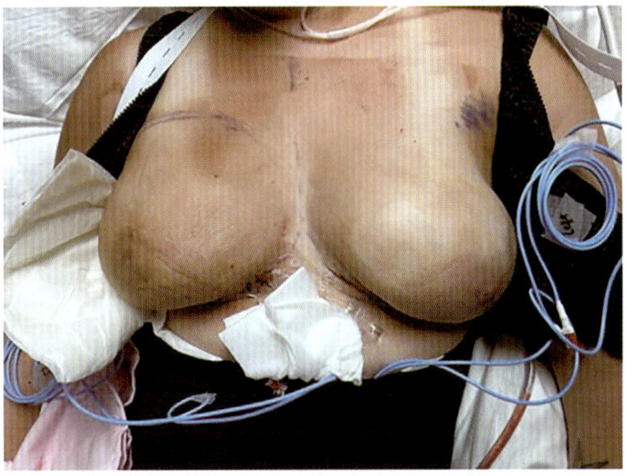

图 8-10　术后双侧深埋式 DIEP 皮瓣内通过多普勒监测。内置多普勒被放置在吻合后动脉周围

每 4 小时检查一次皮瓣。留置导尿管过夜。手术期间没有使用动脉导管。在整个住院期间，序贯放置加压装置，并在术后开始预防深静脉血栓形成（DVT）。

术后第一天，移除导尿管，饮食调整为常规饮食，停止静脉输液，鼓励患者坐立。每 4 小时检查一次皮瓣。患者平均住院 3 天。内部多普勒装置在出院前与皮肤保持齐平。患者每周随访 1 次，直至引流管拔除。到第 6 周，她们可以不受限制地进行活动。二期调整常规于术后 3 个月进行，通常包括平衡手术、乳房上提术、乳房和供区瘢痕修整、脂肪移植和乳头重建。

四、并发症

并发症一般可分为皮瓣或供区相关的两类。

皮瓣相关并发症包括静脉功能不全、动脉血栓形成和脂肪坏死。静脉并发症比动脉并发症更常见，通常由血肿、静脉扭曲或静脉扭转等外在因素引起。动脉血栓形成不太常见，可能是技术错误、严重不匹配、放疗造成的内在损伤或压迫等外在因素的结果。

自体皮瓣重建术后最常见的并发症是脂肪坏死。这是由皮瓣灌注不良导致，其可预测性和累及范围各不相同[6]。许多研究表明脂肪坏死率在 6%~40%[6,27-30]。经验丰富的医生及其机构进行的回顾性综述研究表明，与其他重建方法相比，早期并发症发生率低且有利，包括静脉闭塞（3%）、动脉闭塞（1%）和脂肪坏死（12%）[31-36]。

其他并发症包括腹壁膨出 / 疝、腹壁裂开、伤口延迟愈合、感染、血肿、血清肿等。与带蒂 TRAM 重建术相比，DIEP 皮瓣术后膨隆发生率较低（0.5% *vs.* 9%）[31]。总并发症发生率的增加与主动吸烟和术后放疗相关。未得到控制的高血压、糖尿病和患者 BMI 大于 40 也与伤口愈合和感染并发症发生率增加相关[31]。

第三节　讨论

自 20 世纪 90 年代初 DIEP 皮瓣问世以来，ABR 取得了长足的进步，得到了广泛的应用。显微外科技术和术前影像学的进步有助于降低手术难度，加快皮瓣重建。手术时间、皮瓣并发症和总住院时间持续下降。手术患者增加，重点是立即恢复整个乳房体积，可以安全实施，腹壁发病率最低。因此，现代以腹部为基础的乳房重建已经发展为延伸皮瓣（如 DCIA）、堆积皮瓣，甚至是 DIEP 和 SIEA 皮瓣的二期重建手术。此外，该领域通过皮瓣神经化和穿支交换技术不断创新，以优化感觉恢复和进一步减少腹肌损伤。即刻、完全埋藏的双侧 ABR 已不再罕见，它代表着乳房重建的最高水平。

第四节　总结

现在的整形外科医生面对着比以往任何时候都要多的双侧乳房重建和保留乳头的乳房重建。DIEP 和 SIEA 仍可达到良好的美学效果，患者满意度高。当腹壁下动脉穿支皮瓣无法使用时，DCIA 皮瓣还可以用来增加皮瓣体积或作为第二供区。腹部皮瓣特别适用于假体重建失败和放疗后需要恢复健康且自然状态乳房的患者。自体乳房重建要求整形外科医生对以腹部皮瓣为基础的乳房重建的各个方面都非常熟悉和适应，运用多种技术使乳房恢复到其自然的形状和体积（图 8-11）。

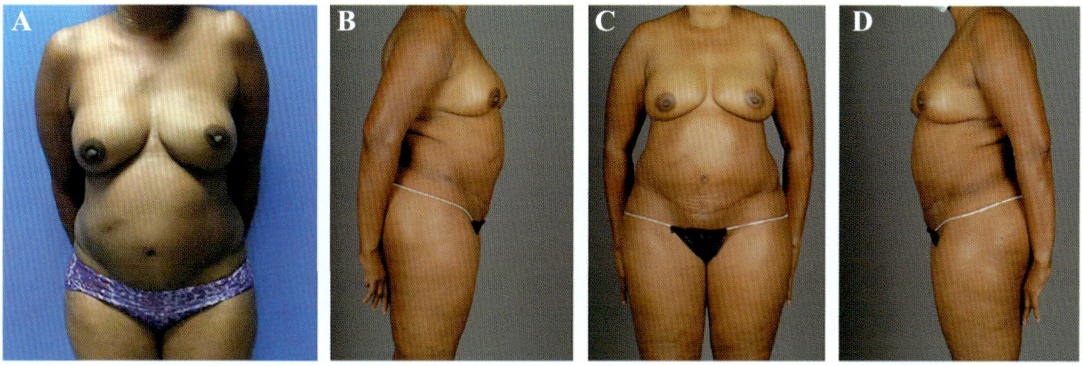

图 8-11　（A）术前图像，63 岁女性，有 BRCA 基因突变史；（B~D）双侧预防性乳头保留乳房切除术后 12 个月，立即进行 DIEP 重建，随后进行二期翻修，包括疤痕修复和脂肪移植

临床治疗要点

- 术前影像学检查（CTA 或 MRA）有助于穿支定位和提高手术效率。
- 乳房和供区之间的体积差异可能需要扩展或堆积皮瓣（如 DCIA 或 PAP 皮瓣）。
- 浅静脉增压增加静脉流出，降低充血和脂肪坏死的风险。
- 当动脉管径小于 1.5 mm 时，考虑对 SIEA 皮瓣进行延迟处理。
- ICG 血管造影可显示术中皮瓣血流灌注情况，有助于决策是否需要外科处理。
- 进行穿支交换，以避免牺牲重要的插入性腹直肌。
- 保留运动神经，限制腹部皮瓣切取，以减少供区并发症。

利益声明

作者声明他们没有与本文所述信息相关的或重大的经济利益。

参考文献

[1] Key statistics for breast cancer. American cancer society. 2022 [updated January 2022; cited 2022 1 July 2022]; Available at: cancer.org/cancer/breastcancer.

[2] Masoomi H, Hanson SE, Clemens MW, et al. Autologous breast reconstruction trends in the United States: using the nationwide inpatient sample database. Ann Plast Surg 2021;87(3):242–7.

[3] Hartrampf CR, Scheflan M, Black PW. Breast reconstruction with a transverse abdominal island flap. Plast Reconstr Surg 1982;69(2):216–25.

[4] Antia NH, Buch VI. Transfer of an abdominal dermofat graft by direct anastomosis of blood vessels. Br J Plast Surg 1971;24(1):15–9.

[5] Taylor GI, Daniel RK. The anatomy of several free flap donor sites. Plast Reconstr Surg 1975;56(3):243–53.

[6] Allen RJ, Treece P. Deep inferior epigastric perforator flap for breast reconstruction. Ann Plast Surg 1994;32(1):32–8.

[7] Coroneos CJ, Heller AM, Voineskos SH, et al. SIEA versus DIEP arterial complications: a cohort study. Plast Reconstr Surg 2015;135(5):802e-7e.

[8] Taylor GI, Townsend P, Corlett R. Superiority of the deep circumflex iliac vessels as the supply for free groin flaps. Plast Reconstr Surg 1979;64(5):595–604.

[9] Elzinga K, Buchel E. The Deep Circumflex Iliac Artery Perforator Flap for Breast Reconstruction: un lambeau perforateur de l'artere iliaque circonflexe profonde pour la reconstruction mammaire. Plast Surg (Oakv) 2018;26(4):229–37.

[10] Hutcheson HA, Hartrampf CR Jr. Breast reconstruction using abdominal tissue. Plast Surg Nurs 1986;6(3):97–104.

[11] Milloy FJ, Anson BJ, McAfee DK. The rectus abdominis muscle and the epigastric arteries. Surg Gynecol Obstet 1960;110:293–302.

[12] Hamdi H, Rebecca A. The deep inferior epigastric artery perforator flap (DIEAP) in breast reconstruction. Semin Plast Surg 2006;20:95–102.

[13] Allen R, Chen C, LoTiempo M. Deep inferior epigastric artery perforator flap for breast reconstruction. In: Levine K, Vasile J, Chen C, et al. editors. Perforator flaps for breast reconstruction. New York: Thieme; 2016. p. 30–9.

[14] Gagnon AB and Blondeell PN. Deep and superficial inferior epigastric artery perforator flaps and reconstructive surgery, Cirugia Plastica, 32 (4), 2006. p. 7-13.

[15] Spiegel AJ. Superficial inferior epigastric artery flap for breast reconstruction. New York: Thieme: Perforator Flaps for Breast Reconstruction; 2016.

[16] Buchel E. Deep circumflex iliac artery perforator flap for breast reconstruction. New York: Thieme: Perforator Flaps for Breast Reconstruction; 2016. p. 126–32.

[17] Hendricks H, Ingianni G, Bohm E, et al. A microvascular peritoneal flap based on the deep circumflex iliac artery. Eur J Plast Surg 1995;18:88–90.

[18] Bergeron L, Tang M, Morris SF. The anatomical basis of the deep circumflex iliac artery perforator flap with iliac crest. Plast Reconstr Surg 2007;120(1):252–8.

[19] Beugels J, Vasile JV, Tuinder SMH, et al. The stacked hemiabdominal extended perforator flap for autologous breast reconstruction. Plast Reconstr Surg 2018;142(6):1424–34.

[20] Park JE, Shenaq DS, Silva AK, et al. Breast reconstruction with SIEA flaps: a single-institution experience with 145 free flaps. Plast Reconstr Surg 2016;137(6):1682–9.

[21] Selber JC, Samra F, Bristol M, et al. A head-to-head comparison between the muscle-sparing free TRAM and the SIEA flaps: is the rate of flap loss worth the gain in abdominal wall function? Plast Reconstr Surg 2008;122(2):348–55.

[22] Hoffman RD, Maddox SS, Meade AE, et al. Surgical delay-induced hemodynamic Alterations of the superficial inferior epigastric artery flap for autologous breast reconstruction. Ann Plast Surg 2022;88(5 Suppl 5):S414–21.

[23] DellaCroce FJ, DellaCroce HC, Blum CA, et al. Myth-busting the DIEP flap and an introduction to the abdominal perforator exchange (APEX) breast reconstruction technique: a single-surgeon retrospective review. Plast Reconstr Surg 2019;143(4):992–1008.

[24] Blondeel PN, Demuynck M, Mete D, et al. Sensory nerve repair in perforator flaps for autologous breast reconstruction: sensational or senseless? Br J Plast Surg 1999;52(1):37–44.

[25] Momeni A, Meyer S, Shefren K, et al. Flap neurotization in breast reconstruction with nerve allografts: 1- year clinical outcomes. Plast Reconstr Surg Glob Open 2021;9(1):e3328.

[26] Spiegel AJ, Menn ZK, Eldor L, et al. Breast reinnervation: DIEP neurotization using the third anterior intercostal nerve. Plast Reconstr Surg Glob Open 2013;1(8):e72.

[27] Nahabedian MY, Tsangaris T, Momen B. Breast reconstruction with the DIEP flap or the muscle-sparing (MS2) free TRAM flap: is there a difference? Plast Reconstr Surg 2005;115(2):436–44 [discussion: 45-6].

[28] Chen CM, Halvorson EG, Disa JJ, et al. Immediate postoperative complications in DIEP versus free/muscle-sparing TRAM flaps. Plast Reconstr Surg 2007;120(6):1477–82.

[29] Kroll SS. Fat necrosis in free transverse rectus abdominis myocutaneous and deep inferior epigastric perforator flaps. Plast Reconstr Surg 2000;106(3):576–83.

[30] Wu LC, Bajaj A, Chang DW, et al. Comparison of donor-site morbidity of SIEA, DIEP, and muscle-sparing TRAM flaps for breast reconstruction. Plast Reconstr Surg 2008;122(3):702–9.

[31] Gill PS, Hunt JP, Guerra AB, et al. A 10-year retrospective review of 758 DIEP flaps for breast

reconstruction. Plast Reconstr Surg 2004;113(4):1153–60.
[32] Weichman KE, Tanna N, Broer PN, et al. Microsurgical breast reconstruction in thin patients: the impact of low body mass indices. J Reconstr Microsurg 2015;31(1):20–5.
[33] Levine SM, Snider C, Gerald G, et al. Buried flap reconstruction after nipple0sparing mastectomy: advancing toward single-stage breast reconstruction. Plast Reconstr Surg 2013;132(4). 489e-297e.
[34] Broer PN, Weichman K, Tanna N, et al. Venous coupler size in autologous breast reconstruction–does it matter? Microsurgery 2013;33(7):514–8.
[35] Weichman KE, Broer PN, Tanna N, et al. The role of autologous fat grafting in secondary microsurgical breast reconstruction. Ann Plast Surg 2013;71(1):24–30.
[36] Tanna N, Broer PN, Weichman KE, et al. Microsurgical breast reconstruction for nipple-sparing mastectomy. Plast Reconstr Surg 2013;131(2):139e–47e.

第九章

腹壁下动脉穿支皮瓣重建的手术效率：关键概念与实施

斯内哈·苏布拉马尼亚姆，尼尔·塔纳，马克·L. 史密斯

关键词

腹壁下动脉穿支皮瓣；乳房微血管重建；精益管理；加速康复外科；加速康复；手术效率

关键点

- 术前评估应包括影像学检查。
- 患者教育对及时出院至关重要。
- 评估患者的风险因素：吸烟、凝血障碍、既往手术史、肥胖和并发症。
- 使用精益化技术来优化手术室中的流程。
- 利用加速康复路径可以提高手术效率，加快术后恢复，减少并发症，缩短住院时间。

第一节　引言

腹壁下动脉穿支皮瓣（deep inferior epigastric perforator flap，DIEPF）于 20 世纪 90 年代初由罗伯特 · 艾伦博士首次引入乳房重建，并已成为最受欢迎的乳腺重建方法之一[1]。和许多新技术一样，第一代腹壁下动脉穿支皮瓣手术的外科医生必须通过反复实验和错误，才能开发出最安全有效的方法来进行手术。手术时间和住院时间通常都很长，而且资源密集。这可能主要归因于不充分的流程规划、皮瓣监测时间的延长、对阿片类药物的疼痛

控制依赖以及患者活动延迟。然而，随着医疗保健越来越注重于基于价值的治疗和减少手术时间，腹壁下动脉穿支皮瓣重建后的住院时间和并发症已成为大容量中心的重点领域[2]。手术效率的目标是提高结果的质量和一致性、减少浪费、防止错误和并发症以及优化患者和护理人员的手术体验。在本章中，我们将研究有助于提高手术效率的关键领域，并向医生提供如何将这些医疗方案整合到自己的实践和卫生系统中的建议。

第二节　术前效率

一、患者风险评估

正确的患者选择有助于减少并发症、再次入院和再手术。因为乳腺癌患者可能有并发症，所以在手术前必须考虑到这些并发症，以便于进行适当的术前计划。分析进行微血管乳房重建患者的风险因素的研究表明，最重要的术前因素是肥胖、吸烟、高凝状态、既往放疗史、高血压和慢性阻塞性肺疾病[3-6]。

吸烟者的部分皮瓣脱落率较高。2020 年，德国的一项研究指出，虽然 4577 个游离皮瓣（3926 例女性患者）中总皮瓣脱落率并不大，但是与非吸烟组相比，吸烟组的伤口愈合困难和部分皮瓣脱落的人数更多。吸烟组有 3.2% 的患者出现部分皮瓣脱落，而非吸烟组为 0.9%（$P < 0.001$）。需要在供皮瓣区和受皮瓣区进行术后再手术的伤口愈合障碍患者在吸烟者中也明显高于非吸烟者[7]。分期策略已被用于减轻伤口愈合的风险，并为手术前戒烟留出时间。这些措施包括推迟供皮瓣区的手术以改善血液供应，通过放置组织扩张器推迟最终的显微外科重建，或者完全推迟重建。

肥胖和高体重指数也被认为是影响 DIEP 手术结果的重要术前因素[8]。较大的乳房切除标本可能会导致皮瓣坏死的风险增加，而较大的皮瓣使采集在技术上更具挑战性。此外，血清肿风险和供皮瓣区的伤口愈合问题都增加了。

虚弱和年龄也是近期微血管乳腺疾病患者术前风险评估的关注领域。尽管年龄较大的患者往往更虚弱，但年龄本身不应该是妨碍患者进行微血管乳房重建的因素[9]。然而，那些被认为虚弱评分较高的人，往往有更大的术后并发症风险，在手术前应该有适当的术前计划和治疗[10,11]。

高凝状态是接受 DIEP 皮瓣重建患者面临的另一个问题。尽管高凝状态下的常规的基因检测因检测结果低而不被推荐，但那些有血栓栓塞事件个人史或家族史的患者以及获得性高凝状态危险因素的患者可能受益于血液学家对于是否需要检测的术前评估[12]。一项研究报道，大约80%的高凝患者仍然成功地进行了皮瓣重建，另外，20%的患者血管事件或皮瓣脱落通常发生在术后延迟期[13]。研究也显示术中血管问题可能导致后续血管并发症和皮瓣丢失的风险增加。然而，这些术后血管事件似乎不受抗凝选择的影响[14]。

二、术前影像学检查

术前影像学除了提供穿支位置和大小、与浅静脉系统的联系、肌内运动轨迹和分支模式等信息外，还可以评估既往手术对血管蒂的潜在破坏，从而使其成为手术计划和手术室有效决策的重要步骤。最常见的影像学检查是磁共振血管造影（MRA）和计算机断层扫描血管造影（CTA）。对不同方式定位DIEP皮瓣穿支的效用和准确性的荟萃分析表明，MRA和CTA通常比超声更好，因为它们可以提供腹壁及其血管系统的多个横截面视图。通过对穿支血管的三维可视化，外科医生能够识别穿支的位置、直径和肌内解剖结构，从而选择最佳灌注皮瓣的穿支[15]。

现已证明CTA用于术前DIEP计划可以减少手术时间（手术时间平均减少58 min），降低部分皮瓣坏死的风险（RR=15，$P < 0.001$）[16]，特别是在穿支识别和选择方面有利。术前计划不使用CT血管造影的外科医生比使用CT血管造影的外科医生在皮瓣中包含更多的穿支（2.3 *vs.* 1.4，$P < 0.001$），这降低了效率，并可能增加腹壁疾病的发病率[17]。然而，与任何成像方式类似，CTA成像也有其自身的缺点，包括暴露于电离辐射、较高的造影剂敏感性和肾毒性[18]。我们倾向于使用MRA，因为它可以提供很好的静脉解剖可视化，这是选择穿支时的重要考虑因素。我们使用俯卧位进行研究，这减少了呼吸导致的运动伪影，并将浅静脉系统放在与手术台平行的平面上，这样在冠状面观察时，外科医生就可以绘制穿支位置的剖析图，并观察到深静脉系统和浅静脉系统的连通情况。矢状面和轴状面视图在确定穿支血管的肌内走行时很有用。选择穿支血管的主要决定因素是与浅表静脉系统的连通程度、血管口径和肌内走行的长度[19-22]。

三、患者教育

手术团队与患者之间良好的关系和开放的沟通有助于成功和有效的围术期过程，并使DIEP皮瓣手术获得更好的效果。重要的是患者提前计划好他们的手术和恢复期。

一些医疗中心为准乳房重建患者提供标准化的患者教育课程。这些课程可以让患者像决策过程的一分子那样思考，并使他们能够在个性化预约之前说出自己的问题[23]。这些术前小组课程还减少了个人术前预约时间（31.8 min *vs.* 53 min），并允许外科医生在不降低患者满意度的情况下增加 43% 的新患者就诊机会[24,25]。

第三节　手术效率

一、术中效率

虽然术前计划为外科医生的成功奠定了基础，但术中组织是有效地实施成功手术的重要组成部分。术中效率可以通过一些流程来定义，这些流程可以使外科医生最有效地进行手术，提高心智能力并得到最好的体现。实现流程化的关键是环境的提升。这不仅取决于外科医生，还取决于整个术中团队，通过规范团队角色并向团队成员介绍手术计划来提高自豪感和自主性。

手术时间和术后住院时间不必要的延长可能对患者有害，也可能从经济和资源的角度造成浪费。手术时间是术后并发症的独立危险因素，应该尽量减少[26]。Bekeny 及其同事描述了两种适用于卫生保健领域出入量的运营管理理论[27]。第一个是利特尔定律，即通过增加接收患者的能力或减少患者在医疗系统中花费的时间来实现出入量最大化。第二个是精益化管理，一个识别和消除系统内浪费的过程。简言之，为了最大限度地增加可以治疗的患者数量，可以增加医疗系统的容量（即扩大基础设施），或者在通过系统转移患者的方面提高效率（即精益化）[27]。由于基础设施扩建成本往往过高，许多医疗系统正在使用精益管理概念，其重点是识别价值、绘制流程、识别瓶颈、最大限度地减少浪费以及进行持续的自我改进。如果我们考虑在手术中什么是有价值的，答案是减少手术时间，减少效率低下和浪费，以及有一个有利于外科团队达到最佳表现的环境是很有价值的。通过显示手术中的步骤，人们可以发现哪里出现了瓶颈以及哪里发生了时间和资源的浪费。专注于纠正这些低效率可以获得最好的回报。下面我们将讨论一些我们用来提高术中效率的方法。

二、多名外科医生

虽然 DIEP 皮瓣手术可以由一名整形外科医生完成，但多项研究表明，由两名整形外科医生参与可以减少手术时间、住院时间和供区并发症[28,29]。考虑到即刻重建手术通常已经需要整形外科医生与乳腺外科医生一起工作，引入第三名外科医生需要额外的配合，以最大限度地提高外科医生的工作效率。这可能会因乳腺外科医生和他们是否愿意在另外 1 名或 2 名整形外科医生在场的情况下进行手术而有所不同，必须进行相应的调整。

三、手术器械及用品

手术托盘上不必要的器械是手术中浪费和低效率的常见来源。未使用的器械仍然需要清点（浪费时间）和重新消毒（额外的处理和成本），并且它们使手术台上显得杂乱（库存过剩）[30,31]。此外，精细的显微手术器械在消毒过程中很容易损坏，因此，在托盘上放置额外的器械通常会导致这些器械持续损坏，而这一点直到在手术中真正需要它们时才会意识到。相反，我们倾向于将额外的器械放在单独的一套或可剥离的包装中，以便它们仅在需要时使用。一项研究调查了 3 个月的过程中的整形手术服务路线，指出整形手术托盘上只有 15.8% 的器械和乳房重建手术托盘上 23.5% 的器械在术中使用。经过审查，确定 45% 的器械可以从普通整形手术托盘中取出，大约 37% 的器械可以从乳房重建手术托盘中取出。这相当于每年减少大约 81 696 个器械消毒周期，可能节省器械费用 163 800 美元和灭菌费用 69 441 美元[31]。

为了让所有的缝线、设备和可植入材料随时可用，要么使用一个专门为手术准备充足物品的房间，要么设计一个装着这些物品的器材推车，以便在手术当天带到手术室，这些都是减少手术中回收这些物品所浪费的时间的方法[32]。

四、手术室设置

影响手术效率的一个重要因素是手术室如何为患者布置。把手术开始后移动设备和手术台的需求降到最低的方式来规划手术室布置，这是减少手术中断的另一种方法。例如，在双侧乳房切除术的病例中，我们的乳腺外科医生通常倾向于先对非癌性乳房进行手术，这减少了预防性乳房切除术对第二套乳腺手术器械的需求。传统上，护士会把器械台放在第一次乳房切除手术的那一侧，当第一侧的手术完成后，护士会待在原处，在乳腺外科医生进行对侧乳房切除手术时在对面工作。然而，这种方法阻碍了整形外科团队靠近患者和准备第一个乳房切除术部位的皮瓣移植（即浪费时间和未利用的人才）。与之相反的是，我们现在让护士站在第一个乳房切除术的对面，一旦乳房切除术完成，乳腺外科医生移动到另一边，而不是花额外的时间止血，护士已经准备好了在第二个乳房上的工作，而整形外科医生和他们的助手进来止血并开始准备受皮瓣区的血管。此外，显微镜放置在第一次乳房切除术的一侧，以便一旦受皮瓣区血管准备好，即使乳腺外科医生仍在进行第二侧乳房切除术，显微镜也可以进入皮瓣移植的手术区域。图 9-1 详细说明了我们如何设置手术室以优化效率。

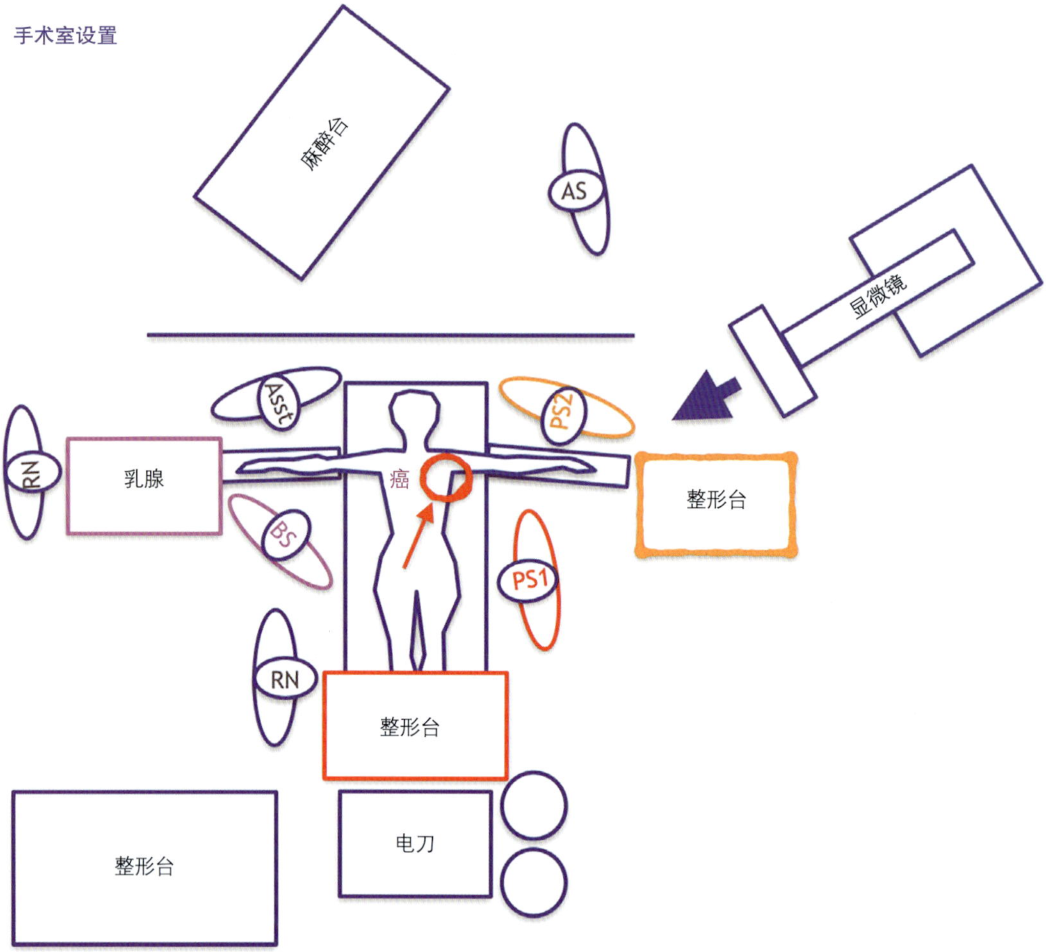

图 9-1　推荐的 DIEP 皮瓣手术室设置：第二次乳房切除术的设置显示乳腺外科医生（BS）在癌变乳房的一侧，而采集皮瓣的整形外科医生（PS1）开始采集第二个皮瓣。受皮瓣区的整形外科医生（PS2）开始准备受皮瓣区血管，然后进行显微手术吻合。带箭头的红色圆圈标志着第一次乳房切除术的部位。As，麻醉师；Asst，助手；RN，护士

我们还发现，提前准备一个带有所有必要的工具的梅奥托盘（Mayo stand），用来止血、准备受皮瓣区血管并进行显微皮瓣移植是很有帮助的。这使得第二名外科医生相对自给自足，而器械护士可以专注于进行皮瓣采集的外科医生，避免了器械护士必须在皮瓣采集医生的手术区域或身后传递器械。图 9-2 展示了梅奥托盘和用于受皮瓣区部位准备的器械的图片。

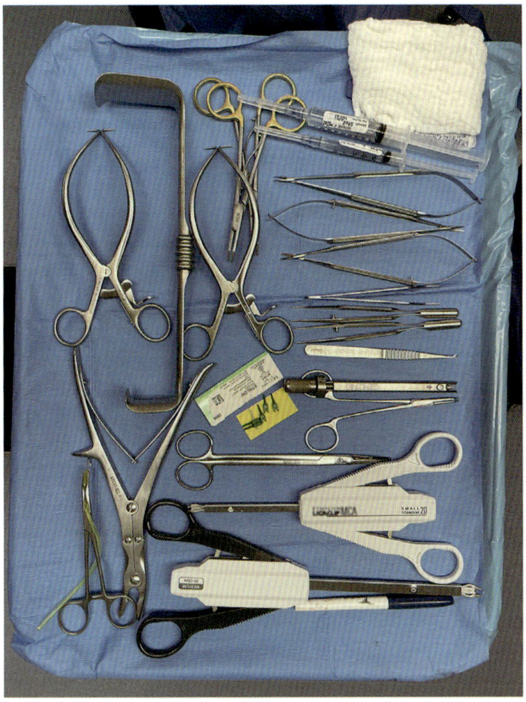

图 9-2　为第二名整形外科医生准备的，受皮瓣区所需要的手术器械的梅奥托盘（Mayo stand）。对于每个团队来说，制定其流程图并让所有团队成员参与关于术中协作的讨论以确保最佳效率和整合是很重要的。预计情况可能会根据外科医生的经验和速度、新技术的引入和人员资源的变化而发生变化；然而，重要的是要记住，精益管理是一个迭代的过程，需要不断地重新评估，以纳入变化和保持最佳效率

第四节　术后效率

一、加速康复路径

加速康复外科（enhanced recovery after surgery，ERAS）路径最初被引入结直肠手术，但后来扩展到其他外科学科，包括整形手术[33-37] 和术后患者高效出院。由于 ERAS 这个术语现在是一个注册商标，我们使用加速康复路径（enhance recovery pathway，ERP）作为我们的缩写。当前存在各种 ERP 方案。然而，这里仅概述我们小组使用的，基于 Jablonka 及其同事发表的研究的方案[38]，需要住院 2 天。

该方案包含了已被证明可以减少并发症和术后住院时间的关键因素。我们引用帕累托法则（即 80/20 法则）背后的思想，这表明 80% 的效果是 20% 的干预的结果，我们试图把重点放在那些在我们手中已经显示出最大临床效益的关键因素上，同时排除剩下的

80% 对结果影响相对较小的因素。另外 80% 的因素可能提供较少的额外的潜在的好处，但代价是额外的不良副反应风险、后勤障碍或成本增加，从而减轻了这种好处。

二、非阿片类药物疼痛控制

也许对住院时间影响最大的是采用多模式、非阿片类药物的疼痛管理方法。尽管许多 ERAS 通路使用术前药物来减少术中阿片类药物的使用，但我们的重点是避免术后使用阿片类药物。首先是术中神经阻滞，同时使用中效和长效局部麻醉药。我们通常制备由 20 mL 1.3% 丁哌卡因脂质体（Exparel -Pacira Biosciences, Inc, Tampa, FL）、30 mL 0.25% 丁哌卡因和 100 mL 注射用生理盐水组成的混合液。在皮瓣移植之前，我们将 10 mL 的混合液直接注射到乳房内受皮瓣区和引流部位的胸肌和肋间肌中。另外，在前锯肌平面注入 10 mL 阻断肋间外侧神经。如果使用腋窝或乳房下切口，还需要沿着这些部位额外注射 5 mL。皮瓣移植后，在超声引导下每侧使用 30 mL 的混合液进行双侧腹横肌平面阻滞。沿着下腹部切口和引流部位再注射 20~30 mL。在手术结束时，对患者给予 1 g 静脉对乙酰氨基酚和静脉注射 15 mg 酮咯酸。术后每 6 h 持续进行 1 次，直到患者可以口服食物，此时改为口服等效药物 [39]。只在治疗突发性疼痛时才使用麻醉药。手术期间也给予多种止吐剂以避免术后恶心。通过避免使用麻醉剂，可以减少患者术后恶心、便秘和嗜睡。鉴于此，在最近的一项研究中，6% 的缺乏经验的阿片类药物患者即使在小手术后仍使用阿片类药物 3~6 个月（相比之下非手术对照组只有 0.4%），减少阿片类药物暴露有助于降低阿片类药物依赖的风险 [40]。

三、静脉血栓栓塞预防

所有患者在术前皮下注射 40 mg 依诺肝素或 5000 单位肝素。气动压缩包（pneumatic compression wraps）被放置在下肢。患者在住院期间持续进行预防性剂量抗凝治疗，并在床上佩戴气动压缩包。术后静脉血栓栓塞预防的时间长短取决于风险。卡普里尼评分为 8 分或以上的患者术后继续预防性服用依诺肝素 4 周 [41]。

（一）术后当天晚上

根据设备和护士的配备情况，我们的团队在手术后的第一个晚上使用了几种不同的术后监测环境，包括在恢复室过夜或转到重症监护室、降压床或普通地板床。理想情况下，患者被转移到普通楼层的私人房间，以获得一个更安静的环境。我们通常使用基于近红外光谱的组织血氧仪（Vioptix）或植入式多普勒探头（Cook Medical, Bloomington, IN）来跟踪皮瓣术后灌注。理想情况下，我们用小缝线在皮瓣皮岛上标记穿支血管发出的多普勒信号，作为设备故障时监测的备用位置。通常允许患者在第一个晚上服用冰块或少量澄清饮料。除非由于现有的医疗条件或手术过程中的失血，否则通常不会进行实验室检查。

（二）术后第 1 天

早上给患者取出导尿管，让患者坐在椅子上吃早餐。然后，患者在第 1 天要走动几次。一旦建立足够的口服摄入量，立即停止静脉补液，而且由静脉输入止痛药改为口服止痛药。护士还应该告诉患者如何处理引流管。

（三）术后第 2 天

停止对皮瓣的监测，患者出院并在 1 周内安排随访以评估手术部位的情况并拔除任何低引流量的引流管。

尽管许多外科医生仍然担心过早停止皮瓣监测有皮瓣丢失的风险，但 Jablonka 及其同事最近对 1813 例患者的 2847 个皮瓣进行的一项研究表明，到术后第 2 天，住院患者皮瓣监测的成本 - 效用比值超过了可接受的社会阈值。这是因为在术后第 2 天之后，皮瓣丢失和皮瓣挽救的可能性都下降了，因此，在这个时间点进行皮瓣挽救成功的概率小于 1/900[40]。

在过去的 5 年中，我们使用该方案对 500 多例患者和 1000 多个 DIEP 皮瓣的治疗经验表明，住院时间为 2 天，皮瓣丢失率低于 0.3%，这表明，短的住院时间和高的皮瓣成功率并不相互排斥。

第五节　总结

随着医疗保健发展到更加以价值为基础的阶段，外科医生进行资源密集型手术以优化效率和结果变得至关重要。提高 DIEP 皮瓣乳房重建术的效率需要多管齐下的方法，包括有效的术前计划、患者教育、手术效率和术后路径，以确保成功的结果，同时限制资源的消耗和浪费。

临床治疗要点

- 术前评估：大多数并发症是可以控制的，但术前咨询患者可能会极大地有助于控制并发症。对于我们认为并发症风险增加的患者，我们讨论各种重建方案的相对风险及其相关并发症的处理。对于那些可以接受手术的患者，我们会讨论并记录，并在知情同意书中包含具体的风险。对于风险最高的患者，不论是否放置扩张器作为临时间隔物，都应考虑延迟重建，以确保癌症治疗不受手术并发症的影响，并可能有更多时间对患者进行医疗优化（例如，戒烟、糖化血红蛋白优化）。
- 术前影像学：在大量的实践中，与放射科医生讨论检查目的、如何报告以及如何向医生和患者传达偶然发现是很有用的。这确保外科医生不会错过解剖结构的最佳视图和可能在 50% 以上的检查中出现的偶然现象[42]。
- 患者教育：在我们的实践中，我们引导患者访问我们的网站，网站里有我们为他们提供的信息和需要考虑的问题的列表。在就诊时，我们还提供一份检查清单，并回顾手术过程的关键要素，包括手术的时间 / 日期 / 地点、术前检查日期、术前避免使用的药物、术前清洁说明、几乎每个操作系统的说明、要带到医院的东西和要离开家时带的东西、如何在家里为手术后做准备、在医院会发生什么，包括预期的住院时间、活动限制、洗澡、睡眠姿势、可能需要的处方药和非处方药，引流管护理说明，随访预约时间，以及手术后需要注意的事项。这有助于患者了解和准备手术，避免误解，并为恢复过程设定期望。对提前出院有预期的患者比对提前出院没有预期的患者更有可能按计划回家[25]。
- 术中效率：在手术实施之前，与整个团队一起回顾效率目标是至关重要的，包括护理人员、麻醉医生和医院管理人员。一旦了解了患者的利益和成本节约，对流程的参与会更加积极。
- 强化康复方案：与术中效率措施类似，对在职护士来说，监测和康复目标是非常重要的，这样他们才能理解强化康复方案背后的概念。不熟悉非阿片类药物疼痛管理技术的护士实际上可能会鼓励患者在手术后不必要地服用阿片类药物，因为他们预计如果不这样做，他们将会感到疼痛。

利益声明

本研究没有外部支持来源，作者也没有利益冲突需要披露。

参考文献

[1] Tanna N, Clayton JL, Roostaeian J, et al. The volume-outcome relationship for immediate breast reconstruction. Plast Reconstr Surg 2012;129(1):19–24.

[2] Healy C, Allen RJ Sr. The evolution of perforator flap breast reconstruction: twenty years after the first DIEP flap. J Reconstr Microsurg 2014;30(2):121–5.

[3] Roy M, Sebastiampillai S, Haykal S, et al. Development and validation of a risk stratification model for immediate microvascular breast reconstruction. J Surg Oncol 2019;120(7):1177–83.

[4] Fischer JP, Sieber B, Nelson JA, et al. Comprehensive outcome and cost analysis of free tissue transfer for breast reconstruction: an experience with 1303 flaps. Plast Reconstr Surg 2013;131(2):195–203.

[5] Depypere B, Herregods S, Denolf J, et al. 20 Years of DIEAP flap breast reconstruction: a big data analysis. Sci Rep 2019;9(1):12899 [published correction appears in Sci Rep. Jan 24;10(1):1398].

[6] Palve JS, Luukkaala TH, Kääriäinen MT. Predictive risk factors of complications in different breast reconstruction methods. Breast Cancer Res Treat 2020;182(2):345–54.

[7] Prantl L, Moellhoff N, Fritschen UV, et al. Impact of smoking status in free deep inferior epigastric artery perforator flap breast reconstruction: a multicenter study. J Reconstr Microsurg 2020;36(9):694–702.

[8] Patterson CW, Palines PA, Bartow MJ, et al. Stratification of surgical risk in DIEP breast reconstruction based on classification of obesity. J Reconstr Microsurg 2022;38(1):1–9.

[9] Walton L, Ommen K, Audisio RA. Breast reconstruction in elderly women breast cancer: a review. Cancer Treat Rev 2011;37(5):353–7.

[10] Magno-Pardon DA, Luo J, Carter GC, et al. An analysis of the modified five-item frailty index for predicting complications following free flap breast reconstruction. Plast Reconstr Surg 2022;149(1):41–7.

[11] Panayi AC, Foroutanjazi S, Parikh N, et al. The modified 5-item frailty index is a predictor of perioperative risk in breast reconstruction: an analysis of 40,415 cases. J Plast Reconstr Aesthet Surg 2022;S17486815(22):00231–5 [published online ahead of print, 2022 Apr 25].

[12] Pannucci CJ, Kovach SJ, Cuker A. Microsurgery and the hypercoagulable state. Plast Reconstr Surg 2015;136(4):545e–52e.

[13] Wang TY, Serletti JM, Cuker A, et al. Free tissue transfer in the hypercoagulable patient: a review of 58 flaps. Plast Reconstr Surg 2012;129(2):443–53.

[14] Fosnot J, Jandali S, Low DW, et al. Closer to an understanding of fate: the role of vascular complications in free flap breast reconstruction. Plast Reconstr Surg 2011;128(4):835–43.

[15] Kiely J, Kumar M, Wade RG. The accuracy of different modalities of perforator mapping for unilateral DIEP flap breast reconstruction: a systematic review and meta-analysis. J Plast Reconstr Aesthet Surg 2021;74(5):945–56.

[16] Wade RG, Watford J, Wormald JCR, et al. Perforator mapping reduces the operative time of DIEP flap breast reconstruction: a systematic review and meta-analysis of preoperative ultrasound, computed tomography and magnetic resonance angiography. J Plast Reconstr Aesthet Surg 2018;71(4):468–77.
[17] Haddock NT, Dumestre DO, Teotia SS. Efficiency in DIEP Flap breast reconstruction: the real benefit of computed tomographic angiography imaging. Plast Reconstr Surg 2020;146(4):719–23.
[18] Rozen WM, Bhullar HK, Hunter-Smith D. How to assess a CTA of the abdomen to plan an autologous breast reconstruction. Gland Surg 2019;8(Suppl 4):S291–6.
[19] Thiessen FEF, Vermeersch N, Tondu T, et al. Dynamic infrared thermography (DIRT) in DIEP flap breast reconstruction: a clinical study with a standardized measurement setup. Eur J Obstet Gynecol Reprod Biol 2020;252:166–73.
[20] Gfrerer L, Carty MJ, Erdmann-Sager J, et al. Abstract 77: pre-operative DIEP flap patient education class helps decrease anxiety and increase excitement/preparedness around surgery. Plast Reconstr Surg Glob Open 2019;7(4 Suppl):54–5. Published 2019 Apr 29.
[21] Kagen AC, Hossain R, Dayan E, et al. Modern perforator flap imaging with high-resolution blood pool MR angiography. Radiographics 2015;35(3):901–15.
[22] Mohan AT, Saint-Cyr M. Advances in imaging technologies for planning breast reconstruction. Gland Surg 2016;5(2):242–54.
[23] Henn D, Momeni A. A standardized patient education class as a vehicle to improving shared decision-making and increasing access to breast reconstruction. J Plast Reconstr Aesthet Surg 2020;73(8):1534–9.
[24] Bamba R, Wiebe JE, Ingersol CA, et al. Do patient expectations of discharge affect length of stay after deep inferior epigastric perforator flap for breast reconstruction? J Reconstr Microsurg 2022;38(1):34–40.
[25] Thorarinsson A, Fröjd V, Kölby L, et al. Blood loss and duration of surgery are independent risk factors for complications after breast reconstruction. J Plast Surg Hand Surg 2017;51(5):352–7.
[26] Bekeny JC, Fan KL, Malphrus E, et al. Optimizing throughput in clinical practice: lean management and efficient care in plastic and reconstructive surgery. Plast Reconstr Surg 2021;147(3):772–81.
[27] Weichman KE, Lam G, Wilson SC, et al. The impact of two operating surgeons on microsurgical breast reconstruction. Plast Reconstr Surg 2017;139(2):277–84.
[28] Haddock NT, Kayfan S, Pezeshk RA, et al. Co-surgeons in breast reconstructive microsurgery: what do they bring to the table? Microsurgery 2018;38(1):14–20.
[29] Stein MJ, Dec W, Lerman OZ. Lean and six sigma methodology can improve efficiency in microsurgical breast reconstruction. Plast Reconstr Surg Glob Open 2021;9(7):e3669. Published 2021 Jul 6.
[30] Fu TS, Msallak H, Namavarian A, et al. Surgical tray optimization: a quality improvement

initiative that reduces operating room costs. J Med Syst 2021;45(8):78.

[31] Wood BC, Konchan S, Gay S, et al. Data analysis of plastic surgery instrument trays yields significant cost savings and efficiency gains. Ann Plast Surg 2021;86(6S Suppl 5):S635–9.

[32] Janhofer DE, Lakhiani C, Song DH. Enhancing operative flow. Plast Reconstr Surg 2018;142(2):246e–7e.

[33] Ljungqvist O, Young-Fadok T, Demartines N. The history of enhanced recovery after surgery and the ERAS society. J Laparoendosc Adv Surg Tech A 2017;27(9):860–2.

[34] Liu VX, Rosas E, Hwang JC, et al. The kaiser permanente Northern California enhanced recovery after surgery program: design, development, and implementation. Perm J 2017;21:17–1003.

[35] Batdorf NJ, Lemaine V, Lovely JK, et al. Enhanced recovery after surgery in microvascular breast reconstruction. J Plast Reconstr Aesthet Surg 2015;68(3):395–402.

[36] Oh C, Moriarty J, Borah BJ, et al. Cost analysis of enhanced recovery after surgery in microvascular breast reconstruction. J Plast Reconstr Aesthet Surg 2018;71(6):819–26.

[37] Offodile AC 2nd, Gu C, Boukovalas S, et al. Enhanced recovery after surgery (ERAS) pathways in breast reconstruction: systematic review and meta-analysis of the literature. Breast Cancer Res Treat 2019;173(1):65–77.

[38] Jablonka Eric, et al. Transversus Abdominis Plane Blocks with Single-Dose Liposomal Bupivacaine in Conjunction with a Nonnarcotic Pain Regimen Help Reduce Length of Stay following Abdominally Based Microsurgical Breast Reconstruction. Plast Reconstr Surg 2017;140(2):240–51. https://doi.org/10.1097/PRS.0000000000003508.

[39] Jablonka EM, Lamelas AM, Kanchwala SK, et al. A simplified cost-utility analysis of inpatient flap monitoring after microsurgical breast reconstruction and implications for hospital length of stay. Plast Reconstr Surg 2019;144(4):540e–9e.

[40] Brummett CM, Waljee JF, Goesling J, et al. New persistent opioid use after minor and major surgical procedures in US adults. JAMA Surg 2017;152(6):e170504 [published correction appears in JAMA Surg. Mar 1;154(3):272].

[41] Bassiri-Tehrani B, Karanetz I, Bernik SF, et al. The timing of chemoprophylaxis in autologous microsurgical breast reconstruction. Plast Reconstr Surg 2018;142(5):1116–23.

[42] Wagner RD, Doval AF, Mehra NV, et al. Incidental findings in CT and MR angiography for preoperative planning in DIEP flap breast reconstruction. Plast Reconstr Surg Glob Open 2020;8(10):e3159.

第十章

基于替代性皮瓣的乳房重建的现代方法：股深动脉穿支皮瓣

扎克·科恩，赛义德·C. 阿祖里，埃文·马特罗斯，乔纳斯·A. 纳尔逊，小罗伯特·J. 艾伦

关键词

自体游离皮瓣乳房重建；股深动脉穿支皮瓣；大腿皮瓣

关键点

- 腹部组织是自体游离皮瓣乳房重建的金标准。
- 股深动脉穿支（PAP）皮瓣可能是那些不适合腹部组织移植的患者的一种选择。
- PAP 皮瓣以股深动脉穿支为基础，供应大腿后内侧的皮肤和皮下组织。
- 由于其供区并发症发生率较低、血管供应可靠和美学效果良好，PAP 皮瓣已成为首选的替代选择。

第一节　历史

随着显微外科技术的不断完善，自体乳房重建将越来越受欢迎。自体乳房重建技术的进步减少了手术时间、住院时间和并发症发生率[1,2]。腹部皮瓣仍然是乳房重建组织来源的金标准[3-5]。然而，当腹部供区不可用时，应探索包括大腿组织在内的替代皮瓣。由于大腿的血管供应丰富，已经从这个解剖区域设计了几种皮瓣来重建局部和远处的缺损。臀股皮瓣于 1980 年首次被用于覆盖和重建会阴与骶骨区域的慢性伤口[6]。Song 及其同事[7]描述了基于股深动脉穿支的股后游离皮瓣的使用。在他们的 15 个下肢皮瓣系列中，

所有皮瓣都用于重建头颈部烧伤挛缩。15 个皮瓣中只有两个是股深动脉穿支（PAP）皮瓣，其余为大腿前外侧或前内侧皮瓣。Angrigiani 及其同事 [8] 对大腿后皮瓣进行了扩展，通过在尸体标本中使用乳胶注射的方法，在技术层面描述了 PAP 皮瓣获取和穿支可靠性。在 25 例活的患者中，14 例采用带蒂皮瓣重建坐骨 / 会阴区，11 例采用游离皮瓣重建头颈部烧伤挛缩或下肢缺损。

Allen[9] 是第一个使用 PAP 皮瓣进行自体乳房重建的人。在他的里程碑式论文中，他详细介绍了 27 个 PAP 皮瓣的获取和转移，包括术前影像学的使用、手术技术和获取方法、术后恢复和并发症。这项研究预示着乳腺癌患者潜在重建选择的巨大转变。随着认识度和外科医生的经验的提升，PAP 皮瓣已成为一种在腹部皮瓣是禁忌或非所需的时候受欢迎的替代供体。

PAP 皮瓣解决了股薄肌皮瓣变体的缺点。由于是一个穿支皮瓣，PAP 皮瓣不牺牲任何肌肉。与股薄肌皮瓣相比，PAP 皮瓣体积更大，蒂更长、皮岛也更大 [10]。与横行股薄肌（TUG）皮瓣相比，PAP 皮瓣解剖距离引流淋巴管更远，避开了股三角的关键结构，从而避免了潜在的无效腔，并降低随后发生淋巴水肿 / 血清肿的风险和发生率 [10,11]。PAP 皮瓣的供区瘢痕可以方便地隐藏在臀下褶皱处，形成美观的供区。此外，大腿后部的组织有利于打造年轻的乳房，因为它往往含有更结实且可塑形的脂肪。椭圆形皮岛还可以嵌入和塑造自然、年轻的乳房隆起。这些因素使得 PAP 皮瓣越来越普遍地成为腹部组织的替代品。

一、适应证及患者选择

对于有腹部供区禁忌证的患者，首选 PAP 皮瓣进行乳房重建。这包括腹部组织不足、既往腹部皮瓣失败 / 腹部成形手术史、既往重大腹部手术史或不愿留下腹部瘢痕的患者。有妊娠意愿的年轻患者可能希望避免切取腹部供体部位。我们建议对大腿区域有严重烧伤或瘢痕的患者或有严重髂股血管闭塞性疾病的患者避免使用 PAP 皮瓣。

研究表明，在体重指数（BMI）较低和（或）腹部组织很少的患者中，大腿后部区域通常有足够体积的潜在供体组织 [12-14]。已有多项研究分析了患者和 PAP 皮瓣的特征 [10,12-20]。在这些研究中，PAP 皮瓣的平均重量为 242~425 g（最小 132 g，最大 815 g），而患者的平均 BMI 为 23~27 kg/m^2。表 10-1 记录了乳房重建研究中患者和 PAP 皮瓣特征的详细情况 [10,12-20]。当需要的乳房尺寸比大腿后供区更大时，PAP 皮瓣也可以通过“堆叠”皮瓣的方式与第二个游离皮瓣 [如腹壁下动脉穿支（DIEP）皮瓣] 结合，或者可以通过植入物和

（或）脂肪移植来补充[21]。尽管如此，类似于腹部皮瓣，PAP 皮瓣提供了足够的体积来重建乳房切除术后的大范围缺损[22]。

表 10-1　患者和股深动脉穿支皮瓣特征的 10 项研究回顾

研究，年份	研究类型	平均年龄(岁)	患者数/皮瓣数	平均体重指数（kg/m²）	平均皮瓣重量范围（g）	平均蒂长度(cm)	平均皮肤宽度(cm)
Hunter 等[10]，2015	前瞻性队列	—	13/22	21.6	242（132~455）	—	—
Haddad 等[15]，2016	前瞻性队列	—	30/30	—	301（195~700）	9.88	—
Ito 等[16]，2016	回顾性综述	41.6	5/7	23.5	257.1（200~350）	9.4	24.6 × 6.1
Hupkens 等[17]，2016	前瞻性队列	44	30/40	23.3	372.4（250~470）	11	32 × 12
Allen 等[19]，2016	回顾性综述	48	96/164	22.5	367.4（225~739）	10.2	27.2 × 6.3
Haddock 等[12]，2017	回顾性综述	—	56/101	26.4	425（170~815）	10.3	—
Fosseprez 等[18]，2017	回顾性综述	—	15/17	—	—	—	—
Haddock 等[20]，2019	回顾性综述	51.5	20/40	27.3	398.5（170~600）	12.9	—
Haddock[13]，2020	回顾性综述	—	138/265	26.5	403（190~800）	11.2	—
Atzeni 等[14]，2021	前瞻性队列	47.56	86/116	24.72	251.3（152~455）	—	—

二、股深动脉穿支皮瓣解剖

PAP 皮瓣的血供来自从股深动脉分支发出的穿支。股深动脉出现在股总动脉后外侧腹股沟韧带远端 3~4 cm 处。然后，血管从外向内延伸到股骨的后部。在大收肌和半腱肌之间走形，它发出几个肌皮穿支，供应大腿后内侧的脂肪和皮肤[23]。第一条穿支血管供应大收肌与股薄肌，第二支供应半膜肌、股二头肌和股外侧肌[24]。通常，选择用于微血管吻合的穿支出现在臀下褶皱尾部 5~7 cm 处。深动脉持续发出至少两个可用的穿支，有些患者在一侧大腿上有 5 个穿支[24]。这些血管已被证明具有足够的口径和大小，可用于显微外科转移和术后皮瓣灌注[25-29]。穿支动脉的平均直径为 2.3 mm，其相关联静脉的平均直径约为 2.8 mm[23]。在几项研究中，血管蒂的平均长度为 11~13 cm[15,17,20,23,24]。

三、术前影像

在先进成像时代，包括磁共振血管造影（MRA）和计算机断层扫描血管造影（CTA）在内的模式越来越多地用于术前评估和确认穿支（图 10-1）。我们更喜欢术前 MRA，因为它提供了详细的解剖结构和三维再处理技术。这种高分辨率成像使外科医生能够仔细规划切口部位和预期的皮片。与腹部皮瓣不同，PAP 皮瓣中主要穿支的位置不固定，许多外科医生依赖术前成像。然而，与经典横向（tPAP）皮瓣相比，最新改良的 PAP 皮瓣，包括将在下文中讨论的对角线（dPAP）和垂直（vPAP）设计，可以沿着深动脉的走向获得更多的穿支。因此，对于对角线和垂直皮瓣设计，成像可能不是必需的。

四、手术技术

在可能的情况下，我们更喜欢用分腿床或取截石位，以便于患者定位和充分暴露大腿内侧（图 10-2）。在患者取截石位进行定位时，应注意坐垫压力点并正确摆放下肢，以避免潜在的神经被卡压或被压迫。无论分腿或取截石位都可以让术者位于患者大腿之间，并从多个角度操作，有助于有效和安全地获取皮瓣。此外，PAP 皮瓣的性质和位置允许两组医生同时操作，允许乳房切除、受区准备与皮瓣获取一起进行。在堆叠层 DIEP-PAP 皮瓣时，DIEP 皮瓣剥离可以与 PAP 皮瓣同时开始。与腹部皮瓣乳房重建类似，PAP 皮瓣可以即刻或延迟进行。事实上，使用 PAP 皮瓣进行即刻乳房重建与延迟重建的效果相当[30,31]。

在用先进的成像模式显示穿支状态后，用多普勒探头确认供体血管，并标记以供术中参考（图 10-2）。长收肌和股薄肌是重要的标志，臀下皱褶也是如此（图 10-2）。皮片是使用挤压试验设计的，这样估计的皮瓣宽度既可以保证切除足够的组织量，同时仍然允许供体部位的无张力缝合。最经典方向（tPAP）的皮瓣设计，通常在患者直立时做皮肤标记，以确保切口隐藏在臀下皱褶中。在前部切口切开皮下组织，用电刀从前到后进行解剖。打开股薄肌的筋膜，肌肉向前收缩。然后暴露、切开大收肌筋膜，在筋膜下水平向近端解剖，直到确定穿支。然后以标准方式进行穿支的肌内剥离，直到达到足够的血管蒂长度或遇到深动脉（图 10-2）。当血管蒂长度和血管口径适合显微外科转移时，将皮瓣切下并转移以重建乳房切除术后的缺损。因为臀后皮肤附属组织和肌皮穿支保证了灌注的完整，所以如果需要额外的时间来准备受体部位，可以先行结扎穿支皮瓣血管，准备好后，切开臀后皮肤附属组织，获取皮瓣，称重，并准备转移。

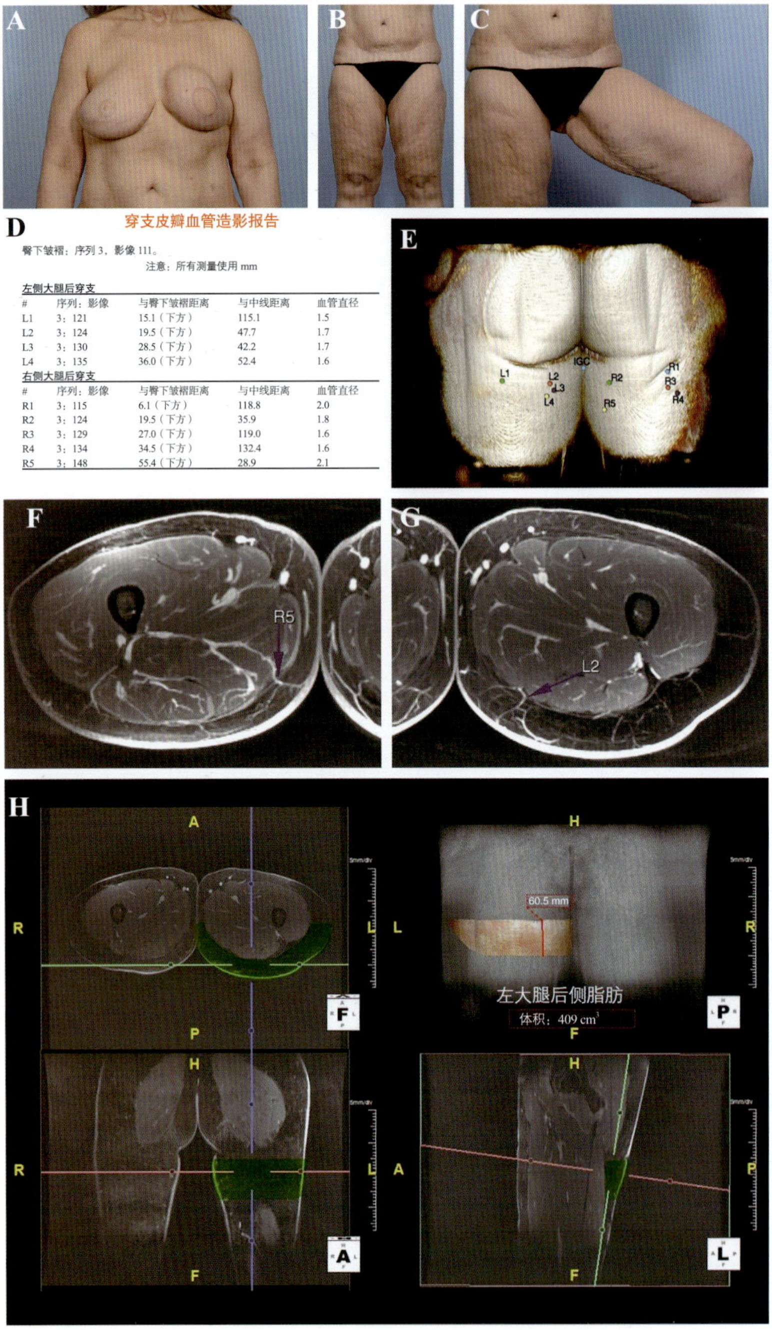

穿支皮瓣血管造影报告

臀下皱褶：序列 3，影像 111。

注意：所有测量使用 mm

左侧大腿后穿支

#	序列：影像	与臀下皱褶距离	与中线距离	血管直径
L1	3：121	15.1（下方）	115.1	1.5
L2	3：124	19.5（下方）	47.7	1.7
L3	3：130	28.5（下方）	42.2	1.7
L4	3：135	36.0（下方）	52.4	1.6

右侧大腿后穿支

#	序列：影像	与臀下皱褶距离	与中线距离	血管直径
R1	3：115	6.1（下方）	118.8	2.0
R2	3：124	19.5（下方）	35.9	1.8
R3	3：129	27.0（下方）	119.0	1.6
R4	3：134	34.5（下方）	132.4	1.6
R5	3：148	55.4（下方）	28.9	2.1

图 10-1 （A）乳房和（B、C）下肢的术前图像。患者有右侧乳腺癌病史，接受了乳房切除术，并使用腹壁下动脉穿支（DIEP）皮瓣进行重建。后来左侧乳患有癌症，进行带蒂背阔肌皮瓣和植入物重建。注意左侧乳房严重的包膜挛缩以及大腿后内侧组织松弛。对双侧下肢进行磁共振血管造影（MRA）检查，包括和不包括静脉造影和三维（3D）后处理；（D）穿支皮瓣血管造影检查详细报告血管口径和位置。IGC＝臀下皱褶；（E）三维穿支图像显示大腿后部穿支位置；（F）大腿轴位视图，显示一个良好的 R5 穿支，位于 IGC 下方 55.4 mm，中线右侧 28.9 mm，股薄肌后缘后方 6.9 mm。血管直径为 2.1 mm，在肌肉内行进 185.2 mm 后汇入臀下动脉；（G）大腿轴位视图，显示一个良好的 L2 穿支，位于 IGC 下方 19.5 mm，中线左侧 47.7 mm，股薄肌后缘后方 39.5 mm。血管直径为 1.7 mm，在肌肉内行进 185.2 mm 后汇入臀下动脉；（H）左大腿后侧 22 cm×6 cm 皮瓣的脂肪体积为 409.0 mL

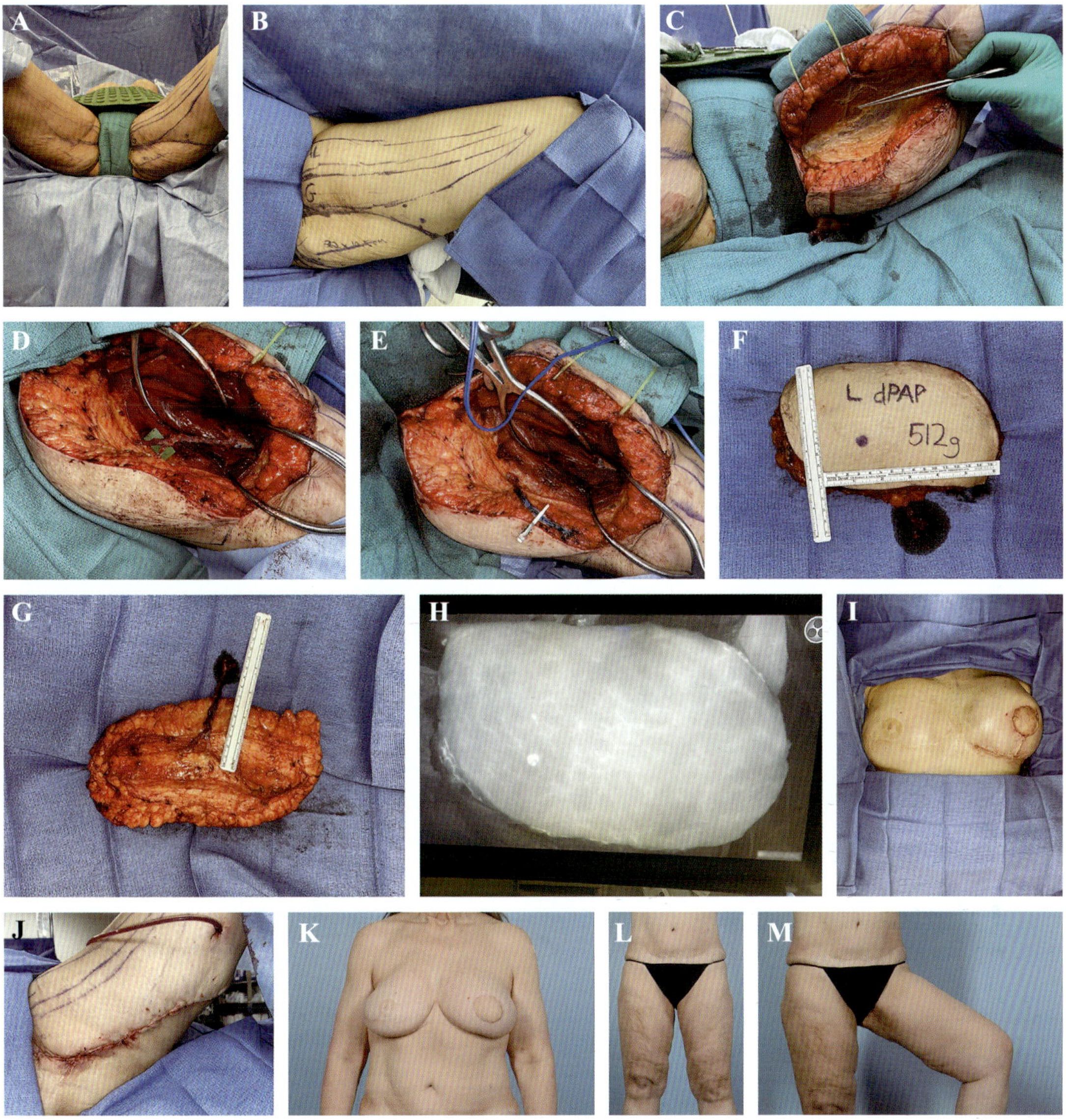

图 10-2　计划行对角 PAP 手术的患者术前定位和手术部位标识。（A）患者取截石位；（B）术前标记，描绘长收肌（AL）、股薄肌（G）和预期的 22 cm × 10.5 cm 对角皮瓣；（C）取前部皮肤切口，并剥离筋膜向下游离股薄肌，此时股薄肌向前缩回。钳子指示股薄肌蒂；（D）切开大收肌上的筋膜，进行筋膜下解剖。对大收肌筋膜进行细致的后部解剖，发现一个带有两个皮支的大穿支；（E）然后将一只微血管夹放在主穿支及其伴行静脉上，夹住并切开血管；（F：前部；G：后部）。切开后部，获取皮瓣并称重（512 g）。在器械台上进行皮瓣准备，测量血管蒂长度为 10.5 cm。然后将皮瓣转移到左乳房切除后缺损处，并以标准方式对内乳系统进行微血管吻合；（H）SPY-PHY（Stryker Corp., Kalamazoo, MI; manufactured by Medical London LP, London, Ontario, Canada）游离皮瓣的血管造影显示出良好的组织灌注；（I）然后对皮瓣进行选择性去表皮化，并用可吸收线缝合，重建年轻化的乳房隆起，术区留置引流管；（J）在引流管上方对供体部位进行逐层缝合；（K）乳房和（L、M）下肢的术后外观。注意左大腿上部有一个不明显的供区瘢痕，外观得到改善

然后，以标准方式进行显微外科吻合，最常见的选择是顺行内乳动静脉，而逆行乳腺或胸背血管可以用作备用选择[32,33]。我们使用 SPY-PHY（Stryker Corp., Kalamazoo, MI; manufactured by Medical London LP, London, Ontario, Canada）血管造影术来观察和确认微血管吻合后的皮瓣灌注，并切除任何有存活问题的组织。皮瓣用可吸收缝线缝合。应该花时间来确保充分的内侧填充，这些区域往往很难在之后的修整中增加[34]（图 10-2）。然后，进行选择性去表皮化，同时保留足够的皮肤用于术后监测。在修复或分期乳头重建时，可以很容易地去除皮肤[35]。在乳房切除术区内放置封闭引流管，皮肤逐层缝合。

鉴于 PAP 皮瓣保留了肌肉，供区出现无效腔的概率降低。尽管如此，也需要确保无张力、多层闭合。这是通过小心地从大腿筋膜上提拉下方皮瓣实现的。填塞缝合可以进一步促进闭合并降低切口张力，供体部位放置引流管后依此法处理（图 10-2）。下肢穿紧身衣，并指导患者在至少 6 周内避免剧烈活动，之后可以根据指导恢复活动。

五、股深动脉穿支皮瓣设计的变体：横向、垂直和对角线

使用横向皮瓣（tPAP），对用于乳房重建的原始 PAP 皮瓣进行了各种衍生和改进[9]。tPAP 有几个局限性，皮瓣的宽度限制在 6~8 cm。此外，供体部位有很大张力，增加了伤口并发症的风险。当患者处于坐姿时，切口也会被压缩，这可能会加剧切口并发症和（或）继发于后皮神经损伤的慢性股后感觉异常[36]。

Hupkens 及其同事[17]描述了 tPAP 皮瓣的一种几何改良，通过头骨形的扩展，包括了臀下区域外的额外组织，从而增加可供获取的组织体积。类似地，其他人描述了一种垂直 PAP（vPAP）皮瓣，皮瓣设计成纵行，以最大限度地增加远端穿支的数量[37,38]。Tielemans 及其同事[39]2021 年对“扩展”PAP 皮瓣进行了扩展，取得了与“标准”PAP 皮瓣相似的并发症特征和 97.8% 的皮瓣存活率。垂直切口避免了下肢神经和淋巴管附近的切开，并将张力圆形分布在大腿周围，从而降低了潜在伤口并发症 / 瘢痕迁移的风险。供体部位仍然用 vPAP 很好地隐藏起来，就像大腿内侧的整形疤痕。

Dayan 和 Allen Jr. 描述了一种沿着皮肤张力线定向的对角 PAP（dPAP），这能获取更宽的皮瓣，并降低传统 tPAP 皮瓣在供体部位的张力[36]。对角设计能从大腿后内侧取得更多脂肪，非常适合乳房重建。与 vPAP 类似，dPAP 切口在坐姿时不会被压缩，从而减少潜在的伤口后遗症和（或）大腿感觉异常。

最后，对包括垂直和水平翼的 PAP 皮瓣进行蝶形改良，可以取得整个穿支血管，并最大限度地增加单个供区的皮瓣体积[40-42]。

六、特殊的股深动脉穿支皮瓣：扩展应用及改良

自被 Allen 引用以来，PAP 皮瓣已经得到了改进，其用途已经扩展到乳房重建之外。现在已经有多种技术可以增加 PAP 皮瓣的潜在的重建价值。例如，Mayo 及其同事[43]描述了 PAP 皮瓣在下肢和头颈部缺损重建中的应用。

PAP 皮瓣可以从大腿两侧获取，并以“堆叠”的方式用于单侧或双侧乳房重建。用于重建的堆积皮瓣最常见的组合是 DIEP 皮瓣和 PAP 皮瓣[20,44-48]。对于供体组织不足且不愿意进行植入物分期重建或者多次脂肪移植的患者来说，这仍然是一个可行的选择。在乳房切除缺损处放置第二个皮瓣可以为特定身体的重建提供额外的体积，且并发症发生率可接受[45]。然而，使用第二个游离皮瓣需要额外吻合一组微血管，从而增加了手术时间、技术难度、外科医生疲劳和潜在并发症。然而，在这种情况下，受体血管的选择是丰富的，包括顺行和逆行的内乳系统、胸背、胸肩峰和主瓣蒂外的分支血管[33]。Haddock 及其同事[49]注意到，当使用逆行的内乳系统时，皮瓣损失率增加，因此，他们主张使用皮瓣内血管进行二次受体吻合。也就是说，如果顺行乳腺血管质量较差，逆行系统是我们首选的第二选择。

使用有感觉的组织瓣进行乳房重建仍然是一个有争议的话题[50,51]。尽管如此，Dayan 和 Allen Jr. 首先描述了感觉 PAP 皮瓣的成功转移[36]，其通过将闭孔神经的前支与 T_4 肋间神经的外支吻合来实现神经缝合。在最近一项尸体大腿解剖的研究中，Song 及其同事[52]描述了股后皮神经的可行性和位置，以及它在转移和创建有感觉的 PAP 皮瓣方面的潜力。

七、术后护理

术后，在受体部位进行常规皮瓣监测，通常用多普勒评估皮肤瓣。指导患者穿下半身紧身衣 3 周，以减少肿胀，防止潜在的瘢痕扩大 / 过度生长或血清瘤形成。仔细监测引流量和一致性。患者通常术后观察 1~3 天。当达到出院标准时，患者会接受引流护理方面的宣教，并加强活动限制，直到他们在门诊进行随访。此外，应尽量避免对供体切口部位施加压力。

八、结果及并发症

PAP 皮瓣手术后的并发症发生率较低，在受体和供体部位都是可接受的。供区并发症包括血清肿、血肿、伤口裂开、伤口感染 / 蜂窝组织炎和疼痛[19]。Allen 及其同事[19]回顾了

96 例患者的 164 个皮瓣，他们注意到受体并发症包括血肿（1.9%）、血清肿（6%）、脂肪坏死（7%）和 1 例皮瓣丢失。Haddock 及其同事发表了 2017 年至 2020 年间的经验[12,13]，在 101 例 PAP 皮瓣中，有 2 例（2%）皮瓣丢失和 1 例脂肪坏死。2020 年，他们将调查范围扩大到 265 个 PAP 皮瓣，并注意到 8 个皮瓣丢失（3%）。Haddad 等[15]对 30 例 PAP 皮瓣的前瞻性回顾中发现 2 例（6.7%）皮瓣丢失。

患者应了解供区并发症的性质，这些并发症通常通过非手术方法治疗。Cho 及其同事[53]报道，较高的供区发病率和并发症发生率与 BMI 增加有关，所有并发症都集中在大腿内侧。Haddock 及其同事[13]指出的供体并发症包括血清肿（4.5%）、血肿（2.6%）、感染（4.9%）和严重切口问题（6.8%）。严重伤口被定义为需要手术干预或负压治疗的伤口。Qian 及其同事[54]对 12 项研究进行了系统回顾，其中包括 327 例患者的 516 个 PAP 皮瓣，总成功率为 99%。供区并发症包括伤口裂开（6%）、血清肿（2%）和血肿（1%）。部分皮瓣丢失的发生率为 2%，而全部皮瓣丢失的发生率为 1%。表 10-2 记录了表 10-1 中引用的 10 项研究中供体并发症的发生率以及皮瓣总丢失率。

表 10-2　10 项研究中供区并发症回顾

研究，年份	研究类型	血肿	切口裂开	切口感染	血清肿	完全皮瓣丢失
Hunter 等[10]，2015	前瞻性队列	—	4.50%	—	4.50%	9.09%
Haddad 等[15]，2016	前瞻性队列	—	—	—	6.67%	6.67%
Ito 等[16]，2016	回顾性综述	—	—	—	—	—
Hupkens 等[17]，2016	前瞻性队列	—	10%	—	—	—
Allen 等[19]，2016	回顾性综述	1.90%	3.60%	—	6%	0.61%
Haddock 等[12]，2017	回顾性综述	—	10.89%	5.90%	—	1.98%
Fosseprez 等[18]，2017	回顾性综述	5.8%[a]	—	—	35.30%	11.80%
Haddock 等[20]，2019	回顾性综述	—	3%	—	—	—
Haddock 等[13]，2020	回顾性综述	2.60%	6.80%	4.90%	4.50%	3%
Atzeni 等[14]，2021	前瞻性队列	1.70%	2.60%	—	2.60%	—

注：a 表示受体部位并发症

加速康复外科（ERAS）存在于多个外科专业，并已被证明对基于腹部组织的乳房重建是有效的[55]。基于 PAP 皮瓣的乳房重建的 ERAS 方案已被证明可以降低住院时间、手术时间和术后阿片类药物使用[56]。此外，患者报告的结果测量（PROMs）已经对接受 PAP 皮瓣乳房重建的患者进行了评估，显示其在所有 BREAST-Q 量表方面都有很高的得分[13,14,57]。

九、个案示例

我们报告一例有双侧癌症病史的 53 岁女性。该患者用 DIEP 皮瓣重建了右侧乳腺，随后患上了左乳腺癌。左侧用带蒂背阔肌皮瓣和硅胶植入物重建。不幸的是，患者出现左乳房包膜挛缩，需要移除植入物并进行自体重建。移除植入物，获取同侧 dPAP 皮瓣用于左乳房重建（见图 10-1 和图 10-2）。

第二节　总结

当腹部组织是手术禁忌或不需要时，PAP 皮瓣已成为自体乳房重建的主要替代方案。几项研究引用了良好的手术和患者报告的结果，以及发病率较低、可预测的受体和供体部位的并发症。上述对原始 PAP 皮瓣的改良（如 vPAP、dPAP 和鸢尾样 PAP）增加了供体组织的潜在重建能力。随着技术的改进和外科医生经验的提高，我们预计 PAP 皮瓣的临床应用和效果将相应扩大。

临床治疗要点

- 腹部组织是自体游离皮瓣乳房重建的金标准。
- 对于那些不适合腹部组织转移的患者，股深动脉穿支（PAP）皮瓣可能是一种选择。
- PAP 皮瓣以深动脉的穿支为基础，供应大腿后内侧的皮肤和皮下组织。
- 由于低供区发病率、血管供应的可靠性和良好的美学效果，PAP 皮瓣已成为首选的替代来源。

基金

这项研究的部分资金来自美国国立卫生研究院 / 美国国家癌症研究院癌症中心支持拨款 P30 CA008748，该拨款支持纪念斯隆 - 凯特琳癌症中心在框架结构方面的研究。

利益声明

作者没有可披露的利益冲突。

补充数据

与本文相关的补充数据可以在线找到 https://doi.org/10.1016/j.cps.2022.10.001.

参考文献

[1] Bonde C, Khorasani H, Eriksen K, et al. Introducing the fast track surgery principles can reduce length of stay after autologous breast reconstruction using free flaps: a case control study. J Plast Surg Hand Surg 2015;49(6):367–71.

[2] Rozen WM, Ashton MW. Improving outcomes in autologous breast reconstruction. Aesthet Plast Surg 2009;33(3):327–35.

[3] Tachi M, Yamada A. Choice of flaps for breast reconstruction. Int J Clin Oncol 2005;10(5):289–97.

[4] Gurunluoglu R, Gurunluoglu A, Williams SA, et al. Current trends in breast reconstruction: survey of American society of plastic surgeons 2010. Ann Plast Surg 2013;70(1):103–10.

[5] Pien I, Caccavale S, Cheung MC, et al. Evolving trends in autologous breast reconstruction: is the deep inferior epigastric artery perforator flap taking over? Ann Plast Surg 2016;76(5):489–93.

[6] Hurwitz DJ, Walton RL. Closure of chronic wounds of the perineal and sacral regions using the gluteal thigh flap. Ann Plast Surg 1982;8(5):375–86.

[7] Song YG, Chen GZ, Song YL. The free thigh flap: a new free flap concept based on the septocutaneous artery. Br J Plast Surg 1984;37(2):149–59.

[8] Angrigiani C, Grilli D, Thorne CH. The adductor flap: a new method for transferring posterior and medial thigh skin. Plast Reconstr Surg 2001;107(7):1725–31.

[9] Allen RJ, Haddock NT, Ahn CY, et al. Breast reconstruction with the profunda artery perforator flap. Plast Reconstr Surg 2012;129(1):16e–23e.

[10] Hunter JE, Lardi AM, Dower DR, et al. Evolution from the TUG to PAP flap for breast reconstruction: comparison and refinements of technique. J Plast Reconstr Aesthet Surg 2015;68(7):960–5.

[11] Dayan JH, Allen RJ Jr. Lower extremity free flaps for breast reconstruction. Plast Reconstr Surg 2017;140(5S):77S–86S. Advances in Breast Reconstruction).

[12] Haddock NT, Gassman A, Cho MJ, et al. 101 consecutive profunda artery perforator flaps in breast reconstruction: lessons learned with our early experience. Plast Reconstr Surg

2017;140(2):229–39.

[13] Haddock NT, Teotia SS. Consecutive 265 profunda artery perforator flaps: refinements, satisfaction, and functional outcomes. Plast Reconstr Surg Glob Open 2020;8(4):e2682.

[14] Atzeni M, Salzillo R, Haywood R, et al. Breast reconstruction using the profunda artery perforator (PAP) flap: technical refinements and evolution, outcomes, and patient satisfaction based on 116 consecutive flaps. J Plast Reconstr Aesthet Surg 2021. https://doi.org/10.1016/j.bjps.2021.11.085.

[15] Haddad K, Hunsinger V, Obadia D, et al. [Breast reconstruction with profunda artery perforator flap: a prospective study of 30 consecutive cases]. Ann Chir Plast Esthet 2016;61(3):169–76.

[16] Ito R, Huang JJ, Wu JC, et al. The versatility of profunda femoral artery perforator flap for oncological reconstruction after cancer resection-Clinical cases and review of literature. J Surg Oncol 2016;114(2):193–201.

[17] Hupkens P, Hameeteman M, Westland PB, et al. Breast reconstruction using the geometrically modified profunda artery perforator flap from the posteromedial thigh region: combining the benefits of its predecessors. Ann Plast Surg 2016;77(4):438–44.

[18] Fosseprez P, Gerdom A, Servaes M, et al. [Profunda artery perforator flap: reliable secondary option for breast reconstruction?]. Ann Chir Plast Esthet 2017;62(6):637–45. Profunda artery perforator flap : quelle place dans la reconstruction mammaire par lambeau autologue ?

[19] Allen RJ Jr, Lee ZH, Mayo JL, et al. The profunda artery perforator flap experience for breast reconstruction. Plast Reconstr Surg 2016;138(5):968–75.

[20] Haddock NT, Cho MJ, Gassman A, et al. Stacked profunda artery perforator flap for breast reconstruction in failed or unavailable deep inferior epigastric perforator flap. Plast Reconstr Surg 2019;143(3):488e–94e.

[21] Weichman KE, Broer PN, Tanna N, et al. The role of autologous fat grafting in secondary microsurgical breast reconstruction. Ann Plast Surg 2013;71(1):24–30.

[22] Jo T, Jeon DN, Han HH. The PAP flap breast reconstruction: a practical option for slim patients. J Reconstr Microsurg 2022;38(1):27–33.

[23] Saad A, Sadeghi A, Allen RJ. The anatomic basis of the profunda femoris artery perforator flap: a new option for autologous breast reconstruction–a cadaveric and computer tomography angiogram study. J Reconstr Microsurg 2012;28(6):381–6.

[24] Ahmadzadeh R, Bergeron L, Tang M, et al. The posterior thigh perforator flap or profunda femoris artery perforator flap. Plast Reconstr Surg 2007;119(1):194–200.

[25] DeLong MR, Hughes DB, Bond JE, et al. A detailed evaluation of the anatomical variations of the profunda artery perforator flap using computed tomographic angiograms. Plast Reconstr Surg 2014;134(2):186e–92e.

[26] Wong C, Nagarkar P, Teotia S, et al. The profunda artery perforator flap: investigating the perforasome using three-dimensional computed tomographic angiography. Plast Reconstr Surg 2015;136(5):915–9.

[27] Haddock NT, Greaney P, Otterburn D, et al. Predicting perforator location on preoperative imaging for the profunda artery perforator flap. Microsurgery 2012;32(7):507–11.

[28] Agrawal MD, Thimmappa ND, Vasile JV, et al. Autologous breast reconstruction: preoperative magnetic resonance angiography for perforator flap vessel mapping. J Reconstr Microsurg 2015;31(1):1–11.

[29] Largo RD, Chu CK, Chang EI, et al. Perforator mapping of the profunda artery perforator flap: anatomy and clinical experience. Plast Reconstr Surg 2020;146(5):1135–45.

[30] Levine SM, Snider C, Gerald G, et al. Buried flap reconstruction after nipple-sparing mastectomy: advancing toward single-stage breast reconstruction. Plast Reconstr Surg 2013;132(4):489e–97e.

[31] Tanna N, Broer PN, Weichman KE, et al. Microsurgical breast reconstruction for nipple-sparing mastectomy. Plast Reconstr Surg 2013;131(2):139e–47e.

[32] Teotia SS, Cho MJ, Haddock NT. Salvaging breast reconstruction: profunda artery perforator flaps using thoracodorsal vessels. Plast Reconstr Surg Glob Open 2018;6(9):e1837.

[33] Stalder MW, Lam J, Allen RJ, et al. Using the retrograde internal mammary system for stacked perforator flap breast reconstruction: 71 breast reconstructions in 53 consecutive patients. Plast Reconstr Surg 2016;137(2):265e–77e.

[34] Allen RJ, Mehrara BJ. 36 - breast reconstruction. In: Farhadieh RD, Bulstrode NW, Mehrara BJ, et al. editors. Plastic surgery - principles and practice. New York, NY: Elsevier; 2022. p. 535–64.

[35] Frey JD, Stranix JT, Chiodo MV, et al. Evolution in monitoring of free flap autologous breast reconstruction after nipple-sparing mastectomy: is there a best way? Plast Reconstr Surg 2018;141(5):1086–93.

[36] Dayan JH, Allen RJ Jr. Neurotized diagonal profunda artery perforator flaps for breast reconstruction. Plast Reconstr Surg Glob Open 2019;7(10): e2463.

[37] Rivera-Serrano CM, Aljaaly HA, Wu J, et al. Vertical PAP flap: simultaneous longitudinal profunda artery perforator flaps for bilateral breast reconstructions. Plast Reconstr Surg Glob Open 2017;5(2):e1189.

[38] Scaglioni MF, Chen YC, Lindenblatt N, et al. The vertical posteromedial thigh (vPMT) flap for autologous breast reconstruction: a novel flap design. Microsurgery 2017;37(5):371–6.

[39] Tielemans HJP, van Kuppenveld PIP, Winters H, et al. Breast reconstruction with the extended profunda artery perforator flap. J Plast Reconstr Aesthet Surg 2021;74(2):300–6.

[40] Bourn L, Torabi R, Stalder MW, et al. Mosaic fleur-de-profunda artery perforator flap for autologous breast reconstruction. Plast Reconstr Surg Glob Open 2019;7(3):e2166.

[41] Saussy K, Stalder MW, Delatte SJ, et al. The fleur-de-PAP flap for bilateral breast reconstruction. J Reconstr Microsurg Open 2017;02(01):e1–3.

[42] Hunsinger V, Lhuaire M, Haddad K, et al. Medium-and large-sized autologous breast reconstruction using a fleur-de-lys profunda femoris artery perforator flap design: a report comparing results with the horizontal profunda femoris artery perforator flap. J Reconstr

Microsurg 2019;35(01):008–14.
[43] Mayo JL, Canizares O, Torabi R, et al. Expanding the applications of the profunda artery perforator flap. Plast Reconstr Surg 2016;137(2):663–9.
[44] Blechman KM, Broer PN, Tanna N, et al. Stacked profunda artery perforator flaps for unilateral breast reconstruction: a case report. J Reconstr Microsurg 2013;29(9):631–4.
[45] Mayo JL, Allen RJ, Sadeghi A. Four-flap breast reconstruction: bilateral stacked DIEP and PAP flaps. Plast Reconstr Surg Glob Open 2015;3(5):e383.
[46] Haddock N, Nagarkar P, Teotia SS. Versatility of the profunda artery perforator flap: creative uses in breast reconstruction. Plast Reconstr Surg 2017;139(3):606e–12e.
[47] Haddock NT, Cho MJ, Teotia SS. Comparative analysis of single versus stacked free flap breast reconstruction: a single-center experience. Plast Reconstr Surg 2019;144(3):369e–77e.
[48] Haddock NT, Suszynski TM, Teotia SS. Consecutive bilateral breast reconstruction using stacked abdominally based and posterior thigh free flaps. Plast Reconstr Surg 2021;147(2):294–303.
[49] Teotia SS, Dumestre DO, Jayaraman AP, et al. Revisiting anastomosis to the retrograde internal mammary system in stacked free flap breast reconstruction: an algorithmic approach to recipient-site selection. Plast Reconstr Surg 2020;145(4):880–7.
[50] Weissler JM, Koltz PF, Carney MJ, et al. Sifting through the evidence: a comprehensive review and analysis of neurotization in breast reconstruction. Plast Reconstr Surg 2018;141(3):550–65.
[51] Liew S, Hunt J, Pennington D. Sensory recovery following free TRAM flap breast reconstruction. Br J Plast Surg 1996;49(4):210–3.
[52] Song B, Kumbla PA, Boyd C, et al. The feasibility of a sensate profunda artery perforator flap in autologous breast reconstruction: an anatomic study for clinical application. Ann Plast Surg 2020;84(6S):S451–4.
[53] Cho MJ, Teotia SS, Haddock NT. Classification and management of donor-site wound complications in the profunda artery perforator flap for breast reconstruction. J Reconstr Microsurg 2020;36(2):110–5.
[54] Qian B, Xiong L, Li J, et al. A systematic review and meta-analysis on microsurgical safety and efficacy of profunda artery perforator flap in breast reconstruction. J Oncol 2019;2019:9506720.
[55] Temple-Oberle C, Shea-Budgell MA, Tan M, et al. Consensus review of optimal perioperative care in breast reconstruction: enhanced recovery after surgery (ERAS) society recommendations. Plast Reconstr Surg 2017;139(5):1056e–71e.
[56] Cho MJ, Garza R, Teotia SS, et al. Utility of ERAS pathway in nonabdominal-based microsurgical breast reconstruction: efficacy in PAP flap reconstruction? J Reconstr Microsurg 2021. https://doi.org/10.1055/s-0041-1733993.
[57] Dickey RM, Garza R, Liu Y, et al. 4: four-flap breast reconstruction: assessing breast-q and donor site morbidity in bilateral stacked autologous breast reconstruction. Plast Reconstr Surg Glob Open 2021;9(7S):41.

第十一章

腰动脉穿支皮瓣在自体组织乳房重建中的应用

史蒂文·M. 苏丹，大卫·T. 格林斯庞

关键词

乳房重建；穿支皮瓣；腰部；DIEP；显微外科

关键点

- 对于腹部不能作为供区的患者，腰动脉穿支皮瓣是进行自体组织乳房重建的第二理想选择。
- 应用动静脉移植物可以安全可靠地进行腰动脉穿支皮瓣乳房重建，通常需要多名熟练的外科医生参与。
- 腰动脉穿支皮瓣与背部美体提升手术类似，因此，这种皮瓣的切取在皮瓣供区可产生良好的美学效果。

第一节　引言

自从 1979 年 Holmstrom 提出“游离腹壁成形术皮瓣”以来，腹部供区一直是自体乳房重建中应用最广泛的组织来源[1]。腹壁下动脉穿支（DIEP）皮瓣于 1994 年引入，目前已成为自体组织乳房重建公认的“金标准”[2]。然而在许多情况下，由于多种原因导致腹部不适合作为供区，包括组织缺乏、先前的外科手术损伤了腹壁下动脉穿支血管或之前进行腹部皮瓣重建失败等。在这种情况下，有几种自体组织乳房重建的替代方案。主要的替代供区选择可分为以下几种：联合两个或多个皮瓣重建乳房、臀大肌皮瓣、大腿皮瓣和腰

动脉穿支（LAP）皮瓣。

尽管在穿支皮瓣乳房重建的早期，臀部是一个受欢迎的腹部替代供区，但近年来由于其对臀部外形的损害，臀大肌皮瓣已被广泛放弃。臀上、臀下动脉穿支皮瓣对臀部的潜在不良影响包括体积和丰满度的损失、正常解剖轮廓和边界的破坏。此外，在臀下动脉穿支的皮瓣切取过程中，可能发生坐骨神经或股后皮神经的损伤，从而使该皮瓣被废弃[3,4]。

在许多医疗中心，当腹部供区不理想时，大腿皮瓣，包括股深动脉穿支皮瓣、横向和对角上股薄肌皮瓣以及大腿外侧穿支皮瓣，现在是自体乳房重建的优先考虑的次要选择[5]。作者认为对于许多女性来说，LAP 皮瓣是乳房重建的最佳次要选择，在供区和受区部位都能产生良好的效果，事实上世界各地的几个大体量医疗中心也都认同这一观点[6,7]。

选择适当的患者，从大腿或腰部获取的组织可以重建美观的乳房。然而，大腿皮瓣的获取可能会在皮瓣的供区造成不自然的轮廓。这并不令人感到惊讶，因为许多大腿皮瓣的设计并不符合身体塑型美容手术的原则。尽管 DIEP 皮瓣去除组织与腹壁成形术类似，但大多数用于乳房重建的大腿皮瓣不同于塑型美容手术。例如，PAP 皮瓣是从大腿后部部分切取的，Rohrich 及其同事在关于抽吸辅助脂肪切除术的开创性手术中认为这是一个“禁区”[8]。据我们所知，大腿外侧所谓的“鞍袋”区域——许多女性认为这里不美观，而寻求塑型美容整形手术——很少通过直接切除来治疗。不用切除术治疗该部位的一个关键原因是，大腿外侧的自然轮廓是弧形凸起的，楔形切除一块深至大腿外侧筋膜面的组织会破坏正常的弧形轮廓，并造成局部凹陷。然而，获取股外侧穿支（LTP）皮瓣需要切取深达筋膜水平的大腿外侧组织，因此，该手术会造成皮瓣供区明显的轮廓畸形[9]。值得重视的是，在获取 LTP 皮瓣时行吸脂术，可修复获取该皮瓣造成的继发畸形[9]。

相反，从下背部腰部区域获取组织是遵循身体塑形美容手术原则的。LAP 皮瓣的设计类似于下半身提拉塑形的设计[10]。后背提拉塑形手术，可以提升臀部，瘦腰，突出下背部的前凸曲线，LAP 皮瓣的获取也可达到类似效果。因此，LAP 皮瓣的获取可在供区形成美臀轮廓。

LAP 皮瓣乳房重建的主要缺点包括报道较高的皮瓣失败率（6%~10%），以及供区血清肿的高发率[11]。供区术后感觉障碍也很常见。考虑选择 LAP 皮瓣进行乳房重建的患者必须充分了解此手术的风险和益处。

一、腰动脉穿支皮瓣的历史

基于 LAP 的带蒂皮瓣已被用于腰骶部区域的局部重建[12,13]。2003 年 de Weerd 及其同事首次报道了应用该部位的游离皮瓣进行乳房重建[14]。从此 LAP 皮瓣乳房重建逐渐流行起来。尽管供区有理想的美学效果，但手术的技术难度和相对较高的并发症发生率导致了 LAP 皮瓣乳房重建未被广泛应用。从本质上讲，该手术在技术上具有挑战性，最好由在复杂穿支皮瓣显微外科手术方面具有丰富经验的显微外科医生进行。我们及其他人发现，技术的改进提高了手术效率和效果[11,15,16]。

二、解剖

几项研究已经描述了腰部的血管解剖结构，确切地说，是 LAP 的血管解剖[17,18]。LAP 主要血供起源于 L_4 肋间后支[11,19]。这些穿支最开始走行于腰方肌和竖脊肌之间，从距离后中线外侧 7~10 cm 处穿出进入皮下组织。或者偶见这些穿支可穿过竖脊肌纤维，进入下背部脂肪组织[20]。LAP 皮瓣的理想供养血管是较粗的 L_4 穿支血管。L_5 穿支血管有时是最粗的，然而，L_5 穿支与骨盆的密切关系可能会给外科医生带来很大的困难。L_5 穿支可以贴附在骨盆骨膜上，因此从骨盆上剥离薄壁静脉是复杂和困难的。当然，骨盆的固定性导致血管的暴露很困难，并增加 L_5 穿支血管剥离的挑战。此外，L_5 穿支可能起源于髂腰血管，而不是主动脉。在这种情况下，切口可能不是朝向脊柱，而是沿着外侧的轨迹进行。

腰膨大动脉通常起源于 T_8 和 L_1 之间，因此在 L_4 至 L_5 水平很容易避开[21]。腰膨大动脉供应腰椎和骶髓，在切取腰部皮瓣时必须保护好，以避免出现神经并发症[22]。

三、患者选择、术前检查和手术计划

任何需要自体重建但腹部不适合作为供区的患者都可以考虑应用 LAP 皮瓣进行重建。许多女性的腰部有丰富的脂肪组织分布，在临床检查中很容易进行评估。挤压测试和体格检查可确定是否有足量的软组织可用于重建乳房到所需的尺寸。评估下背部和臀部组织的松弛度，以确保在适当的张力和轮廓下实现供区闭合。先前的下背部手术可能是或不是 LAP 皮瓣切取的禁忌证，必要时应与脊柱外科医生进行沟通讨论。除了对接受游离皮瓣乳房重建的患者进行标准的术前风险评估外，还应仔细关注高凝状态的危险因素，因为高凝状态是一种相对禁忌证。

LAP 皮瓣的皮肤总表面积通常明显小于典型 DIEP 皮瓣所能获得的皮肤面积。LAP 皮瓣的皮岛通常是椭圆形的，并且椭圆的短轴最长部分为 6~8 cm，长轴通常为 22~27 cm。下背部的脂肪小叶与臀部的脂肪小叶相似，因为它们比腹壁的脂肪小叶紧实，延展性差。因此，LAP 皮瓣比腹部皮瓣具有更大的硬度和膨出度。因此，与 SGAP 皮瓣一样，LAP

皮瓣可塑造良好的轮廓，但在移植这些皮瓣时，几乎不能对脂肪成分或皮岛进行重塑。外科医生基本上是在切取皮瓣时“雕刻”乳房，然后仅是将皮瓣“放置”到受区缺损处。需对重建乳房进行较多塑型的女性可能不是 LAP 皮瓣手术的最佳人选。

术前断层扫描及穿支血管标记是必不可少的（图 11-1）。根据美国放射学会的建议，当有可替代检查设备时，为了避免患者暴露在不必要的辐射下，我们更倾向磁共振血管造影术（MRA）。相较于利用高分辨率 CT 扫描穿支血管走行，MRA 可使患者腹盆部免受高剂量的放射线[23-25]。

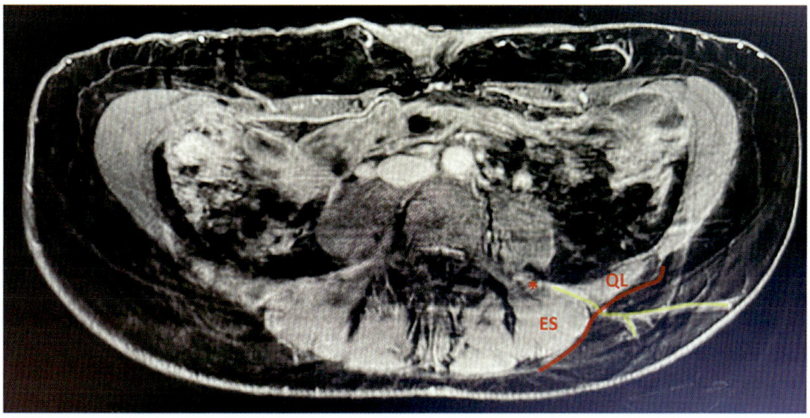

图 11-1 磁共振血管造影显示左侧腰动脉穿支（黄色标示）穿过腰方肌（QL）和竖脊肌（ES）之间。可以在这张代表性图像上看到胸腰筋膜表面（红线）到横突末端（星号）之间相对较短的距离

LAP 皮瓣蒂部较短，动脉口径狭窄。蒂部长度通常为 2~4 cm，动脉直径为 0.8~1.2 mm。如果没有中间血管移植物，将蒂部血管与内乳血管（我们选择的受区血管）进行显微外科吻合是非常困难的。动脉吻合处的口径不匹配会形成湍流，从而增加血栓风险，由于蒂部血管较短，使得皮瓣的自由嵌入范围受限，手术较复杂。这些问题已通过使用动静脉移植物得到解决[26]。根据患者的具体情况，我们从腹壁下血管系统或者胸背血管系统中切取动静脉移植物。

四、标记

我们选择需重建乳房的同侧腰部。在重建的乳房同侧切取 LAP 皮瓣有助于乳房的塑性、与乳房受区血管的显微外科吻合以及皮瓣的嵌入。

皮瓣前部以髂前上棘（ASIS）为界，后部以中线为界。皮瓣中心位于术前横断面成像选择的穿支血管处。皮岛的垂直厚度通过挤压测试确定，皮岛设计为椭圆形（图 11-2）。值得注意的是要避免切取过大的皮岛，以避免闭合时张力较大，这可能会导致供区切口裂开。

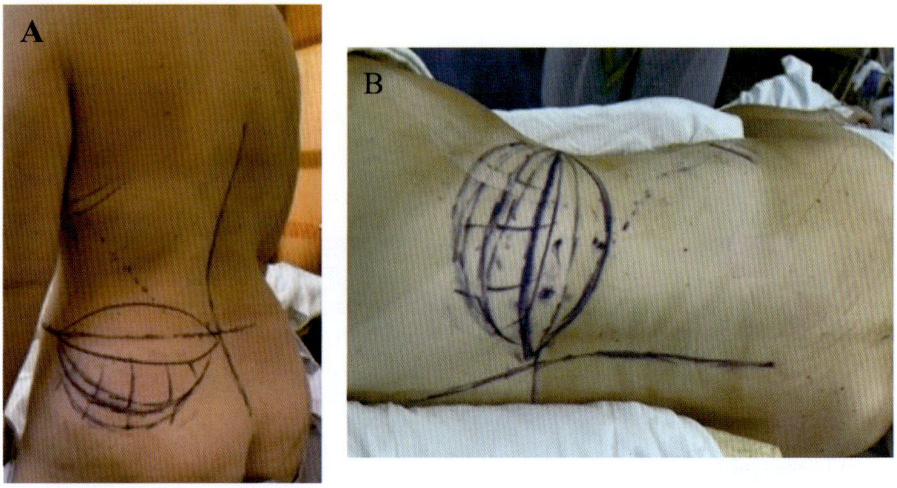

图 11-2　术前（A）和手术台上患者侧卧时的 LAP 皮瓣标记（B）。标记的皮岛为一个位于脐水平的横向椭圆形轮廓。椭圆垂直短径为 6~8 cm，其前后长轴约为 25 cm。沿着垂直轴，椭圆以已定位的穿支血管为中心（在图 B 中标记为点）。主要的穿支血管通常位于后中线前方 7~10 cm 处。其他更靠前的穿支血管可以通过多普勒超声进行识别，但这些血管通常较细不适合用于皮瓣的微血管转移。皮岛下方的散列标记线为要切取的臀部脂肪范围

沿着皮瓣的水平轴，腰动脉穿支通常从距后中线 7~10 cm 处进入皮瓣底部。

皮瓣的软组织切取范围可延伸到皮岛的下边界之外。LAP 皮瓣的脂肪组织包括下背部脂肪和臀部脂肪。外科医生设计皮瓣时应使其垂直高度至少为 13~16 cm。臀部皮肤处标记纳入皮瓣切取范围的皮下脂肪区域（图 11-2）。我们发现可视化下进行皮瓣的切取，并最终形成解剖型的乳房假体或膨胀的组织扩张器形状的皮瓣是很有用的。

五、外科手术步骤

开始 LAP 皮瓣切取时，患者先取仰卧位。在乳房切除术后即刻重建或在延迟重建中准备好乳房囊袋后再解剖受区血管。我们认为最谨慎的做法是在切取皮瓣和中间血管移植物之前准备好受区血管。内乳血管是腰部皮瓣重建的首选受区血管。胸背血管也可作为替代；但它们受限于 LAP 皮瓣的形状及其蒂部。

如果要从腹部切取血管移植物，我们也会在手术的初始阶段解剖但不切取腹壁深部血管。为了避免移植物缺血时间过长，在皮瓣切取完成后再进行中间血管移植物的结扎和

切取。

一旦受区准备完成，我们就准备切取 LAP 皮瓣，暂时用无菌敷料覆盖胸部创面。如果已经准备好了腹部血管移植物，那么，在这个阶段对血管移植物供区进行类似的覆盖闭合。然后对患者进行第一次重新摆体位。

（一）体位

根据外科医生的喜好，患者可采用侧卧位或俯卧位。每种方法各有利弊。当患者俯卧时，通常更容易识别穿支血管；然而在该体位不能同时切取腹壁下动静脉（AV）移植物。当患者俯卧位进行皮瓣剥离时，我们有时会使用胸背移植物。尽管在这种情况下使用胸背移植物可以提高效率，但使用这些移植物可能会切断第二组受区血管以及影响未来的背阔肌皮瓣切取。由于腹壁下血管移植物可以在患者侧卧位时切取，因此，在侧卧位进行皮瓣剥离，手术效率优于俯卧位。值得注意的是，无论是俯卧位或侧卧位，AV 移植物也都可以从胸背血管系统切取。

尽管有资深术者报道同时进行了双侧 LAP 皮瓣重建，但我们通常倾向于分期进行双侧 LAP 瓣重建。如果要进行双侧 LAP 皮瓣的切取，必须采用俯卧位。

（二）动静脉移植物的切取

如上所述，AV 移植物的制备（而不是切取）通常在皮瓣剥离之前完成。腹壁下 AV 移植物通过腹股沟处 5 cm 的切口切取。向下分离至腹直肌筋膜，并沿着筋膜纤维的方向切开肌肉筋膜。确定腹直肌的外缘后，向内侧牵拉肌肉，暴露腹直肌深部的腹壁下血管蒂（图 11-3）。从上到下分离出尽可能长的血管蒂（通常为 6~10 cm）。

可以采用俯卧位或侧卧位切取胸背血管移植物。沿着胸罩束带线或在松弛的皮肤张力线内于背阔肌前缘处皮肤做 5~8 cm 切口，暴露背阔肌的前缘并掀起，暴露肌肉下方的 TD 血管蒂。确认该血管后，并将其向上解剖至腋窝，向下解剖至前锯肌分支（图 11-3）。既往腋窝手术或放疗是使用胸背血管蒂作为 AV 移植物的相对禁忌证，除非术前血管成像证实血管通畅。

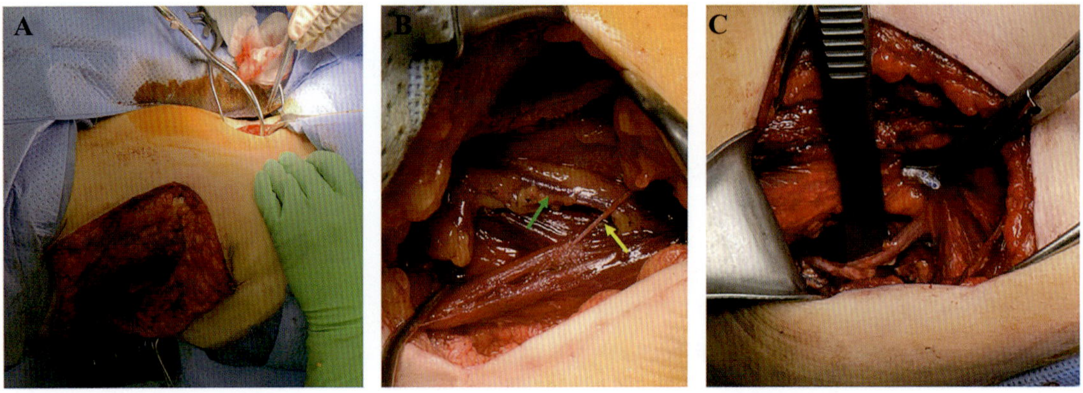

图 11-3　AV 移植物切取：患者侧卧位时，可以从腹壁下血管系统切取 AV 移植物（A、B）。在切取 LAP 皮瓣后，可以看到外科医生的钳子（A）处显示腹壁下血管移植物（LAP 供区见照片底部）。DIE 移植物（绿色箭头）的特写镜头，其中保留的运动神经（黄色箭头）穿过血管（B）。患者侧卧位时，从胸背血管系统切取血管移植物，镊子上方所示为胸背（TD）血管（C）

（三）皮瓣的切取

皮瓣的切取，首先沿着皮岛标记线切开皮肤，然后切开深部组织，并逐渐向上斜切至皮瓣上边界。皮瓣上缘以外只有切取少量皮下脂肪。沿着皮岛的下缘，皮瓣通过斜切向臀部并可切取大量的臀部脂肪（图 11-4）。这种剥离在非解剖组织平面上进行，外科医生可以直视下操作，在这个手术阶段，将皮瓣按照乳房重建所需的形状进行塑型（图 11-5）。

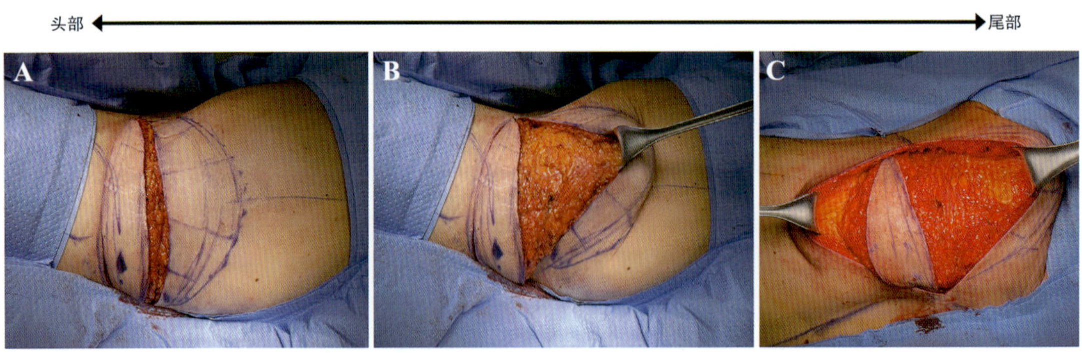

图 11-4　在 LAP 皮瓣切取过程中塑型重建的乳房。切开整个皮瓣皮岛（A）；沿着尾部皮岛切口切取大量的臀部脂肪来塑型（B、C）；沿着头部切口适度斜切，只切取皮岛上方适量的脂肪（C）

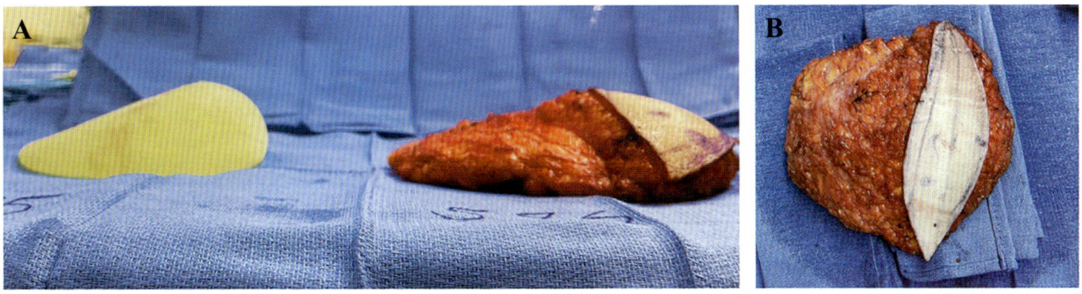

图 11-5　LAP 皮瓣的侧面图（A）和正面图（B）。它的形态类似于形状稳定的植入物

应注意避免在后中线附近过度剥离，以免形成难看的空腔。然而，也须注意该区域皮瓣不要太薄，因为最后需要用皮瓣的这一部分来重建乳房内侧的饱满度。

一旦用电刀切开了皮瓣的边缘确定了浅表和外周皮瓣的边界，就将皮瓣从外向内（侧卧位）或从内向外（俯卧位）剥离，直到确定腰动脉穿支穿过胸腰筋膜进入皮瓣下面。穿支血管穿过的胸腰筋膜白色发光的外膜很容易辨认。值得注意的是，当剥离皮瓣下面时，应在臀筋膜浅层进行解剖，尽可能保护臀神经（图 11-6）。如果必须分割臀神经，则应该进行修复。注意保护或修复臀神经，可减轻 LAP 供区的麻木、神经痛和感觉障碍。

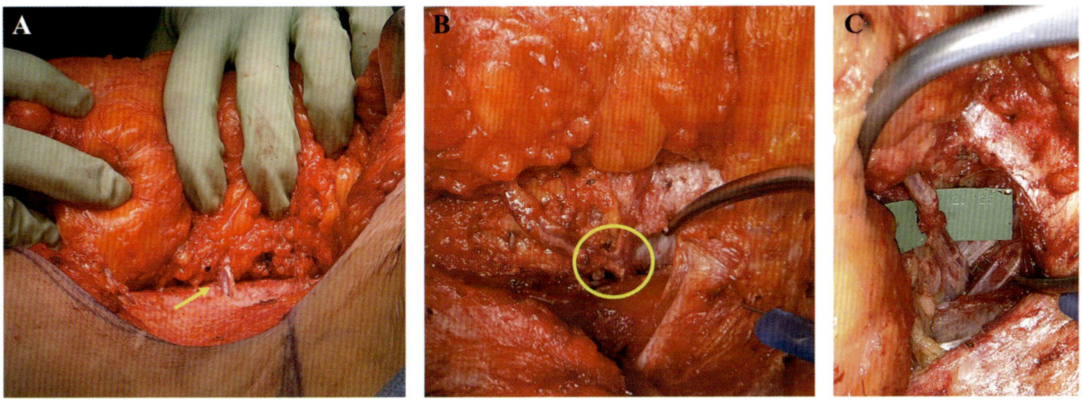

图 11-6　LAP 皮瓣穿支血管的识别与解剖。一旦完成了皮瓣的浅层剥离，将 LAP 皮瓣的深层表面与其下面的组织剥离并掀起，识别和分离出腰动脉穿支。可见一个粗大的腰动脉穿支穿过胸腰筋膜（A）；通常 2 个腰动脉穿支正好在胸腰筋膜下方汇合，形成一个较大的单血管蒂（B）；打开胸腰筋膜并沿着穿支血管的走行分离至横突末端，解剖出血管蒂，该距离通常为 2~4 cm（C）。（黄色箭头）腰动脉穿支血管；（黄色圆圈）2 个腰动脉穿支汇合成一个血管蒂

一旦确定了穿支血管，就打开胸腰筋膜，最好是在腰方肌和竖脊肌之间的平面内分离穿支血管。在手术的这个阶段，需要一个熟练的助手帮助暴露。分离过程必须细致、避免流血。L_5 穿支血管可能黏附在骨盆边缘，有时被骨膜包裹，分离解剖过程中必须格外小心，

因为进入骨盆的分支出血可能很难控制。将腰动脉穿支向其起始处分离，直至到达血管蒂处的横突水平（图 11-6）。在这个水平处终止分离，以避免对背部感觉神经节的损伤或对深部血管的损伤，这些损伤可能难以安全控制。血管蒂的长度通常为 2~4 cm。可以通过联合切取皮瓣下方的一支感觉神经来创建感觉皮瓣。

（四）皮瓣切取，供区闭合

一旦蒂部分离完成，就可以使用电刀切开剩余的组织完成皮瓣提升，皮瓣和 AV 移植物都切取完毕。然后，将皮瓣放到手术室的后台，在那里将 AV 移植物与皮瓣血管蒂进行吻合（图 11-7）。动脉吻合通常使用 1.0~1.5 mm 的吻合器进行。如果动脉壁不能外翻到吻合器的尖齿上，则用 10-0 尼龙线手工吻合。用吻合器将 LAP 蒂部最大静脉和移植血管的静脉进行吻合。

除了俯卧位取腹壁下血管移植物的情况，在后台上进行血管吻合时可将 LAP 皮瓣的供区逐层缝合。供区部位经常发生血清肿，因此我们引流管放置可长达 4 周。在供区胸腰筋膜上放置一根圆形引流管；向前延伸到 ASIS 的附近，以便方便患者引流管的护理。我们通常在供区缝线上使用负压敷料。

如果从胸背血管系统采集血管移植物，则在重新摆体位之前，放置引流管并闭合上背部切口。如果血管移植物是从腹壁下血管采集中，则切口填塞敷料暂时关闭。然后在患者重新取仰卧位后再进行该切口的闭合。

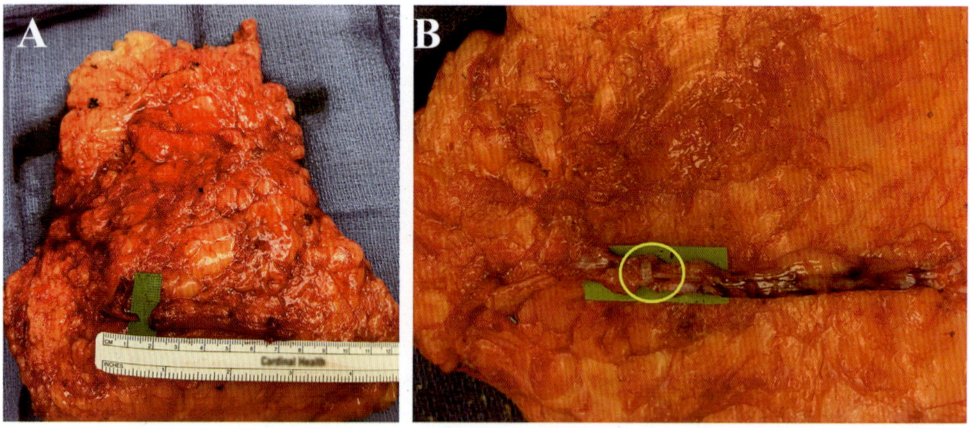

图 11-7 LAP 皮瓣与 AV 移植物吻合。DIE 移植物由腹壁下动脉和两条伴行静脉组成，置于 LAP 皮瓣下面的腰动脉蒂附近（A）；通常使用吻合器（黄色圆圈）进行动静脉的吻合（B）

（五）皮瓣血管吻合，置入

患者重新取仰卧位，移除临时敷料，可以显示之前分离的乳腺血管。将皮瓣及其吻合的 AV 移植物放到受区，并用肝素盐水冲洗皮瓣。如果皮瓣是从同侧供区切取，则将皮瓣旋转 180°，以便将血管蒂定位在内侧，将“臀部”脂肪定位在上方。这种放置非常适合在受区进行显微外科手术和乳房塑型。从皮瓣的下面到血管移植物的末端，总血管长度为 8~12 cm。根据这个总血管长度，以及移植血管和受区血管的直径合理匹配，与胸部血管进行显微外科吻合与 DIEP 皮瓣乳房重建非常类似。在确认所有吻合口通畅后，置入皮瓣。

皮岛将位于重建乳房的下 1/3 处，臀部脂肪组织是皮瓣的主要组成部分，将其放置在患者自己皮肤下面并形成重建乳房的上部分，放置引流管，闭合切口。

六、修复手术

我们发现，大多数接受自体组织乳房重建的患者，无论采用哪个部位的供区，都需要进行修复（所谓的二期）手术，以优化供区和受区的外观。我们通常是在皮瓣移植术后 3 个月或更长时间以后在门诊进行修复术。这些手术包括以下一项或多项：①重塑乳房外形，用于整形目的和减少或消除皮岛；②乳头重建；③供区瘢痕修复术；④对侧乳房缩小术或固定术；⑤单侧 LAP 皮瓣重建患者对侧下背部的对称性手术（图 11-8~ 图 11-10）。

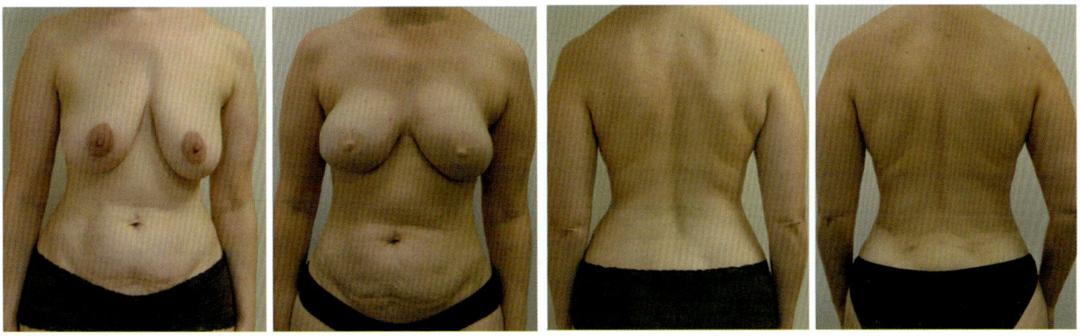

图 11-8 病例 1：该患者腹部组织量不足以进行乳房重建，采用分期 LAP 皮瓣进行双侧 LAP 皮瓣乳房重建。患者的腹部供区显然不足以提供重建双侧乳房所需的体积。她接受了双侧乳房切除术，用 LAP 皮瓣即刻重建左侧乳房，胸肌前假体置入即刻重建右侧乳房。随后，用 LAP 皮瓣置换右侧乳房假体进行重建。应用了双侧腹壁下血管移植物

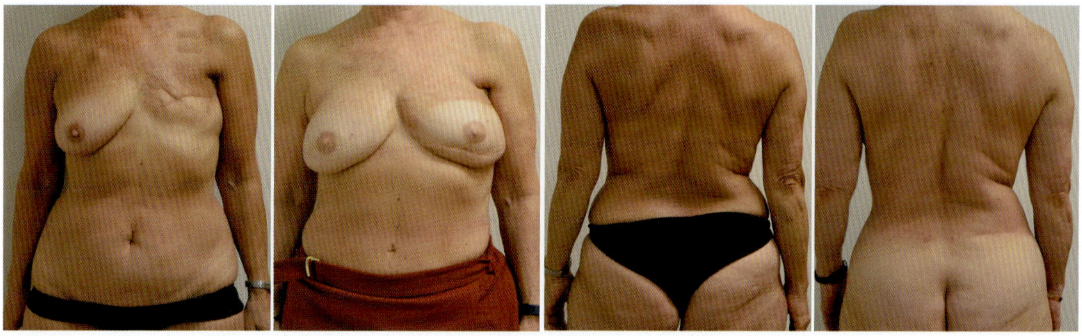

图 11-9　病例 2：该患者为左侧乳房切除术联合腋窝淋巴结清扫术并进行术后放疗。在就诊时，她正寻求正确的预防性乳房切除术和双侧自体组织乳房重建。她的左侧乳房是用双蒂 DIEP 皮瓣重建的。LAP 皮瓣或单个 DIEP 皮瓣的皮肤不足以进行左侧乳房重建，因此，两个半腹部皮瓣都用于重建左侧乳房。此后不久，她接受了右侧乳房预防性切除术和右侧 LAP 皮瓣乳房重建术。为了对称，随后又进行了对侧腰部组织切除术

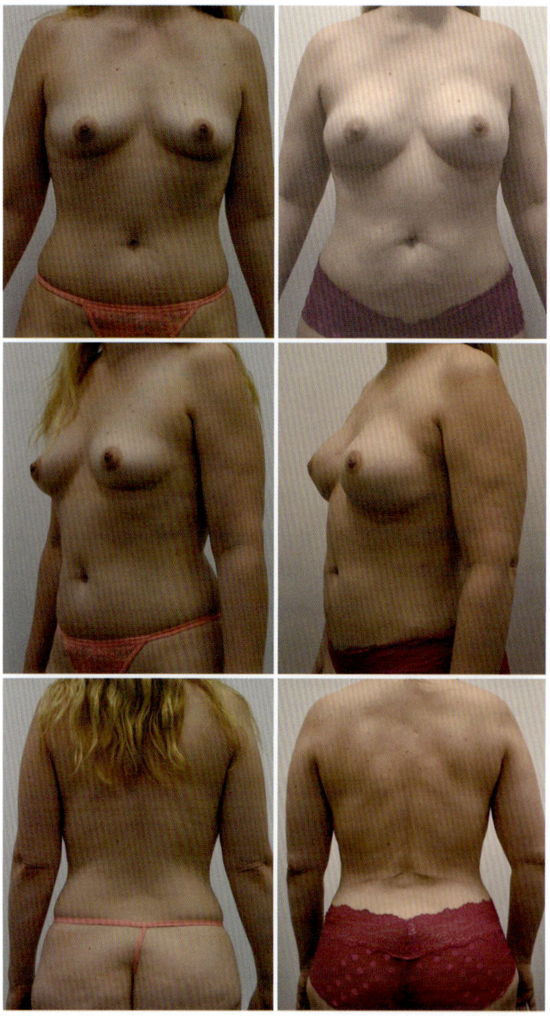

图 11-10　病例 3：该患者是一名 43 岁的女性，接受了分期双侧保留乳头的预防性乳房切除术和 LAP 皮瓣乳房重建术。该患者的腹部供区组织量不足以达到所需的体积和凸度。采用双侧腹壁下深血管移植物。应用自体脂肪移植进行修复。腰动脉穿支皮瓣可明显缩小腰围

第二节　总结

当腹部供区不可用时，LAP 皮瓣是自体乳房重建的绝佳选择。正确操作后，该皮瓣可在重建乳房和供区都能产生良好的轮廓。在供区形成的美臀轮廓与身体塑型美容手术的效果相似。

LAP 皮瓣乳房重建的一个主要缺点是该手术的皮瓣失败率相对较高（6%~10%）。供区血清肿与术后供区感觉障碍也是常见问题。皮岛的大小和位置限制了 LAP 皮瓣在需要皮肤囊袋重建患者中的应用。

挑选合适的患者进行 LAP 皮瓣手术是乳房重建的绝佳选择。尽管存在一定的局限性，但 LAP 皮瓣手术的优势使该方法成为我们首选的非腹部皮瓣乳房重建的方法。

临床治疗要点

- 腰动脉穿支（LAP）皮瓣乳房重建是一项技术上具有挑战性的手术，其失败率相对较高。这种手术最好由经验丰富的经常进行穿支皮瓣手术的外科医生进行。
- 两名显微外科医生进行手术是安全有效进行 LAP 皮瓣乳房重建的关键。
- 由于这种手术的严格性和复杂性，双侧同时进行 LAP 皮瓣重建应由有 LAP 皮瓣手术经验的外科医生实施。
- 通常在单侧重建后几个月进行对称性手术，以直接切除或通过吸脂来消除对侧腰部的脂肪。
- 供区血清肿是该手术最常见的并发症。

利益声明

作者们没有财务信息披露。

参考文献

[1] Holmstorm H. The free abdominoplasty flap and its use in breast reconstruction. Scand J Plast Reconstr Surg 1979;13:423.

[2] Allen RJ, Treece P. Deep inferior epigastric perforator flap for breast reconstruction. Ann Plast Surg 1994;32(1):32–8.

[3] Guerra AB, Metzinger SE, Bidros RS, et al. Breast reconstruction with gluteal artery perforator (GAP) flaps: a critical analysis of 142 cases. Ann Plast Surg 2004;52(2):118–25.

[4] LoTempio MM, Allen RJ. Breast reconstruction with SGAP and IGAP flaps. Plast Reconstr Surg 2010;126(2):393–401.

[5] Myers PL, Nelson JA, Allen RJ Jr. Alternative flaps in autologous breast reconstruction. Gland Surg 2021;10(1):444.

[6] Opsomer D, Stillaert F, Blondeel P, et al. The lumbar artery perforator flap in autologous breast reconstruction: initial experience with 100 cases. Plast Reconstr Surg 2018;142(1):1e–8e.

[7] Haddock NT, Teotia SS. Lumbar artery perforator flap: initial experience with simultaneous bilateral flaps for breast reconstruction. Plast Reconstr Surg Glob Open 2020;8(5):e2800.

[8] Rohrich RJ, Smith PD, Marcantonio DR, et al. The zones of adherence: role in minimizing and preventing contour deformities in liposuction. Plast Reconstr Surg 2001;107(6):1562–9.

[9] Tuinder SM, Beugels J, Lataster A, et al. The lateral thigh perforator flap for autologous breast reconstruction: a prospective analysis of 138 flaps. Plast Reconstr Surg 2018;141(2):257–68.

[10] Lockwood TE. Lower-body lift. Aesthet Surg J 2001;21(4):355–69.

[11] Vonu PM, Chopan M, Sayadi L, et al. Lumbar artery perforator flaps: a systematic review of free tissue transfers and anatomical characteristics. Ann Plast Surg 2022;89(4):10–97.

[12] Roche NA, Van Landuyt K, Blondeel PN, et al. The use of pedicled perforator flaps for reconstruction of lumbosacral defects. Ann Plast Surg 2000;45(1):7–14.

[13] De Weerd L, Weum S. The butterfly design: coverage of a large sacral defect with two pedicled lumbar artery perforator flaps. Br J Plast Surg 2002;55(3):251–3.

[14] De Weerd L, Elvenes OP, Strandenes E, et al. Autologous breast reconstruction with a free lumbar artery perforator flap. Br J Plast Surg 2003;56(2):180–3.

[15] Opsomer D, Vyncke T, Depypere B, et al. Lumbar flap versus the gold standard: comparison to the DIEP flap. Plast Reconstr Surg 2020;145(4):706e–14e.

[16] Greenspun DT. Discussion: lumbar flap versus the gold standard: comparison to the DIEP flap. Plast Reconstr Surg 2020;145(4):715e–6e.

[17] Kato H, Hasegawa M, Takada T, et al. The lumbar artery perforator based island flap: anatomical study and case reports. Br J Plast Surg 1999;52(7):541–6.

[18] Lui KW, Hu S, Ahmad N, et al. Three-dimensional angiography of the superior gluteal artery and lumbar artery perforator flap. Plast Reconstr Surg 2009;123(1):79–86.

[19] Bissell MB, Greenspun DT, Levine J, et al. The lumbar artery perforator flap: 3-dimensional anatomical study and clinical applications. Ann Plast Surg 2016;77(4):469–76.

[20] Mujtaba B, Hanafy AK, Largo RD, et al. The lumbar artery perforator flap: clinical review and guidance on image reporting. Clin Radiol 2019;74(10):756–62.

[21] Kiil BJ, Rozen WM, Pan WR, et al. The lumbar artery perforators: a cadaveric and clinical anatomical study. Plast Reconstr Surg 2009;123(4):1229–38.

[22] Santillan A, Nacarino V, Greenberg E, et al. Vascular anatomy of the spinal cord. J neurointerventional Surg 2012;4(1):67–74.

[23] Johnson PT, Mahesh M, Fishman EK. Image wisely and choosing wisely: importance of adult body CT protocol design for patient safety, exam quality, and diagnostic efficacy. J Am Coll Radiol 2015;12(11):1185–90.

[24] Mayo-Smith WW, Morin RL. Image wisely: the beginning, current status, and future opportunities. J Am Coll Radiol 2017;14(3):442–3.

[25] Vasile JV, Levine JL. Magnetic resonance angiography in perforator flap breast reconstruction. Gland Surg 2016;5(2):197.

[26] Hamdi M, Craggs B, Brussaard C, et al. Lumbar artery perforator flap: an anatomical study using multidetector computed tomographic scan and surgical pearls for breast reconstruction. Plast Reconstr Surg 2016;138(2):343–52.

第十二章

基于替代性皮瓣的乳房重建的现代方法——横行股薄肌皮瓣

乔丹·T. 布劳，米歇尔·H. 圣西尔

关键词

横行股薄肌肌皮瓣；TMG 皮瓣；TUG；乳房重建

关键点

- 横行股薄肌皮瓣是一种基于内侧股薄肌的大腿后内侧肌皮瓣，主要用于没有合适腹部供体的女性，是其进行自体重建中小型乳房的第二选择。
- 也被称为 TMG，其优点包括一致性和可靠的解剖结构提供了快速的皮瓣获取、较低的供区发病率和良好的美学效果。
- TMG 重建的主要缺点是可实现重建的乳房体积有限，通常需要进一步的软组织或假体增加。
- 对于习惯了穿支皮瓣剥离的外科医生来说，股深动脉穿支皮瓣由于其更长的蒂（9.4 cm *vs.* 6.4 cm）、更好的血管尺寸匹配和显微外科人体工程学，在基于大腿的乳房重建中已在很大程度上取代了 TMG。

第一节　背景

大多数显微外科医生都认为，以腹部为基础的游离组织移植是当今自体乳房重建的金标准。然而，由于供体位置不佳（如既往腹部成形术、既往手术瘢痕或组织缺乏）或希望避免腹部瘢痕或腹部隆起和核心无力的风险，腹部重建可能被排除在外。除了躯干和臀部，大腿也是一个可用的替代选择。横行股薄肌（TUG），更广泛地称为 TMG，以及股深动脉穿支（PAP）皮瓣是基于大腿内侧的皮瓣，在重建小到中等大小的乳房中具有共同的用途。

在初期，最初的股薄肌肌皮瓣设计是不可靠的，因为它们是纵向走行的，并穿过远端到大腿中部。Yousif 及其同事[1]进行的解剖学研究显示，旋股内侧动脉及其主要穿支在股薄肌的上侧沿腹股沟皱褶横向走行，从而促进皮瓣横向走行。由于对 TMG 穿支皮瓣的一致性和可靠性的赞赏，Schoeller 和 Wechselberger 在 21 世纪初将其推广到乳房重建中，他们报告了 300 个皮瓣的经验[2]，该皮瓣已成为自体乳房重建中最受欢迎的选择之一。如今，TMG 在很大程度上被 PAP 皮瓣所取代，因为外科医生对穿支皮瓣剥离已经很熟悉。然而，它仍然是一个重要的和可靠的第二和第三选择[3-5]。

第二节　临床考虑

TMG 重建的理想对象是小到中等大小的乳房，而且腹部皮瓣不理想的患者。典型的患者包括较瘦或运动体型的患者，体重大幅减轻的患者，或大腿组织相对较高而腹部组织可用的患者。虽然大多数患者 BMI 正常，但肥胖患者也是合理的候选者。患者应明确接受重建乳房的尺寸限制，否则，将需要植入物或自体组织移植来满足患者的期望[2,5-7]。

手术禁忌证包括渴望大乳房，既往供体部位损伤，下肢淋巴水肿，希望避免大腿内侧留有瘢痕，或患者因素排除重大重建手术[2,6]。既往大腿内侧脂肪抽吸术并非绝对禁忌[8]。

TMG 的优点是多方面的：①解剖一致可靠，便于快速解剖；②术前无需影像学检查；③能够在截石位或蛙腿位置采集，允许两组入路和立即重建；④瘢痕不明显，方便大腿内侧提升；⑤组织柔软柔韧，可以形成乳房丘，立即乳头 - 乳晕重建；⑥消耗性供肌；⑦供区疼痛轻[2,5-7]。

缺点主要包括皮瓣体积小于腹部和臀部供区，蒂长度较短，供区存在淋巴水肿和瘢痕迁移等风险[2,5-7,9]。

皮瓣大小的限制导致需要对其进行修改以增加收获的体积，包括更多的后部剥离，斜切以获取更多的皮下脂肪，包括一个垂直肢体形成“L 型皮瓣”或三叶“鸢尾花”皮肤叶片（扩展的 TUG 皮瓣），连体 TUGPAP 皮瓣，皮瓣堆叠或脂肪移植[2,6,7,10-12]。

第三节　血管解剖学

TMG 是一种以旋股内侧动脉为主要源血管的Ⅱ型肌皮瓣，大多数病例（57%）起源于股深动脉，其次是股总动脉（39%）和股浅动脉（2.5%）[13]，优势蒂进入距耻骨 8.6 cm 的股薄肌深层表面（范围为 7.6~9.8 cm）。蒂长平均 6.7 cm，动脉静脉平均直径 2.2~2.3 cm。静脉流出是基于一对直径相似的静脉。每个皮瓣中间有 4 个皮肤穿支 [1,5-7]。

如前所述，Yousif 及其同事 [1] 阐明了血管走向，他们发现旋股内侧动脉在进入肌门处股薄肌深表面之前分成 3~6 个肌皮分支。通常，主穿支在这一水平穿过至覆盖的皮肤，其他穿支在长收肌和缝匠肌覆盖的皮肤前方，或在股骨后侧中线后方 [1]。皮岛的灌注优先后侧（偏心），而不是股薄肌中心。事实上，穿支至少穿过肌肉后缘 5 cm[1,7]。在不到 50% 的大腿中，隔皮穿支可能起源于更近的蒂，沿着长收肌和股薄肌的肌间隔走行。因此，TMG 的皮肤分布被确定为横向走行，以捕获主蒂的真正血管体 [1]。在这些穿支（MCFAP）的基础上，也可以以穿支皮瓣的方式解剖皮肤分支。然而，没必要保留股薄肌入路，因为其发病率可以忽略不计 [14]。

股薄肌的小蒂起源于股深动脉或股浅动脉的小分支，平均在距耻骨 23.3 cm（21.8~26.0 cm）处进入肌肉的远端。它通常与缝匠肌的大蒂共用一条动脉输入 [7]。其血管穿支可以通过标准 TUG 皮瓣的下伸，作为三叶状的“鸢尾花”皮岛或股薄肌上的脂肪，在小蒂结扎后维持蒂间肌内吻合 [7,15]。其灌注的组织被直接分布于股薄肌上。

资深术者的灌注实验支持了先前的血管研究，表明大腿后部的灌注平均延伸至大腿宽度的 65%（即超过大腿后部中线）[7]。这是有利的，因为大腿后部组织比前部组织更大，切除时更少影响供区形态。尽管成功地将皮瓣延伸至大腿后中线，但中线通常被认为是解剖的后方范围，因为在临床上，根据我们的经验，中线以外存在边缘脂肪坏死的风险。相比之下，平均大腿前灌注未到达前中线（38%）。由于体积可用性较小，为了避免淋巴破坏，前路剥离应该是有限的和浅表的。平均组织灌注重量为 573 g（范围为 313~812 g），体积为 617 mL（范围为 330~850 mL），比临床通常能够获得的初始供区大 [7]。

第四节　手术技术

一、术前影像学

与 PAP 皮瓣不同的是，当获取 TMG 皮瓣时术前成像不是必须的。

二、标记（传统横行股薄肌）

一般来说，皮瓣从乳房切除术部位的对侧大腿切除，以便与首选的受体部位乳腺内血管吻合。患者取站立位，从耻骨结节到股骨内侧髁的内侧中轴线开始，覆盖长内收肌，长收肌是沿大腿上内侧可触及和可见的肌肉带，在大腿内收有力时观察效果最好。然后在后面 2 cm 处画一条平行线，标记股薄肌中轴线。股薄肌也可以通过触诊确认，同时在膝伸展时外展大腿。标记大腿后中线作为最后方的剥离程度也是有用的。

接下来，沿着臀下皱褶沿大腿内侧抬高，在腹股沟下方 2 cm 处横向标记皮瓣上缘，以减轻皮肤张力对伤口愈合的影响。如前所述，将皮瓣偏心地置于股薄肌近 1/3 的后方，以获取最好的血管化和最大的组织，同时最大限度地减少淋巴管破坏。在前方，皮瓣的最大延伸在股薄肌前 / 外侧约 5 cm 处，以尽量减少淋巴破坏和瘢痕可见性。在后方，虽然根据灌注研究可以将皮瓣移至大腿后中线，但一般将皮瓣停在内侧中轴线与大腿后中线之间，以减少坐位时脂肪坏死和疤痕不适的风险。然后进行捏压试验以确定垂直皮瓣高度，并标记下切口，形成月牙形皮瓣。典型的皮瓣高度为 5~10 cm，根据皮肤松弛程度和身体习惯而定。在张力达到最大的大腿外展处再次进行捏压试验。由于 TMG 皮瓣的可靠性非常好，我们在皮瓣设计时不常规使用手持式多普勒超声。

三、皮瓣获取（传统横行股薄肌）

基于可预测和可靠的解剖结构，皮瓣剥离很快，每个皮瓣通常不到 30 min。患者取仰卧截石位进行解剖。首先，上切口从前段到内侧中轴线，通过皮下脂肪进行剥离，直到长收肌与股薄肌之间的隔膜被定位，并向下剥离，快速识别穿支血管蒂和闭孔神经。闭孔神经进入股薄肌的深层表面就在血管蒂的正上方，斜行并从血管蒂向上走行。闭孔神经是分开的。根据穿支血管位置，根据需要调整和确认皮瓣。

之后，根据需要进行裁剪来调整下切口，以防止闭合后出现过度张力。做下切口，皮肤瓣先向前延伸到股薄肌，然后朝后扩展。长收肌前 / 外侧的皮瓣剥离保持在斯卡帕筋膜的浅层，尽量减少股三角淋巴管断裂。同样，大隐静脉及其副静脉也被保留，但没有被纳入皮瓣，因为它们与腹股沟浅表淋巴结直接有关；也几乎不需要加压。小心地进行后皮瓣提升，以保持深筋膜完整，并获取肌筋膜上的脂肪。当剥离接近中线时，股后皮神经分支不受影响。在皮瓣剥离后，股薄肌被分离，其筋膜完好无损，以保留肌肉皮肤穿支。股薄肌位于长收肌的后方，不应与缝匠肌混淆，缝匠肌在大腿远端穿过长收肌的内侧前方。

将长收肌前外侧缩回，然后分离旋股内侧动脉并在近端分离至股深动脉（图 12-1）。将长收肌和大收肌的分支分开以增加穿支血管蒂长度。在大腿皮瓣结扎前可切除一段距离的蒂突出分支，以便必要时进行串联吻合。小蒂结扎。最后，在直视下尽可能远端切开股薄肌，仔细烧灼以最大限度地扩大体积，尽可能近端靠近其原点。大约 50% 的肌肉在萎缩后可以保留，并且肌肉提供了一个有用的脂肪填充受体部位 [2]。

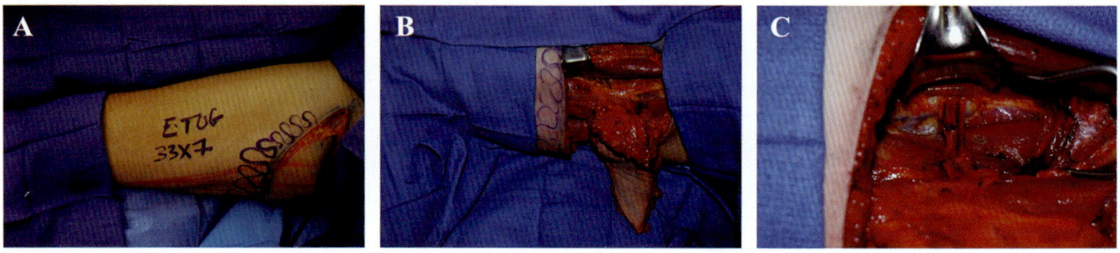

图 12-1　TMG 皮瓣剥离术。（A）切口；（B）和（C）股薄肌与长收肌间旋股内侧动脉带蒂皮瓣切除至股深动脉起点

四、扩展横行股薄肌修饰

扩展 TUG（E-TUG）通过远离皮瓣切口几厘米的斜面剥离合并了补充皮瓣体积，从而获取额外的皮下脂肪（见图 12-1）[6,7,16]。注意，这种破坏优先发生在大腿尾后，那里有更大的皮下体积，闭合张力更低。皮下脂肪也可以可靠地纳入股薄肌本身。斜切以增加皮瓣的大小应谨慎进行，特别是在最大张力区域，因为过度的破坏会使供区皮肤缺血，并有创面愈合并发症的高风险。此外，过于激进的切除会导致轮廓畸形。

五、垂直扩展横行股薄肌（鸢尾花式或 L- 瓣）修饰

对于水平供体松弛且不介意更明显的垂直大腿内侧瘢痕的患者，垂直方向的皮瓣扩展可增加额外的皮瓣体积，形成三叶状的“鸢尾花”皮瓣（图 12-2）[6]。垂直以股薄肌为中心，以最大限度地扩展血管分布区，因为穿支往往沿着股薄肌的前缘和股薄肌和长收肌之间的隔膜；它不会远至大腿中线，那里的血管变得不可靠。另一种改良是 L- 型皮瓣，

它的前支被省略，因为它的体积很小，而且增加了更明显的前部瘢痕[5,6]。

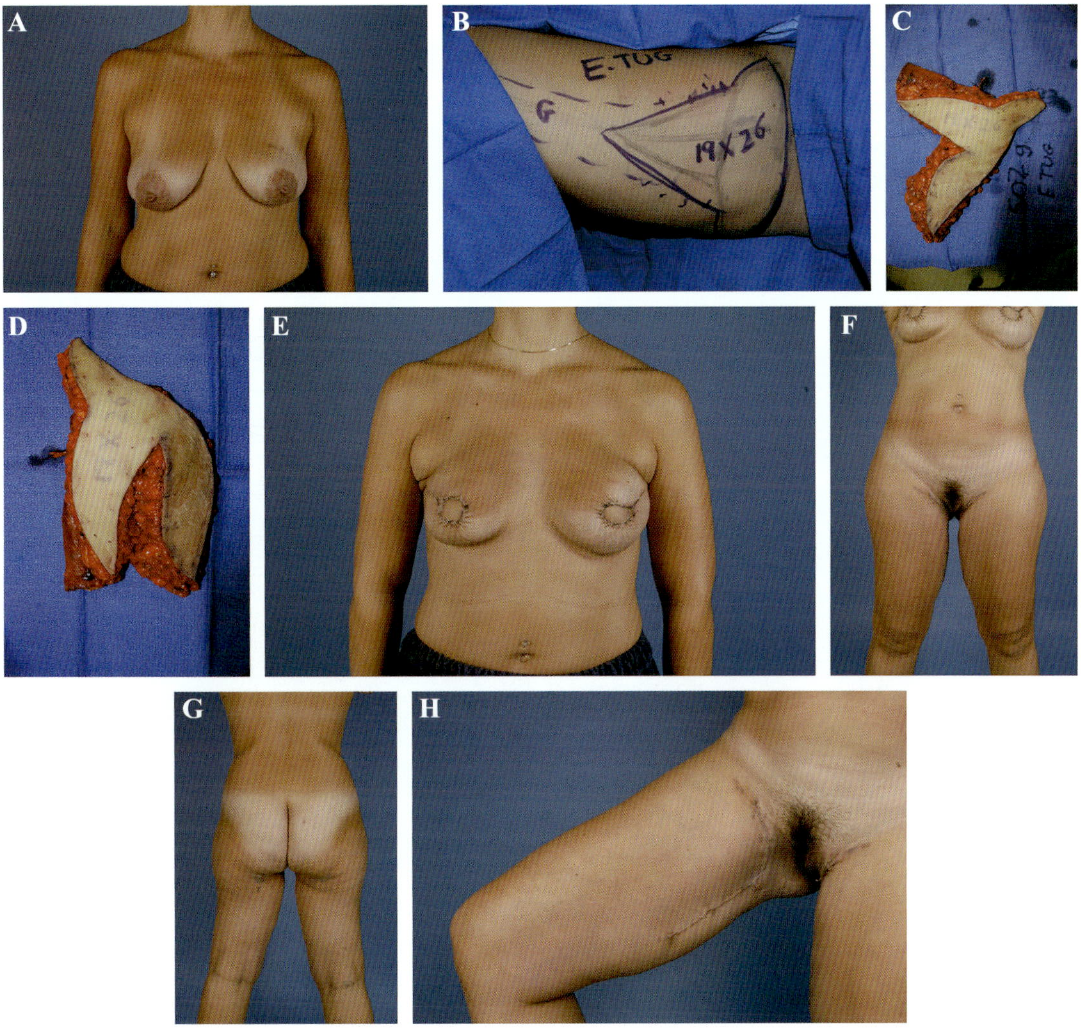

图 12-2　双侧垂直延伸三叶 TMG 皮瓣用于中大型缺损的重建。（A）术前；（B）垂直 E-TUG 皮瓣设计；（C 和 D）重 507 g 的右侧大腿锥形皮瓣用于左侧乳房重建；（E~H）术后

六、对角上股薄肌和改良式 S- 横行股薄肌皮瓣（S-TUG）

为了克服传统的 TUG 皮瓣的尺寸不足和张力相关的供区并发症，作者 Dayan 和 Allen 进一步沿着静息的皮肤张力线对角重新定向皮瓣，形成对角上股薄肌（DUG）[4,17]。这增加了沿最低张力线的皮瓣宽度，同时避免了前方淋巴管的剥离。然而，它确实会带来更加明显的瘢痕。

同样，资深作者将皮肤划片重新设计为“S-TUG”，当下 S 形切口进入股薄肌轴线时，切口也被重新定向穿过静息的皮肤张力线（图 12-3）。这不仅利用了标准 TUG 的垂直松弛性，而且利用了许多患者的水平松弛性。水平松弛程度较大的患者可增加垂直程度。S-TUG 也避免了三叶皮瓣容易缺血的 T 形闭合。这种技术的缺点是在远端留下更明显的瘢痕，不过瘢痕隐藏在中轴线上。

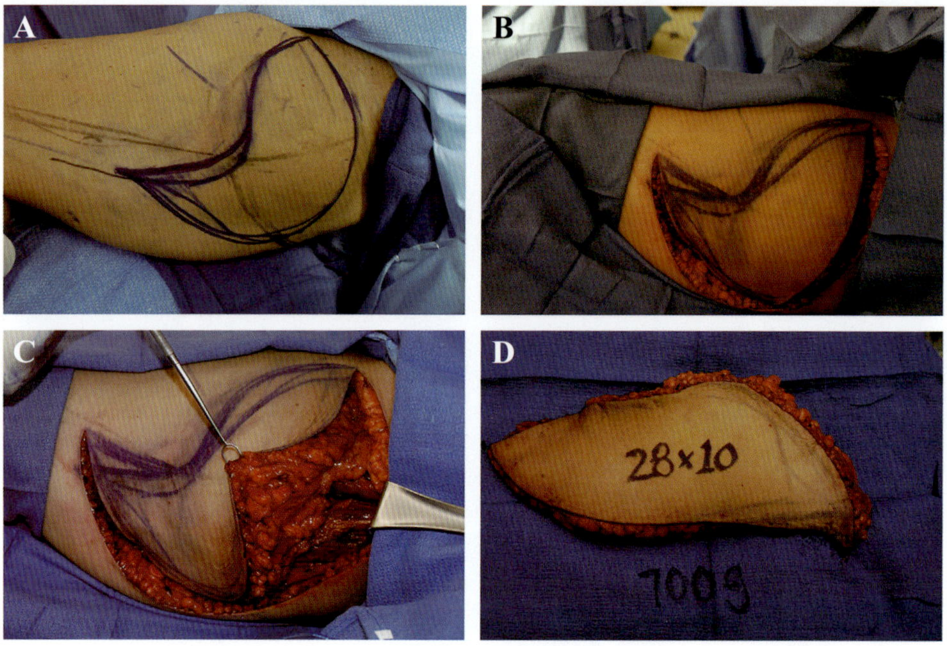

图 12-3 （A~D）利用横向和纵向的松弛性，沿着股薄肌长轴延伸，可以设计大面积的 S-TUG 皮瓣（28 cm × 10 cm，重 700 g）

七、皮瓣设计的确立

对于大腿上部脂肪含量高的女性，或者那些担心留下瘢痕的女性，我们可以选择 E-TUG。对于水平松弛程度较高的女性，特别是有大量减肥史的女性，她们不太关心明显的瘢痕，可以使用 S-TUG。

八、供区闭合

大腿内侧皮瓣切除后，有明显的血清肿、裂开或其他供体部位问题的可能性。最终，避免过度侵袭性剥离是减少并发症的最有效策略。然而，细致的缝合也是至关重要的。在缝合前，用钝尖导管将长效局麻药注入到剥离的皮下区域。我们更倾向于采用一种有效且经济的镇痛药混合物，即 60 mL 0.25% 丁哌卡因、50 μg 右美托咪定、30 mg 酮咯酸克和 4 mg 地塞米松与 250 mL 生理盐水混合[18]，之后，放置 15 法氏布雷克引流管，随后进行渐进式张力缝合以消除空隙。然后闭合浅筋膜系统，包括悬吊到 Colles 筋膜，接着是真皮深层和运行的角质层。大腿上裹着压缩包。

九、乳房塑形及即刻乳头乳晕重建术

TMG 皮瓣相对于腹部皮瓣的显著优势之一是能够像乳房一样真正“锥形”皮瓣以塑型凸度（图 12-4）。皮瓣的肢部和形状可以根据重建需要量身定制。通常，这需要将肢部旋转在一起，形成一个泪滴形状，折叠在自己的上下面。三叶皮瓣的前肢可深埋或靠近皮瓣，以改善突度或内侧丰满。皮瓣整形将导致直立锥体畸形中心在顶端，允许良好的即刻乳头重建。待埋皮肤的周围区域被去表皮化，最好留下一个皮岛来重建乳晕，并允许皮瓣监测。值得注意的是，皮岛颜色通常与周围的乳房切除术皮瓣不匹配，因此，皮瓣前乳房组织扩张可用于创建一个完整的皮肤胸罩，并将皮岛限制在重建的乳晕内。作者发现这可以显著提高自体乳房重建的整体美观。皮岛也经常移植阴毛，可以用激光治疗。

乳头重建的方法类似于 C-V 皮瓣技术，即从站立位锥形畸形的 V 形皮瓣转位。将一片肋软骨放置在皮瓣下，以确保乳头的凸度。

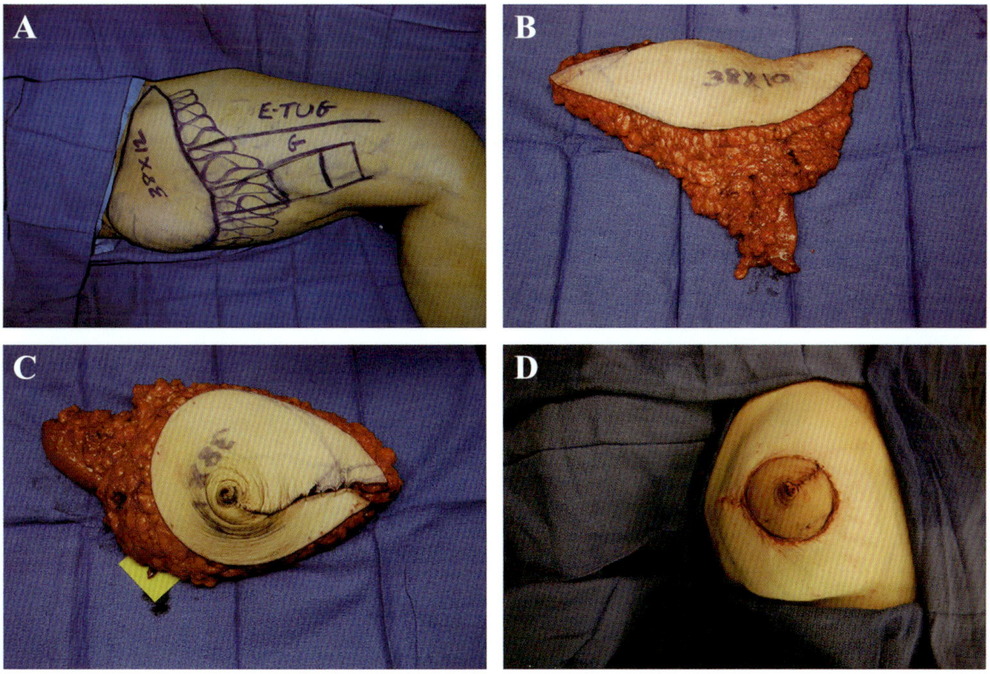

图 12-4 扩展（E-TUG）皮瓣剥离，（A）设计；（B）肌上和尾侧脂肪斜面；（C 和 D）皮瓣锥形和即刻乳头 - 乳晕重建

十、显微外科吻合

通常，锥形皮瓣被放置到对侧乳房，放置在乳房切除术囊内的中心适当位置，并用缝线暂时固定。作者的首选受体血管是位于第三或经常是第四个肋间隙的乳腺内血管，以获得最佳的大小匹配，并且蒂长度相对较短。由于蒂长度和人体工程学的原因，通常避免采用肋骨保留入路。根据需要对动脉进行挤压以改善任何不匹配。如果内部乳腺系统不可用，胸背动脉的锯肌分支或胸背动脉本身被剥离并在内侧活动。介入静脉移植被保留作为救助的选择。其他作者在 92% 的病例中成功使用了乳腺内血管，他们的静脉吻合器平均直径为 2.5 mm（范围为 1.5~3.5 mm）[2]，在确认灌注后，在每个乳房囊袋中放置 15 法氏布雷克引流管，并分层关闭受体部位。

十一、脂肪移植

对于单瓣术后轻度 - 中度体积不足的患者，可即刻和（或）延迟采用自体多层脂肪移植来增加体积和改善轮廓[12,19]。即刻重建时，远股薄肌本身以及胸肌都可能充满脂肪。在延迟重建的情况下，至少 3 个月后，皮瓣、胸肌和乳房切除术皮瓣可以移植。

十二、皮瓣堆叠，移植物放置，联合 TUGPAP

由于重建乳房体积的固有局限性，患者被广泛建议并明智地选择以大腿为基础的乳房重建。对于想要更大乳房或供体部位体积有限的女性，可以计划皮瓣堆叠（图 12-5）[20,21]。作者认为辅助隆乳的门槛很低，因为过度的皮瓣剥离会增加供体部位并发症和难看的轮廓畸形。对于不满意的患者，皮瓣转移后体积明显不足，偶尔可以放置小的植入物。最后，根据 TMG 和 PAP 皮瓣的重叠来描述连接的 TUGPAP 皮瓣，以获得更大的皮瓣。然而，增加的皮瓣体积必须与增加的皮瓣剥离、第二次吻合和更大的供区形成相权衡[10]。

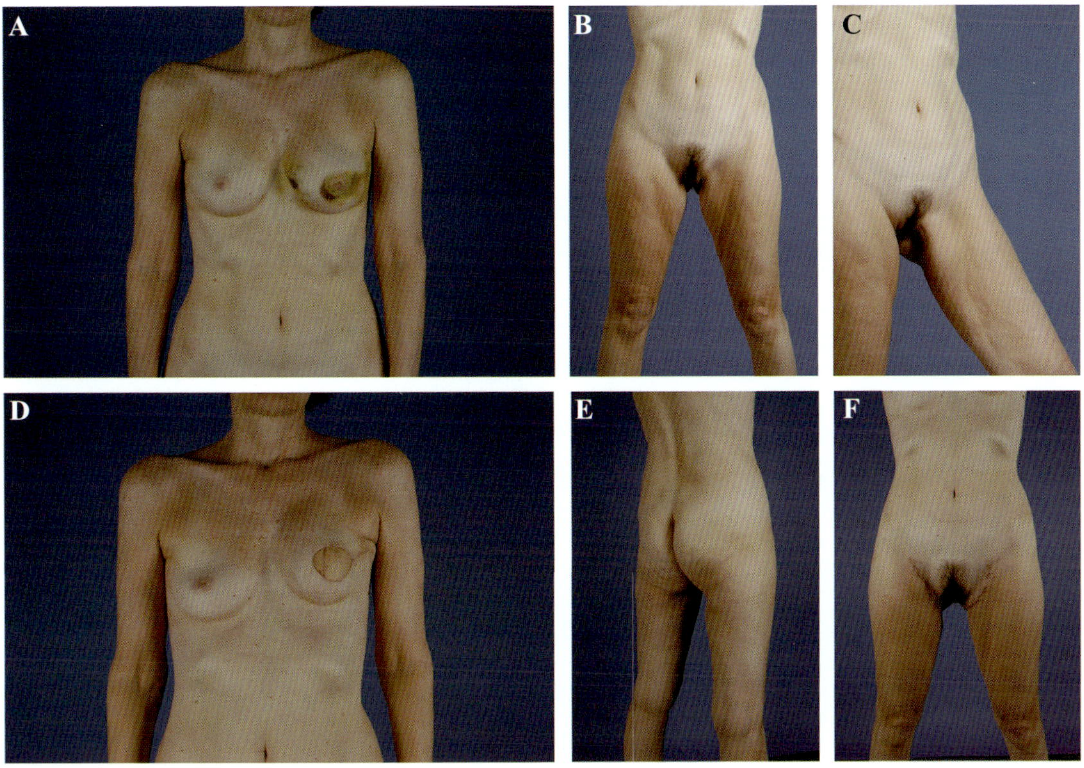

图 12-5 低BMI乳房较小患者接受扩展TUG（E-TUG）重建（A~C），术前；（D~F），术后（未来修复手术前）

十三、术后注意事项

从术前教育和补充蛋白质开始，患者参与一个增强的术后恢复方案。作者与麻醉科同事合作，避免术中麻醉过量，优化液体复苏。如前所述，大腿供体部位被一种止痛混合液浸润[18]，患者在手术后可立即进食透明的流质食物，并在第二天早上转为正常饮食。术后第一天，如果尿量足够，则拔除foley导尿管，并停止静脉输液。多模式镇痛，血栓预防，大便软化剂和24 h静脉抗生素预防处方。临床和手持式多普勒监测皮瓣24 h，此后每4 h监测1次。术后第一天患者可走动。体位上，鼓励患者仰卧睡觉，避免髋屈曲和外展，以防止供体部位过度紧张。患者遵循标准的术后ERAS（术后加强恢复）方案，通常在术后第二天出院。压缩大腿包裹持续4周，达到标准后可一次清除一个引流管（24 h引流量少于30 mL，连续2天，每次清除一个引流管）。

第五节 讨论

一、临床结果

TMG 皮瓣仍然是一个一致和可靠的替代腹部为基础的自体乳房重建皮瓣，显微外科医生应该很熟悉。由于皮瓣大小的限制，它仍然是一个次要的选择，特别是对于低 BMI，大量减肥，或运动女性想要一个小到中等大小的重建[2,5-7]。患者满意度评分表明这是一种被广泛接受的选择，并通过了 BREAST-Q 量表的验证[22]。显微外科手术的结果与腹部重建相当，总皮瓣失败率低至 2%~6%。相比之下，部分皮瓣丢失和脂肪坏死发生的频率较低（＜ 5%），主要是由于需要灌注的皮瓣体积较小导致的[2,3,11]。

在汇总分析中，总的供体部位并发症发生率为 26%[10]，淋巴水肿是这些并发症中最严重的，在改良皮瓣剥离术之前，偶尔也有报道称其在股三角上方更为保守[2,3,5-7,23]。淋巴管的破坏可以通过在股薄肌前的浅筋膜处进行剥离，保留大隐静脉及其副静脉，或像“L”形皮瓣一样完全省略前肢来避免淋巴管破裂。Weitgasser 和他的同事用 300 个皮瓣进行乳房重建，在他们的广泛经验中，没有淋巴水肿；Jo 和他的同事在对 600 多个皮瓣的系统回顾中证实了这一点[2,3]。

过于激进的皮瓣切除增加了供区并发症的风险和较差的大腿美观性，但谨慎的皮瓣设计和供区管理导致低发病率和大腿轮廓的美学改善[9]。据报道，裂开、感染、积液和其他问题的发生率高达 86%[9]。以下措施可以大大降低风险：①在设计过程中避免张力过大；②限制斜面，这也会造成轮廓不规则；③将更多的注意力放在缝合上，包括渐进式张力缝合；④将切口略微降低至腹股沟皱褶以下，同时减少阴唇扩张；⑤并沿着静息皮肤张力线重新定位切口，如 DUG 或 S-TUG 方向[4,17]。

从美学的角度来看，大腿内侧是一个有利的供体部位，在大腿内侧抬起和收紧大腿。由于这个原因，减肥后的患者是最佳候选者，因为他们从提升中受益，并且有明显的体积和皮肤松弛[24]，对于有明显水平松弛的患者，垂直延伸皮瓣、DUG 以及资深作者首选的 S-TUG，解决了这种松弛，改善大腿轮廓，同时增加皮瓣的大小。应用标准横向设计，瘢痕也能相当不明显。然而，它通常在穿着内衣时可见。Craggs 和他的同事们发现，94% 的患者对瘢痕的定位感到中等到非常满意，而经验丰富的外科医生注意到只有 1% 的瘢痕修复率[2,9]。当因增宽或下移位需要调整时，将组织固定在 Colles 筋膜或骨膜上。与 DUG、S-TUG 或其他垂直拉伸方式一样，重新定向皮岛的主要缺点是增加瘢痕的可见度。

关于运动功能，股薄肌因为它的消耗性成为显微外科医生最喜欢的供体。髋关节内收肌力量在股薄肌牺牲后客观测量下降 11%。然而，患者不会主观地注意到力量的减弱，特别是长期的[4]。据报道，供体部位瘢痕周围的感觉障碍和大腿内侧背周围的感觉异常在短期内也高达 75%，这可以通过保持后皮神经不受干扰来最小化[11,23]。

二、横行股薄肌与股深动脉穿支皮瓣

如今，包括资深作者在内的许多显微外科医生在进行以大腿为基础的乳房重建时，PAP 皮瓣已经在很大程度上取代了 TMG 皮瓣[25]。在最近的系统综述中，作者比较了 613 个 TUG 皮瓣和 475 个 PAP 皮瓣，发现了 PAP 皮瓣的多重优势。尽管对穿支剥离的技术要求增加，PAP 皮瓣相对于 TMG 皮瓣的主要优点是蒂长度增加（9.4 cm *vs.* 6.4 cm），动脉口径通常更大（2.0 mm *vs.* 1.5 mm）[3]。根据作者的经验，PAP 皮瓣的显微外科吻合明显更有利，不仅蒂长度增加，口径匹配更好，而且符合人体工程学，内侧瓣体积较小，阻碍了胸部的显微外科吻合。蒂长度的限制在堆叠式大腿皮瓣重建中得到进一步体现，其中胸背侧血管是第二次 TMG 皮瓣的主要受体选择，而第二次 PAP 皮瓣的蒂长度较长，可以更成功地利用逆行乳腺内系统[3,20,21,26]。

显微手术结果在 PAP 皮瓣和 TMG 皮瓣的全部或部分皮瓣丢失、脂肪坏死或其他受体部位问题方面没有差异[3]。关于供体部位，一些研究显示了相当的发病率。然而，最近的汇总分析表明，TMG 皮瓣的伤口裂开（9.7% *vs.* 7.6%）和感觉障碍（7.8% *vs.* 1.6%）的风险略高，但在伤口相关并发症、血清肿和血肿形成方面没有显著差异[3]。与 PAP 组的 1% 相比，TMG 组没有淋巴水肿的病例[3]。

尽管 PAP 皮瓣的技术要求更高，但综合分析显示，与 TMG 皮瓣相比，单侧重建的手术时间没有差异，这可能在一定程度上被更有利的显微外科人体工程学所抵消[3]。除了更复杂的解剖外，PAP 皮瓣的另一个主要缺点是术前需要进行 CT 血管造影；然而，一个合适的穿支血管可以出现在高达 99% 的大腿上[27]，在截石位而不是俯卧位游离皮瓣，也可以通过消除位置变化而显著缩短手术时间。

虽然 PAP 皮瓣的平均大小可能略大于 TMG（348 g *vs.* 328 g），这取决于患者和外科医生，但在实践中它们是相当的，较小的尺寸仍然是股薄肌乳房重建的主要限制[3]。

三、皮瓣大小，体积增大和皮瓣设计算法

TMG 固有皮瓣的大小限制带来了大量的设计修改，以增加皮瓣的大小，包括带斜面

的扩展皮瓣（E-TUG），以增加皮下脂肪，垂直扩展的“L 皮瓣”或三叶状的“鸢尾花”皮肤叶片扩展，DUG，连体 TUGPAP，以及资深作者自己的 S-TUG 修改[2,6,7,10-12]。在标准 TUG 设计的文献中，典型的皮瓣重量范围为 250~450 g，但资深作者之前发表过更大的皮瓣——E-TUG 的 386 g（范围为 181~750 g）和垂直延伸皮瓣的 470 g（范围为 380~605 g），与较小的 DIEP 皮瓣相当[2,3,6]。如果皮肤足够松弛，并且患者能接受更明显的瘢痕，则 S-TUG 是资深作者首选的设计，以最大限度地扩大尺寸，同时限制发病率。如前所述，辅助手段包括即刻和延迟自体脂肪移植，皮瓣堆叠，甚至植入物。所有这些也经常需要，甚至在腹部重建[12,20,21]。事实上，Weitgasser 和他的同事[19]在他们的经验中显示，38% 的腹部皮瓣需要脂肪移植，而 TUG 重建需要 65%。我们有一个较低的阈值通过辅助物来增加皮瓣而不是更激进的皮瓣剥离，这会增加张力、缺血、空隙以及供体部位的发病率。最后，患者的选择和现实考虑是使患者获得满意的重建体积的关键。

第六节　总结

TMG 皮瓣对于小到中等大小乳房女性，不适合腹壁乳房重建时，可靠的乳房重建选择。虽然 PAP 可以取代 TMG，但显微外科医生仍应该熟练运用本项技术。

临床治疗要点

- 理想的横向肌肌皮瓣乳房重建是在大腿内侧，而不是腹部的供体部位，并且需要小到中等大小的乳房。
- 截石位允许两组入路，立即重建，并最大限度地提高手术效率。
- 腹股沟上的前皮瓣剥离仅限于筋膜面上，大隐静脉及其附属分支保留原位，以尽量减少对腹股沟淋巴的破坏。
- 皮瓣的体积可以通过斜面增加更多的尾后脂肪和（或）包括一个垂直肢体形成“L”瓣或三叶“鸢尾花”皮肤叶[扩展的横行股薄肌（TUG）皮瓣]，或通过改进的 S-TUG 皮瓣设计来增加。然而，应避免过度的张力和过度的皮瓣斜度，以限制供区并发症和轮廓畸形。
- 在皮瓣成形过程中，肢部折叠在一起形成乳房，由此产生的狗耳可以即刻重建乳头。

利益声明

作者们没有财务信息披露。

参考文献

[1] Yousif NJ, Matloub HS, Kolachalam R, et al. The transverse gracilis musculocutaneous flap. Ann Plast Surg 1992;29(6):482–90.

[2] Weitgasser L, Mahrhofer M, Schwaiger K, et al. Lessons learned from 30 Years of transverse myocutaneous gracilis flap breast reconstruction: historical appraisal and review of the present literature and 300 cases. J Clin Med 2021;10(16). https://doi.org/10.3390/JCM10163629.

[3] Jo T, Kim EK, Eom JS, et al. Comparison of transverse upper gracilis and profunda femoris artery perforator flaps for breast reconstruction: a systematic review. Microsurgery 2020;40(8):916–28.

[4] Dayan JH, Allen RJ. Lower extremity free flaps for breast reconstruction. Plast Reconstr Surg 2017;140(5S Advances in Breast Reconstruction):77S–86S.

[5] Vega SJ, Sandeen SN, Bossert RP, et al. Gracilis myocutaneous free flap in autologous breast reconstruction. Plast Reconstr Surg 2009;124(5):1400–9.

[6] Saint-Cyr M, Wong C, Oni G, et al. Modifications to extend the transverse upper gracilis flap in breast reconstruction: clinical series and results. Plast Reconstr Surg 2012;129(1). https://doi.org/10.1097/PRS.0B013E31823620CB.

[7] Wong C, Mojallal A, Bailey SH, et al. The extended transverse musculocutaneous gracilis flap: vascular anatomy and clinical implications. Ann Plast Surg 2011;67(2):170–7.

[8] Saint-Cyr M, Shirvani A, Wong C. The transverse upper gracilis flap for breast reconstruction following liposuction of the thigh. Microsurgery 2010;30(8):636–8.

[9] Craggs B, Vanmierlo B, Zeltzer A, et al. Donor-site morbidity following harvest of the transverse myocutaneous gracilis flap for breast reconstruction. Plast Reconstr Surg 2014;134(5):682e–91e.

[10] Karir A, Stein MJ, Zhang J. The conjoined TUGPAP flap for breast reconstruction: systematic review and illustrative anatomy. Plast Reconstr Surg Glob Open 2021;9(4). https://doi.org/10.1097/GOX. 0000000000003512.

[11] Siegwart LC, Fischer S, Diehm YF, et al. The transverse musculocutaneous gracilis flap for autologous breast reconstruction: focus on donor site morbidity. Breast Cancer 2021;28(6):1273–82.

[12] Russe E, Kholosy H, Weitgasser L, et al. Autologous fat grafting for enhancement of breast reconstruction with a transverse myocutaneous gracilis flap: a cohort study. J Plast Reconstr Aesthet Surg 2018;71(11):1557–62.

[13] Al-Talalwah W. The medial circumflex femoral artery origin variability and its radiological and

surgical intervention significance. Springerplus 2015;4(1). https://doi.org/10.1186/S40064-015-0881-2.

[14] Hallock GG. The gracilis (medial circumflex femoral) perforator flap: a medial groin free flap? Ann Plast Surg 2003;51(6):623–6.

[15] Peek A, Müller M, Ackermann G, et al. The free gracilis perforator flap: anatomical study and clinical refinements of a new perforator flap. Plast Reconstr Surg 2009;123(2):578–88.

[16] Fattah A, Figus A, Mathur B, et al. The transverse myocutaneous gracilis flap: technical refinements. J Plast Reconstr Aesthet Surg 2010;63(2):305–13.

[17] Dayan E, Smith ML, Sultan M, et al. The diagonal upper gracilis (DUG) flap. Plast Reconstr Surg 2013;132:33–4.

[18] Lombana NF, Falola RA, Zolfaghari K, et al. Comparison of liposomal bupivacaine to a local analgesic cocktail for transversus abdominis plane blocks in abdominally based microvascular breast reconstruction. Plast Reconstr Surg 2022;150(3). https://doi.org/10.1097/PRS.0000000000009398.

[19] Weitgasser L, Schwaiger K, Medved F, et al. Bilateral simultaneous breast reconstruction with diepand tmg flaps: head to head comparison, risk and complication analysis. J Clin Med 2020;9(7):1–13.

[20] Werdin F, Haug DM, Amr A, et al. Double transverse myocutaneous gracilis free flaps for unilateral breast reconstruction. Microsurgery 2016;36(7):539–45.

[21] Park JE, Alkureishi LWT, Song DH. TUGs into VUGs and Friendly BUGs: transforming the gracilis territory into the best secondary breast reconstructive option. Plast Reconstr Surg 2015;136(3):447–54.

[22] Jessica AS, Zhao J, Mackey S, et al. Transverse upper gracilis flap breast reconstruction: a 5-year consecutive case series of patient-reported outcomes. Plast Reconstr Surg 2022;150(2):258–68.

[23] Siegwart LC, Bolbos A, Tapking C, et al. Safety and donor site morbidity of the transverse musculocutaneous gracilis (TMG) flap in autologous breast reconstruction-A systematic review and meta-analysis. J Surg Oncol 2021;124(4):492–509.

[24] Schoeller T, Meirer R, Otto-Schoeller A, et al. Medial thigh lift free flap for autologous breast augmentation after bariatric surgery. Obes Surg 2002;12(6):831–4.

[25] Saad A, Sadeghi A, Allen RJ. The anatomic basis of the profunda femoris artery perforator flap: a new option for autologous breast reconstruction–a cadaveric and computer tomography angiogram study. J Reconstr Microsurg 2012;28(6):381–6.

[26] Schoeller T, Huemer GM, Wechselberger G. The transverse musculocutaneous gracilis flap for breast reconstruction: guidelines for flap and patient selection. Plast Reconstr Surg 2008;122(1):29–38.

[27] Haddock NT, Greaney P, Otterburn D, et al. Predicting perforator location on preoperative imaging for the profunda artery perforator flap. Microsurgery 2012;32(7):507–11.

第十三章

基于替代皮瓣的乳房重建的现代皮瓣技术：堆积皮瓣

尼古拉斯·T. 哈多克，苏米特·S. 特奥蒂亚

关键词

堆积皮瓣；连接皮瓣；双 DIEP；PAP 皮瓣；LAP 皮瓣；四叶皮瓣；乳房重建；显微外科手术

关键点

- 堆积皮瓣是安全的，并且是乳房重建外科医生的绝佳辅助手段。
- 堆积皮瓣可以有多种设计，应根据个人的解剖结构量身定制。
- 堆积皮瓣为瘦弱的人或有受区情况特殊的患者提供充足的组织量和皮肤，比如延期重建或者放疗区域的重建。
- 应用堆积皮瓣技术前，需要具备皮瓣的专业知识。

第一节　引言

自体组织是寻求乳房重建患者的金标准；乳房切除术后，如果寻求乳房重建，自体组织可以提供自然和持久的乳房重建，其重要性怎么强调都不为过。同时需要注意自体乳房重建中应关注的问题与供区有关。尤其是那些体瘦患者和组织量较大需求的患者，如重建后需要放疗或延迟重建的患者。

多供区取材已经在乳房重建中应用[1-5]，尤其对于单侧乳房需要组织量较多的患者。

然而，某些情况下单供区不足以提供单侧的乳房重建需要的组织量，这时候需要多供区来提供组织量。有些条件下，只得局限于有限的供区，以减少并发症。在大多数情况下，这是自体乳房重建的利弊之间的合理平衡，但在其他情况下，患者需要更多的组织。因此，单个乳房重建有时需要多个供区。

使用多个皮瓣进行乳房重建已被证明是安全的[6,7]，并适用于特定情况。

一、历史

乳房重建应用的堆积皮瓣最初来自腹部双蒂移植皮瓣[8-10]。这项技术有助于从经典的单侧带蒂腹直肌肌皮瓣中获得额外的灌注，但存在带蒂横行腹直肌肌皮瓣（TRAM 皮瓣）的已知局限性[11]。在现代，大多数重建外科医生会认为这种技术过于复杂，不适合单个乳房重建。Turbo- 供血[12]和组织的超级供血[13]也被描述为分别增加同侧血管蒂或对侧血管蒂的灌注[14]。游离 TRAM 皮瓣[15-17]允许更多的植入自由度，在涉及中线疤痕的特殊情况下，引入了双蒂游离皮瓣[18]。不久之后，人们注意到，在体型瘦的患者中，堆积两个皮瓣可以提供足够的组织体积和皮肤表面积，以优化美观的乳房重建[19]。为了增加受体血管选择的灵活性，描述了一种“寄生”方法[20]，允许一个皮瓣由另一个皮瓣灌注，后来在单侧乳房重建中使用各种腹部血管蒂进行了多种选择[21]。直到更多的基于穿支的替代性皮瓣被描述，才使用非腹部非连接皮瓣[22]。这种供区部位选择[2-5,23]的增加也允许在双侧乳房重建中使用堆积皮瓣[6,24,25]。

二、定义

多个皮瓣供区进行的单侧乳房重建通常被称为用堆积皮瓣进行的乳房重建。术语“堆积”通常是指将一个物体放置在另一个物体上，但在乳房重建中，并不总是这样操作的。乳房重建最常见的多瓣选择之一是连接或双蒂腹壁下动脉穿支（DIEP）皮瓣。在这种情况下，皮瓣没有分离，因此在技术上没有堆积[26]。我们对多皮瓣乳房重建定义为：①连接皮瓣：来自同一供区部位的双蒂皮瓣（例如，双蒂 DIEP 皮瓣或带额外旋股内侧血管蒂的股深动脉穿支皮瓣（PAP 皮瓣）；②堆积皮瓣：来自不同供区部位的两个带独立血管蒂的独立皮瓣（例如，用于单个乳房的 2 个独立 PAP 皮瓣或使用 DIEP 皮瓣和 PAP 皮瓣联合进行单个乳房重建）。

三、背景

对于理想的乳房形状[27]和优化乳房重建美学[28]有多种描述。最终的底线是乳房的皮肤和体积不能受损。尽管在没有放疗的情况下，保留皮肤的乳房切除术后的单侧乳房通常可以用单个皮瓣重建，但这种情况并不总是如此，有时需要比单个皮瓣提供更多的组织。堆积或连接皮瓣的好处是，如果使用得当，它们几乎总能提供乳房重建所需的所有方面。

具有显著皮肤缺陷而需要提供乳房形状的患者，例如进行延迟重建的患者，通常需要将单个皮瓣的很大一部分填充乳房的下半部。这可以提供乳房外形和下垂所需的皮肤，但方案的代价是皮瓣更多以锥形嵌入，最终导致乳房上极组织的损失。尽管有人认为脂肪移植可以解决这个问题，但根据作者的经验，在没有足够架构进行脂肪血管重建的患者中，脂肪移植后吸收率很高。此外，认为大容量脂肪抽吸术是一种简易手术的假设对患者来说是误导性的，因为从长远来看，这种方法通常比最初的堆积皮瓣乳房重建需要更多次的手术。

最终，对单个乳房使用多个皮瓣可以基于以患者为中心的因素进行量身定制，并提供全乳房重建所需的所有要素。当存在多余组织时，修复手术更具可预测性，因为在大多数重建外科医生手中，提升或复位是简单的。目前可用的增加组织量的方法，如脂肪移植、额外的二次皮瓣或增加植入物，都可以在特定的条件下取得成功，但仍然不太可预测，并且并非没有重大的问题和潜在的并发症。

第二节 讨论

一、适应证

与任何的三维结构一样，全乳房重建需要多个部分才能获得优越的美学和自然效果。自然美观的乳房必须在胸壁上有一个稳定的基础，所有象限的体积都能在各自维度自然成型，并有足够的皮肤允许自然下垂。尽管可以使用脂肪移植等辅助手段来增加体积，但这不会增加成型，也不会轻易改变胸壁上的乳房基础。尽管植入物可以提供总的外形，但它们确实带给许多患者某些担忧，而不愿意接受。理想情况下，乳房美容重建的所有这些组成部分都是通过初级重建完成的。

在一些患者中，全乳房重建不能用单个皮瓣完成。多个皮瓣应用于乳房重建的最明显而又极端的适应证是放疗后延迟重建。在这种患者群体中，总是需要更大量的皮肤和体积，因此，在初始微血管重建时应最好考虑多个皮瓣。另一个经常受益于多个皮瓣的患者群体是体重指数（BMI）较低的患者。在这些患者中，一个供区部位不能为自体组织乳房重建提供足够的体积。

二、术前计划

在实践中，如下 3 个部位是常用的自体乳房重建供区部位[29]。在寻求自体乳房重建的患者中，DIEP 皮瓣是首选，其次是 PAP 皮瓣[30]和腰动脉穿支皮瓣（LAP 皮瓣）[31]。所有患者都需要计算机断层扫描血管造影（CTA），这有助于指导与患者的讨论，就血管解剖结构、供区体积和患者偏好之间的平衡提供共同决策。

当对单个乳房进行多个皮瓣移植重建时，需要受区部位两个血管选择。尽管内乳区血管的头侧端和尾侧端通常是一个不错的选择[32]。但也有使用侧支或从主血管蒂延伸的情况。左侧内乳尾端静脉有时非常小，不适合作为受区血管。放疗后延迟重建尤其如此。作为一种替代方案，血管蒂可以提供额外的受区部位。术前成像应自始至终用于评估皮瓣内潜在的替代受区血管部位，并有助于识别血管蒂延伸或侧支[33]。最终，仍然需要对血管流量进行术中确认。在手术室中，不同手术部位的团队成员之间的持续沟通有助于协调和规划受区血管的选择。

三、外科技术：联合腹壁下动脉穿支皮瓣

联合 DIEP 皮瓣是最常见的多皮瓣乳房重建的可考量皮瓣。大多数乳腺显微外科医生都能很顺畅地进行 DIEP 皮瓣获取，所以这属于经典的医疗技术。DIEP 联合皮瓣在切取皮瓣方面是相似的，但在处理血管蒂[21]和嵌入物方面有一些特殊的细微差别。DIEP 血管蒂通常提供受区的多个次级血管选择。使用侧支或主支延伸的好处是，它提供了更多的嵌入自由度，但在原发性血管损伤的情况下，两个皮瓣都可能丢失。最终，这一决定是根据个别情况的需要做出的[33]。

DIEP 联合皮瓣的最大优点是将整个腹部保持为一个节段，从而提供足够的皮肤。根据需要，可以水平、倾斜或垂直嵌入。水平和倾斜的嵌入物提供了最多的皮肤，垂直的嵌入物允许将皮瓣的一部分滚动到其下方以增加凸度（图 13-1）。

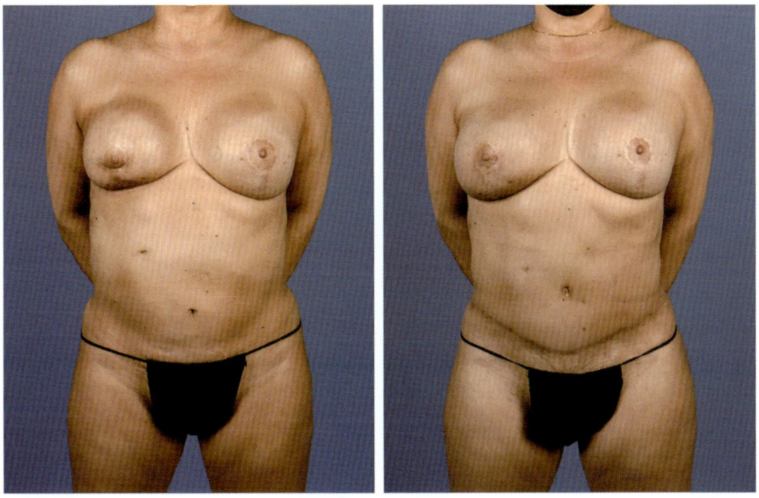

图 13-1　一位 59 岁的女性，有右乳腺癌病史，接受了乳房切除术和放射治疗。她在另外一家医院接受了植入物乳房重建，继发包膜挛缩后，转为自体乳房重建。她接受了右侧乳房双蒂 DIEP 联合皮瓣重建和左侧乳房对称性手术

四、外科技术：堆积股深动脉穿支皮瓣（PAP 皮瓣）

堆积 PAP 皮瓣最常用于低 BMI 患者，或用于既往腹部手术限制 DIEP 皮瓣可用性的患者[22]；皮瓣获取和之前描述相同[30,34]；但是需要在评估血管蒂的可选用的侧支方面格外小心；血管蒂应分离至起始处，以提供最大长度，并有机会拥有合适大小的侧支；远端分支几乎从来没有足够的口径。可以进行双蒂 PAP 和旋股内侧（MFC）皮瓣，但这不会提供更大的皮肤范围或脂肪体积。根据我们的经验，只有当 PAP 穿支较小且 MFC 穿支在收获组织的前部占主导地位时，才使用此选项（图 13-2）。

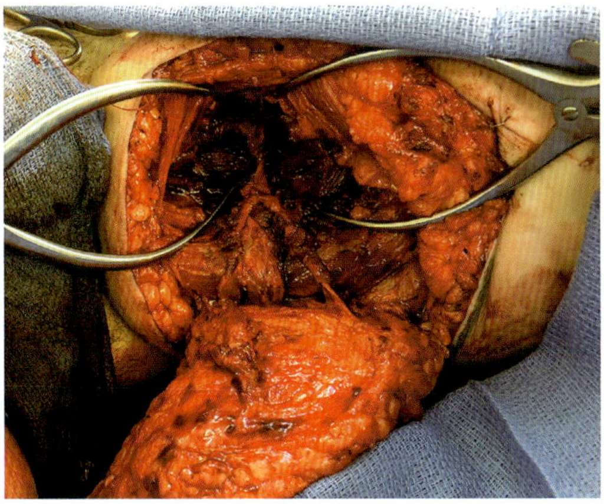

图 13-2　术中照片，MFC 穿支联合双蒂大腿内后皮瓣（PAP）的一部分

许多寻求用 PAP 皮瓣进行单侧乳房重建的患者更愿意接受堆积的 PAP 皮瓣。从每条腿上使用类似的皮瓣可以更好地对称大腿供体部位，并且皮瓣获取创伤不那么大，这可以减少大腿伤口并发症[35]（图 13-3 和图 13-4）。

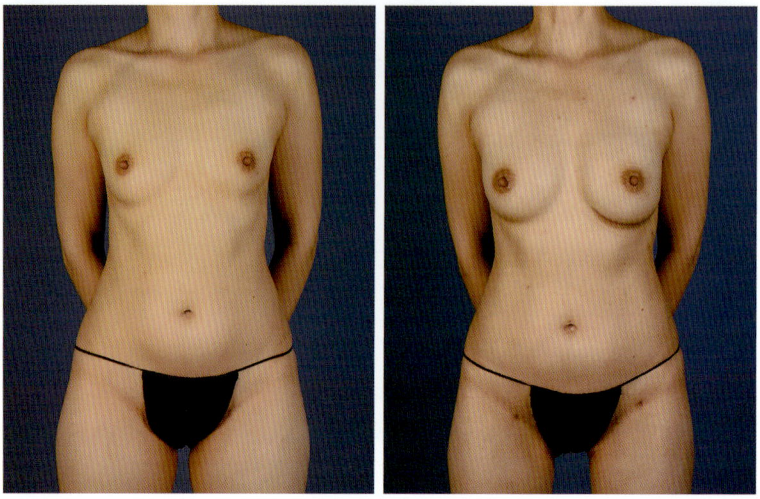

图 13-3　一位患有左乳腺癌的 45 岁女性接受了延迟即刻堆积 PAP 皮瓣和右乳腺对称性脂肪移植的治疗（前视图）

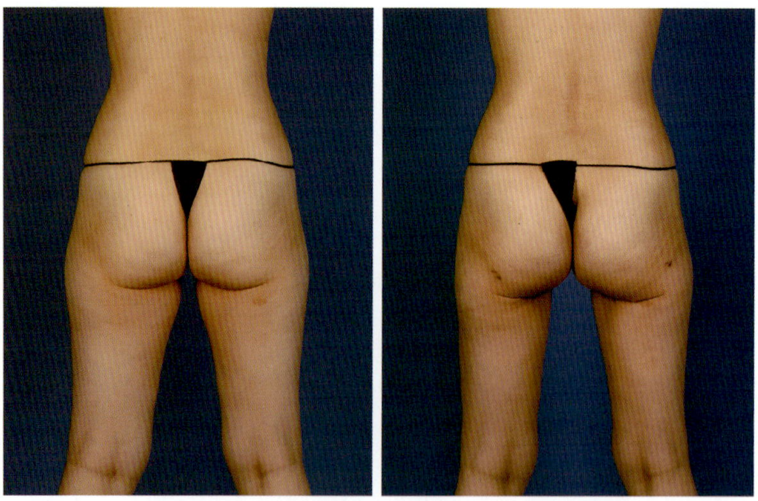

图 13-4　一位患有左乳腺癌的 45 岁女性接受了延迟即刻堆积 PAP 皮瓣和右乳腺对称性脂肪移植的治疗（后视图）

五、外科技术：堆积式腰动脉穿支皮瓣

LAP 皮瓣是一种相对较新的乳房重建皮瓣，但在精细化的中心正在迅速普及。堆积式 LAP 皮瓣不是一个常见的选项，但在正确的规划下可以使用。LAP 皮瓣的难点是血管蒂短，需要额外的复合移植物（动脉和静脉移植物）才能安全地完成手术。在某些情况下，复合移植物可以有多个分支，允许 2 个皮瓣连接到胸部的一个受区部位。在其他情况下，需要两个复合移植物，并使用头尾插入式。胸部的受区准备和复合移植物的获取需要仔细协调和规划 [36]。

六、外科技术：堆积式腹壁下动脉穿支皮瓣和股深动脉穿支皮瓣

堆积 DIEP 和 PAP 皮瓣是四瓣乳房重建的最初组合 [6]。这种方法的好处是可以同时进行不同部位的手术，而不是按顺序依次进行，并且不需要改变体位。PAP 皮瓣的自然曲线非常适合嵌入乳房下褶皱，而 DIEP 皮瓣类似于自然乳房的锥形上部。形状方面，这是理想的定位。然而，较大的或占主导地位的皮瓣通常与主血管相连，因为这通常被认为是优先考量的。血管蒂也更常见地提供侧支或主支延伸，可以通过连接到一组主要的乳腺主血管的 DIEP 瓣进行灌注。

与大多数多部位手术一样，涉及的手术部位越多，并发症发生率越高。但是这不是额外的增加，因为在这些情况下，通常每个皮瓣的获取部位范围都不大，能够减少闭合的张力（图 13-5 和图 13-6）。

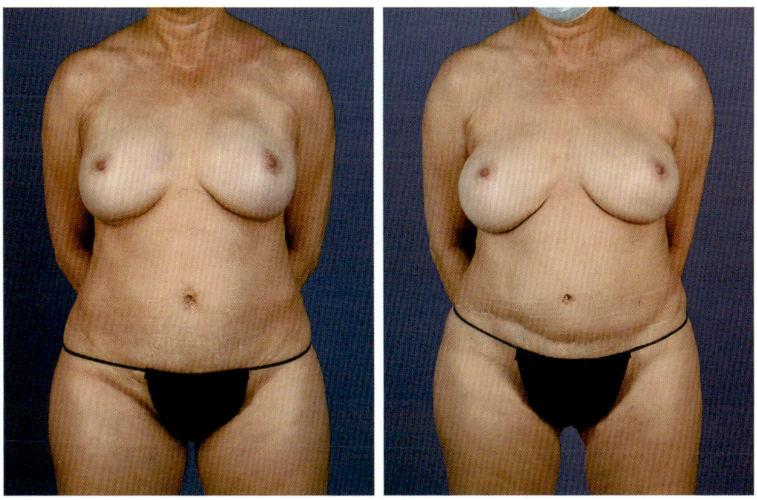

图 13-5　一名 58 岁的女性，有乳腺癌病史，在外院接受双侧乳房切除术和植入物重建的治疗。她进行了自体移植，并接受了双侧堆积 DIEP 和 PAP 皮瓣（前视图）

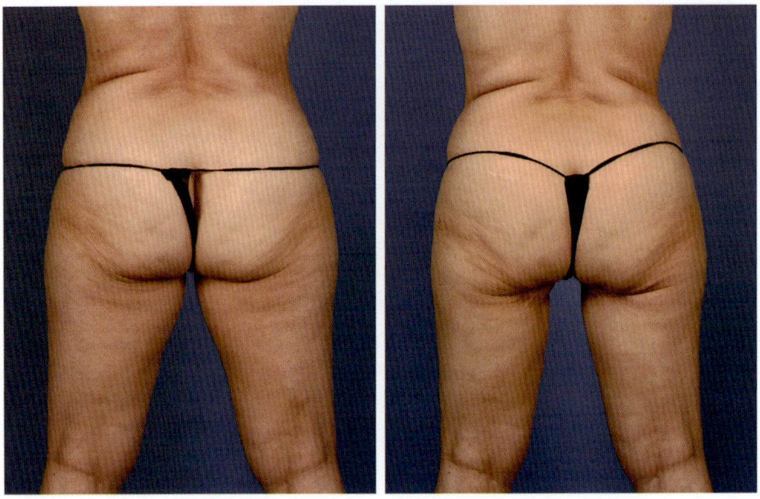

图 13-6　一名 58 岁的女性，有乳腺癌病史，在外院接受双侧乳房切除术和植入物重建的治疗。她进行了自体移植，并接受了双侧堆积 DIEP 和 PAP 皮瓣（后视图）

七、外科技术：堆积式腹壁下动脉穿支皮瓣与腰动脉穿支皮瓣

从躯体整体的角度来看，DIEP 皮瓣和 LAP 皮瓣的组合被许多人认为是理想的[25]。该手术对躯体产生的影响类似，围绕躯体前后提供了最充足的供区选择来重建乳房，尽管这一方法有显著的优点，但最显著的困难是血管蒂和血管蒂的顺序处理，所有 LAP 皮瓣的血管蒂短，都不足以安全吻合，因此需要复合动脉和静脉移植物。典型的供区部位是腹壁下深动脉和静脉，这有独特之处，为了增加 LAP 皮瓣血管蒂的长度，外科医生借用 DIEP 皮瓣血管蒂，这样做会影响 DIEP 皮瓣本身的血管蒂长度。尽管这是可以调控的，但在四皮瓣的情况下，任何一个瓣的血管蒂都很短，这会使皮瓣嵌入更具挑战性，此外，必须考虑执行每个皮瓣获取的时间。如果采集 DIEP 皮瓣并将其与乳腺血管吻合，再切取 LAP 皮瓣，则必须将其重新改为俯卧位，并进行多次即刻吻合。这可以安全地完成，但需要大量的专业知识。作为一种选择，DIEP 皮瓣的收获可以推迟到 LAP 皮瓣背部切口闭合后。皮瓣在胸部实现再灌注，这将增加整个手术的时长，并使 DIEP 皮瓣在多个体位变化期间，接受略欠不足的非优势流量灌注。无论哪种方式，都必须做出协调，在这一操作中，具有高效流程的团队方法至关重要（图 13-7 和图 13-8）。

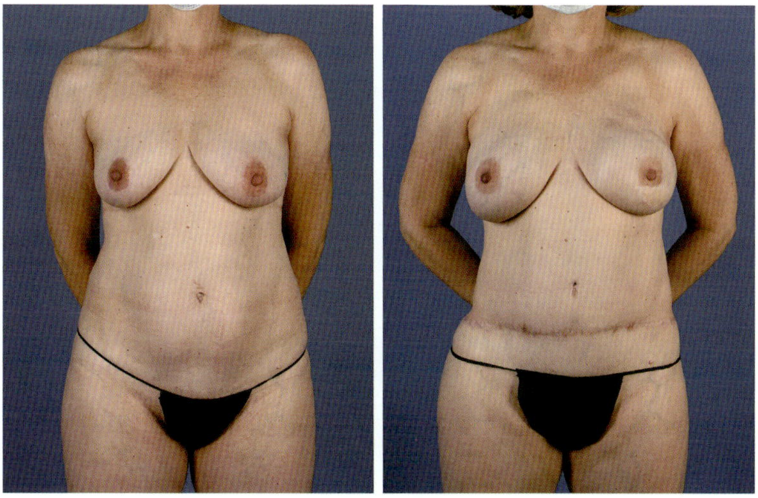

图 13-7　一位患有乳腺癌遗传易感性的 56 岁女性接受了预防性保留乳头乳晕的乳房切除术和组织扩张器治疗。随后用双侧堆积 DIEP 和 LAP 皮瓣进行乳房自体重建（前视图）

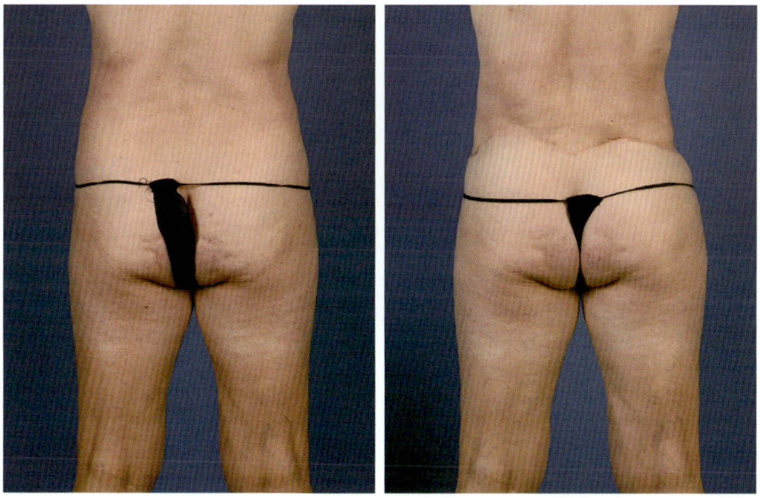

图 13-8　一位患有乳腺癌遗传易感性的 56 岁女性接受了预防性保留乳头乳晕的乳房切除术和组织扩张器治疗。随后用双侧堆积 DIEP 和 LAP 皮瓣进行乳房自体重建（后视图）

八、外科技术：堆积式股深动脉穿支皮瓣和腰动脉穿支皮瓣

堆积 PAP 皮瓣和 LAP 皮瓣是一种独特的选择，通常用于那些在单个供区部位没有足够组织并且之前进行过腹部外科手术的患者。PAP 皮瓣可以首先切取并与胸部吻合，也可以延迟到 LAP 皮瓣获取之后。首先切取 PAP 皮瓣的好处是，在 LAP 皮瓣切取过程中，当处于俯卧位置时，这确实允许更容易的部分闭合。否则，这种组合与每个单个皮瓣单独使用没有差别（图 13-9~ 图 13-12）。

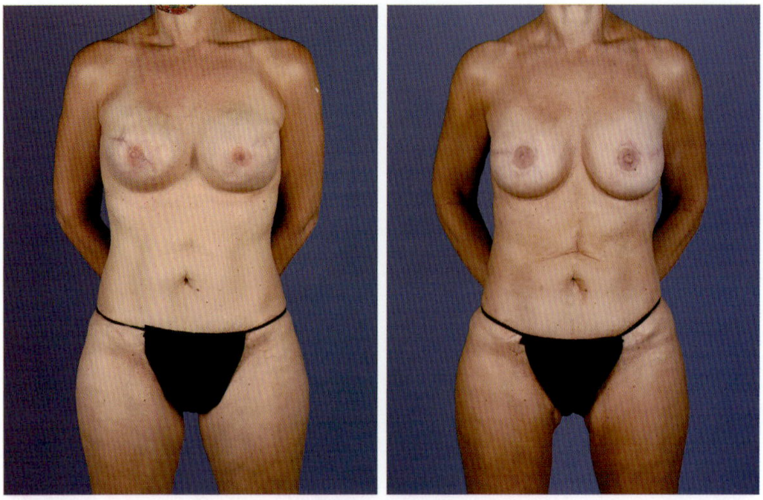

图 13-9　一名患有乳腺癌遗传易感性的 56 岁女性在外医院接受保留乳头的预防性乳房切除术和植入物重建治疗。她进行了自体移植乳房重建，并接受了双侧堆积 LAP 和 PAP 皮瓣（前视图）

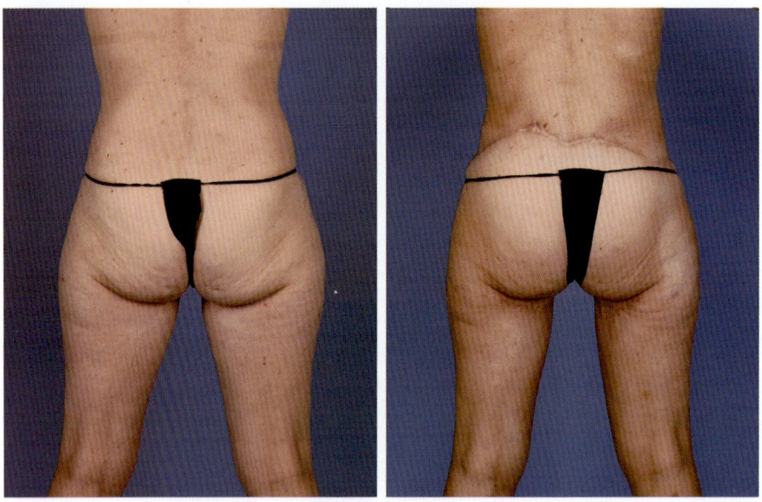

图 13-10　一名患有乳腺癌遗传易感性的 56 岁女性在外医院接受保留乳头的预防性乳房切除术和植入物重建治疗。她进行了自体移植乳房重建，并接受了双侧堆积 LAP 和 PAP 皮瓣（后视图）

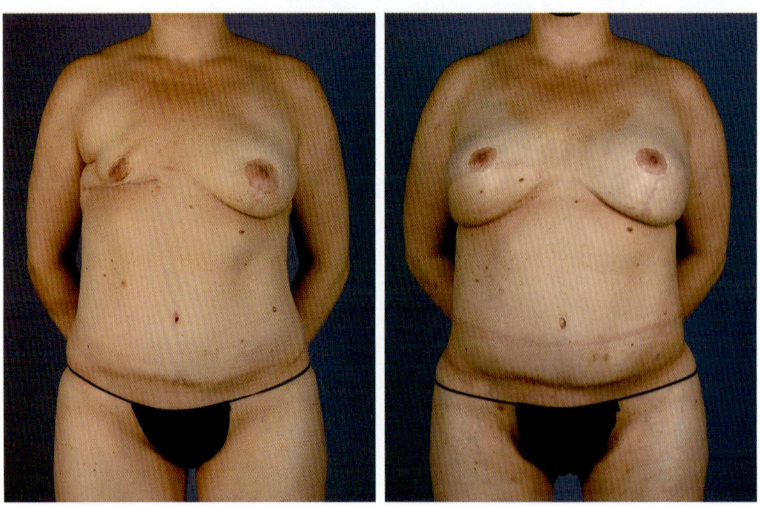

图 13-11　一位有乳腺癌病史的 48 岁女性在外医院接受了双侧乳头保留的乳房切除术和基于组织扩张器的重建。她的右侧乳房重建因分枝杆菌感染而变得复杂，最终，扩张器取出。她之前做过腹部整形手术。对她进行了自体重建，并接受了双侧堆积 LAP 和 PAP 皮瓣（前视图）

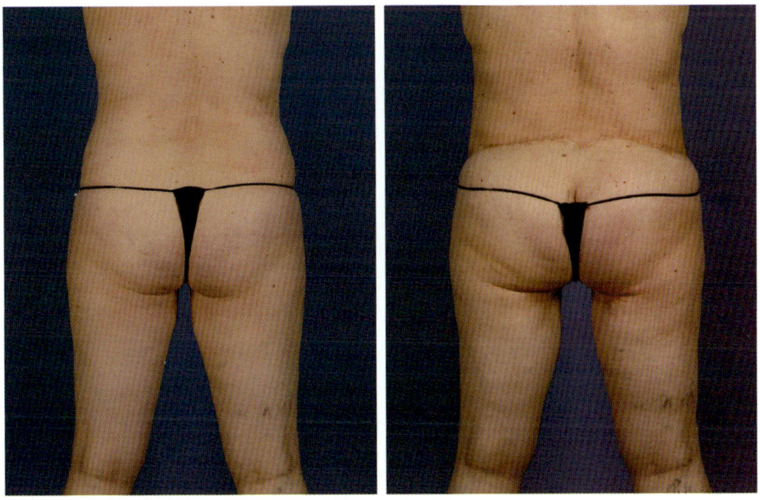

图 13-12 一位有乳腺癌病史的 48 岁女性在外医院接受了双侧保留乳头的乳房切除术和基于组织扩张器的重建。其右侧乳房重建因分枝杆菌感染而变得复杂，最终，扩张器取出。患者之前做过腹部整形手术。对其进行了自体重建，并接受了双侧堆积 LAP 和 PAP 皮瓣（后视图）

九、安全性

堆积式皮瓣乳房重建有很多细微差别，随着手术复杂性的增加，并发症的可能性也会增加。在堆积式皮瓣与单一皮瓣的直接比较中，前者的深静脉血栓形成率增加[7]。在实践中，经常给堆积式皮瓣患者应用术后抗凝治疗。该报告中的另一项发现是，这些患者有更高的再手术率，但这并不意味着皮瓣失败率增加。对于堆积皮瓣，通常单个皮瓣的作用没有那么重要，因此，尽管使用了植入式多普勒，但细微的变化不再容易引起重视，从而赋予皮瓣更高的存活率。患者应接受相应的指导。此外，考虑到多个手术部位和需要排除故障的问题可能增加，我们强烈建议采用联合手术方法[37]。在考虑多皮瓣乳房重建之前，手术团队应精通单个皮瓣重建，并具有较高的成功率。此外，当涉及多个皮瓣时，关注效率的心态对于避免延长手术时间和避免相关的并发症增加至关重要[38]。

第三节 总结

对于乳房重建外科医生来说，堆积式皮瓣是一种很好的辅助手段。在我们的实践中，包括所有描述的考量因素，基于多个皮瓣的乳房重建占所有自体皮瓣乳房重建的 1/3。在一些患者中，堆积式皮瓣甚至是在某单一条件下完成全乳房重建的唯一方法，且无需联合假体。

临床治疗要点

- 堆积式皮瓣术前规划很重要，包括使用术前成像。这有助于决策皮瓣的选择，以及在没有乳腺受区主血管的情况下选择二级受区血管。通常可以使用侧支或血管蒂延伸支。
- 当需要大量皮肤时，双 DIEP 皮瓣通常是最好的选择。此选项通常允许使用单个皮肤补片进行全面重建。其他可用的选择通常会导致两个皮瓣和美学效果较差。
- 当进行四皮瓣乳房重建时，手术团队优化是至关重要的。理想情况下，该团队在标准双侧乳房重建方面拥有丰富的经验，且沟通良好。任何提高操作效率的额外措施都可以提高这些多步骤操作的安全性。
- 患者咨询在乳房微血管重建中始终重要，对于堆积的皮瓣来说，这一点怎么强调都不为过。当一个乳房使用多个供区部位时，各个手术伤口须顺利愈合。患者应该充分了解与这些手术相关的真正风险。

参考文献

[1] Allen RJ, Treece P. Deep inferior epigastric perforator flap for breast reconstruction. Ann Plast Surg 1994;32(1):32–8.

[2] Allen RJ, Haddock NT, Ahn CY, et al. Breast reconstruction with the profunda artery perforator flap. Plast Reconstr Surg 2012;129(1):16e–23e.

[3] Tuinder SMH, Beugels J, Lataster A, et al. The lateral thigh perforator flap for autologous breast reconstruction: a Prospective analysis of 138 flaps. Plast Reconstr Surg 2018;141(2):257–68.

[4] Allen RJ, Tucker C Jr. Superior gluteal artery perforator free flap for breast reconstruction. Plast Reconstr Surg 1995;95(7):1207–12.

[5] de Weerd L, Elvenes OP, Strandenes E, et al. Autologous breast reconstruction with a free lumbar artery perforator flap. Br J Plast Surg 2003;56(2):180–3.

[6] Haddock N, Suszynski TM, Teotia S. Consecutive bilateral stacked breast reconstruction using abdominally-based and posterior thigh free flaps. Plast Reconstr Surg 2021;147(2):294–303.

[7] Haddock NT, Cho MJ, Teotia SS. Comparative analysis of single versus stacked free flap breast reconstruction: a single-Center experience. Plast Reconstr Surg 2019;144(3):369e–77e.

[8] Marino H Jr, Dogliotti P. Mammary reconstruction with bipedicled abdominal flap. Plast Reconstr Surg 1981;68(6):933–6.

[9] Ishii CH Jr, Bostwick J 3rd, Raine TJ, et al. Double-pedicle transverse rectus abdominis myocutaneous flap for unilateral breast and chest-wall reconstruction. Plast Reconstr Surg

1985;76(6):901–7.

[10] Wagner DS, Michelow BJ, Hartrampf CR Jr. Double-pedicle TRAM flap for unilateral breast reconstruction. Plast Reconstr Surg 1991;88(6):987–97.

[11] Boyd JB, Taylor GI, Corlett R. The vascular territories of the superior epigastric and the deep inferior epigastric systems. Plast Reconstr Surg 1984;73(1):1–16.

[12] Yamamoto Y, Nohira K, Shintomi Y, et al. "Turbo charging" the vertical rectus abdominis myocutaneous (turbo-VRAM) flap for reconstruction of extensive chest wall defects. Br J Plast Surg 1994;47(2):103–7.

[13] Pernia LR, Miller HL, Saltz R, et al. "Supercharging" the rectus abdominis muscle to provide a single flap for cover of large mediastinal wound defects. Br J Plast Surg 1991;44(4):243–6.

[14] Harashina T, Sone K, Inoue T, et al. Augmentation of circulation of pedicled transverse rectus abdominis musculocutaneous flaps by microvascular surgery. Br J Plast Surg 1987;40(4):367–70.

[15] Holmstrom H. The free abdominoplasty flap and its use in breast reconstruction. An experimental study and clinical case report. Scand J Plast Reconstr Surg 1979;13(3):423–7.

[16] Friedman RJ, Argenta LC, Anderson R. Deep inferior epigastric free flap for breast reconstruction after radical mastectomy. Plast Reconstr Surg 1985;76(3):455–60.

[17] Arnez ZM, Smith RW, Eder E, et al. Breast reconstruction by the free lower transverse rectus abdominis musculocutaneous flap. Br J Plast Surg 1988;41(5):500–5.

[18] Arnez ZM, Scamp T. The bipedicled free TRAM flap. Br J Plast Surg Apr 1992;45(3):214–8.

[19] Spear SL, Travaglino-Parda RL, Stefan MM. The stacked transverse rectus abdominis musculocutaneous flap revisited in breast reconstruction. Ann Plast Surg 1994;32(6):565–71.

[20] Berrino P, Casabona F, Adami M, et al. The "parasite" TRAM flap for autogenous tissue breast reconstruction in patients with vertical midabdominal scars. Ann Plast Surg 1999;43(2):119–26.

[21] Hamdi M, Khuthaila DK, Van Landuyt K, et al. Double-pedicle abdominal perforator free flaps for unilateral breast reconstruction: new horizons in microsurgical tissue transfer to the breast. J Plast Reconstr Aesthet Surg 2007;60(8):904–12 [discussion: 913-4].

[22] Haddock NT, Cho MJ, Gassman A, et al. Stacked profunda artery perforator flap for breast reconstruction in Failed or Unavailable deep inferior epigastric perforator flap. Plast Reconstr Surg 2019;143(3):488e–94e.

[23] Hartrampf CR Jr, Noel RT, Drazan L, et al. Ruben's fat pad for breast reconstruction: a peri-iliac soft-tissue free flap. Plast Reconstr Surg 1994;93(2):402–7.

[24] Bostwick J 3rd, Vasconez LO, Jurkiewicz MJ. Breast reconstruction after a radical mastectomy. Plast Reconstr Surg 1978;61(5):682–93.

[25] Haddock NT, Kelling JA, Teotia SS. Simultaneous circumferential body lift and four-flap breast reconstruction using deep inferior epigastric perforator and lumbar artery perforator flaps. Plast Reconstr Surg 2021;147(6):936e–9e.

[26] Haddock NT, Teotia ST. Discussion: the stacked Hemiabdominal extended perforator flap for

autologous breast reconstruction. Plast Reconstr Surg 2018;142(6):1435–6.

[27] Mallucci P, Branford OA. Population analysis of the perfect breast: a morphometric analysis. Plast Reconstr Surg 2014;134(3):436–47.

[28] Wagner RD, Hamilton KL, Doval AF, et al. How to maximize aesthetics in autologous breast reconstruction. Aesthet Surg J 2020;40(Suppl 2):S45–54.

[29] Haddock NT, Suszynski TM, Teotia SS. An Individualized patient-centric approach and Evolution towards total autologous free flap breast reconstruction in an Academic setting. Plast Reconstr Surg - Glob Open 2020. https://doi.org/10.1097/gox. 0000000000002681.

[30] Haddock NT, Teotia SS. Consecutive 265 profunda artery perforator flaps: Refinements, Satisfaction, and Functional outcomes. Plast Reconstr Surg Glob Open 2020;8(4):e2682.

[31] Haddock NT, Teotia SS. Lumbar artery perforator flap: initial experience with simultaneous bilateral flaps for breast reconstruction. Plast Reconstr Surg Glob Open 2020;8(5):e2800.

[32] Teotia SS, Dumestre DO, Jayaraman AP, et al. Revisiting Anastomosis to the Retrograde internal mammary System in stacked free flap breast reconstruction: an Algorithmic approach to recipient-site selection. Plast Reconstr Surg 2020;145(4):880–7.

[33] Cho MJ, Haddock NT, Teotia SS. Clinical decision making using CTA in conjoined, bipedicled DIEP and SIEA for unilateral breast reconstruction. J Reconstr Microsurg 2020;36(4):241–6.

[34] Haddock NT, Gassman A, Cho MJ, et al. 101 Consecutive profunda artery perforator flaps in breast reconstruction: Lessons Learned with our Early experience. Plast Reconstr Surg 2017;140(2):229–39.

[35] Cho MJ, Teotia SS, Haddock NT. Classification and Management of donor-site wound complications in the profunda artery perforator flap for breast reconstruction. J Reconstr Microsurg 2020;36(2):110–5.

[36] Cho MJ, Haddock NT, Gassman AA, et al. Use of composite arterial and venous grafts in microsurgical breast reconstruction: Technical Challenges and Lessons Learned. Plast Reconstr Surg 2018;142(4):867–70.

[37] Haddock NT, Kayfan S, Pezeshk RA, et al. Co-surgeons in breast reconstructive microsurgery: what do they bring to the table? Microsurgery 2018;38(1):14–20.

[38] Haddock NT, Teotia SS. Efficient DIEP flap: bilateral breast reconstruction in less than four Hours. Plast Reconstr Surg Glob Open 2021;9(9):e3801.

第十四章

复合显微外科乳房重建：HyFIL® 和 HyPAD ™技术

尼尔·塔纳，莎拉·L. 巴内特，艾玛·L. 鲁宾逊，马克·L. 史密斯

关键词

复合乳房重建；乳房重建；乳房切除术后重建；自体重建；植入物重建；DIEP 皮瓣；重建手术

关键点

- 患者希望进行自体乳房重建，但自身供体部位的容积不满足必需或者预期的乳房体积，这给重建工作带来了挑战，而复合乳房重建则可以解决这一问题。
- 在复合乳房重建中，脱细胞真皮基质和（或）假体与各种组织瓣（最主要的是下腹穿支皮瓣）的联合使用，为乳房和供体部位提供了卓越的临床和美学效果。
- HyFIL® 技术是一种复合乳房重建技术，它通过脂肪填充和使用胸肌前假体重建来增加皮瓣的体积。
- 最新的 HyPAD™ 技术则是通过使用叠加的胸肌前脱细胞真皮基质（ADM）代替假体从而增加皮瓣的体积。

第一节 引言

一、背景

在美国，乳房切除术后选择乳房重建的患者稳步增长，自 2000 年以来增加了 75%[1]。大多数患者会选择假体植入的乳房重建术，既往重建方案的选择受到体型的严格限制。

然而在过去的 10 年中，由于显微外科的飞速发展、脱细胞真皮基质（acellular dermal matrices，ADM）和网状材料的引入，以及越来越多可选择的其他供体部位，都大大增加了自体重建的范围和指征。如今，几乎所有的乳房都可以使用自体或异体技术进行重建，而这则受到患者的目的和偏好的影响[2]。整形外科医生在选择最佳的乳房重建方案时，必须充分考虑乳房大小、患者偏好和体型等因素。

二、植入物重建

植入假体是最简单、最常见的乳房重建方式。大多数即刻乳房重建手术都使用假体[1]，尤其适合体型偏瘦的女性[2]。植入物重建的主要优势是手术相对简单，大多数整形外科医生都能顺利完成，且术后恢复简单。然而，植入假体的患者可能容易发生感染、血清肿、破裂、包膜挛缩、假体外露、触及波纹征等并发症[3]。在肿瘤治疗过程中接受放射治疗的患者更容易出现上述并发症。最后，由于植入物使用寿命有限，在女性的一生中可能仍需要进行 1~2 次额外手术。

三、自体重建

然而，应用自体组织进行乳房重建创伤性较大，手术时间和恢复期都较长。此外，第二个手术部位（即皮瓣供体部位）也存在手术风险和术后恢复问题。尽管如此，所有自体重建手术的失败率仍然很低[4]。自体乳房重建使用的是女性自身组织，因此其外观和手感与柔软的天然乳房无异，能像天然乳房一样对身体习惯的变化做出反应。

根据供体组织来源于不同身体部位，可将自体乳房重建分为多种类型（图 14-1）。最常见的是腹壁下动脉穿支（DIEP）皮瓣。在 DIEP 皮瓣重建术中，皮瓣的采集呈椭圆形，并延伸至整个下腹部。在腹直肌上做小切口，便于进入血管，但不切除肌肉或筋膜（图 14-2）。DIEP 皮瓣重建术的主要缺点是恢复期长和供体区瘢痕明显。此外，由于DIEP 皮瓣供体部位仅能使用一次，对于双侧乳房切除的女性选择使用 DIEP 皮瓣乳房重建，通常可以考虑其他可选择的供体部位，包括腰动脉穿支（lumbar artery perforator，LAP）皮瓣的腹侧组织、股深动脉穿支（PAP）皮瓣或横行股薄肌皮瓣（TUG），或臀动脉穿支皮瓣[5-9]。

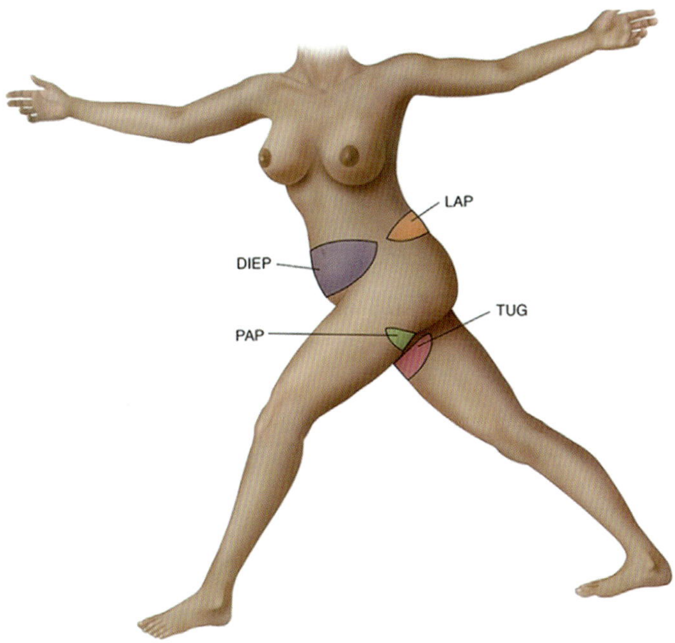

图 14-1 自体重建可能的供体部位。最常见的自体重建来源是腹壁下动脉穿支（DIEP）皮瓣。其他供体部位包括腰动脉穿支（LAP）皮瓣、股深动脉穿支（PAP）皮瓣、上部横行股薄肌（TUG）皮瓣和臀动脉穿支（GAP）皮瓣

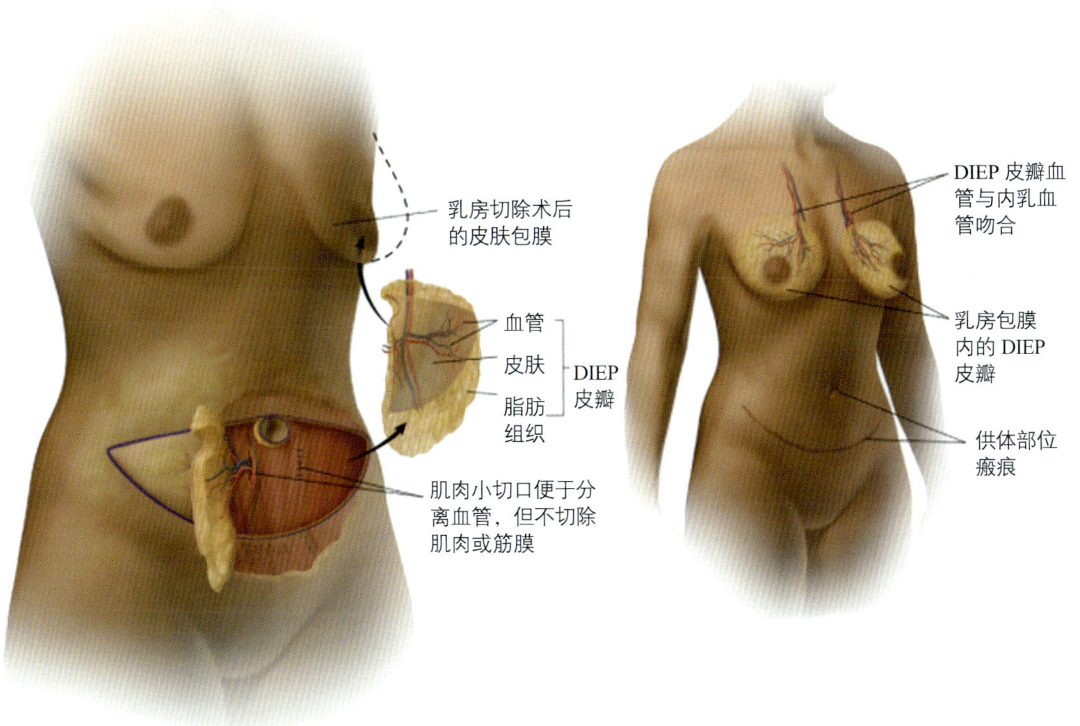

图 14-2 腹壁下动脉穿支（DIEP）皮瓣乳房重建

四、植入物重建与自体重建的区别

虽然植入物乳房重建所需的手术时间较短，留下的瘢痕较少，并可避免供体部位发病的风险，但许多患者可能更倾向选择持久性、美观性和质地更佳的自体皮瓣乳房重建[10,11]。与植入物重建不同的是，自体重建在完成所需的首轮手术后，很少需要额外的手术进行维护，而且长期满意度更高，与健康相关的生活质量也得到了改善[10,11]。与此同时，自体重建的失败率较低：据报道，皮瓣总丢失率为 0.3%~1.2%，而假体重建失败率和植入物感染率为 1.9%~2.7%，放疗后则高达 44%[2]。

五、临床挑战：乳房和皮瓣体积不一致

尽管显微外科皮瓣乳房重建有很多优点，但并非所有患者都能选择这种方法。也就是说，希望进行自体乳房重建的患者，如果自身缺乏足够的皮瓣体积来匹配必需的或期望的乳房体积，就会面临重建的临床挑战。缺乏足够的皮瓣体积会严重影响乳房重建后的功能和美观。为了解决这一问题，可以考虑采用其他重建方法，包括自体皮瓣脂肪移植、叠加皮瓣和复合乳房重建（hybrid breast reconstruction，HBR）。

第二节　脂肪移植

游离皮瓣的容积可通过脂肪移植进行二次增大。这种方法具有很多优点，它可以避免植入假体，矫正轮廓畸形、不对称和容积不足，是一种短期门诊手术[12]。但是脂肪移植也存在局限性，包括脂肪存留不稳定和脂肪坏死[2]。此外，脂肪移植的供体部位可能缺乏足够的容积进行脂肪移植。

一、可替代的复合皮瓣

复合皮瓣是将多个皮瓣组合进行乳房重建。在单侧重建中，复合 DIEP 是最常用的方法，即使用腹部皮瓣重建单个乳房。在双侧乳房重建或无法使用腹部作为供体部位的情况下，无论是否使用复合皮瓣都可以使用其他供体部位。然而，这些方案在技术上更为复杂，通常需要多处微血管吻合，手术时间更长，并可能增加供体部位的并发症[13,14]。

二、复合乳房重建

针对理想的乳房重建容积与可用供体皮瓣体积不一致的问题，一种创新性的解决方案是在一次性手术中使用异体材料和生物假体材料来增加皮瓣体积。历史上，背阔肌皮瓣一直与假体同时使用。但是此技术往往会牺牲掉主要的肌肉从而导致供体部位无力、活动度降低和轮廓畸形[15]。2018 年，Momeni 和 Kanchwala 联合开创了一种新方法，将胸肌前假体与 ADM 一起固定，并用腹部游离皮瓣覆盖，一次性完成手术[16]。与之前的技术类似，此方法既能控制软组织覆盖，又能控制乳头的大小和凸度，创新之处在于能够消除肌下植入的弊端（即增加出血、疼痛和位移变形的风险），同时也减少对供体部位组织的要求，使腹部闭合更美观[16,17]。无需在腹部采集重建整体容积量，能够使供体部位的瘢痕更低、更隐蔽、张力更小。此外，复合乳房重建还具有更大的灵活性，即外科医生可以选择最符合患者需求的植入物大小。从美学角度看，由软组织覆盖的假体可降低外露、触及波纹征等并发症[18,19]。与上述替代治疗方案不同的是，复合乳房重建不会显著增加手术时间或复杂性[2]。

目前，其他不太成熟但可用于 HBR 的皮瓣包括胸背动脉穿支皮瓣、横行腹直肌皮瓣、TUG 皮瓣和乳房下脂肪筋膜皮瓣[20]。在所有类型的 HBR 中，皮瓣均提供血管化的软组织覆盖，以优化外观和手感，并最大限度地减少整形相关的并发症。下层的植入物或 ADM 提供核心凸起和体积。

三、复合乳房重建的类型

（一）HyFIL®：复合皮瓣、植入物、脂肪填充

HyFIL® 技术是将皮瓣、胸肌前假体、脂肪填充结合在一起（图 14-3）。在这种技术中，将硅胶或生理盐水充填的圆形假体植入胸肌前位置，并用 ADM 固定在前胸壁上，然后将皮瓣覆盖在植入物上。假体有助于改善重建乳房的大小和凸度。脂肪填充可根据需要优化乳房的外观和轮廓。

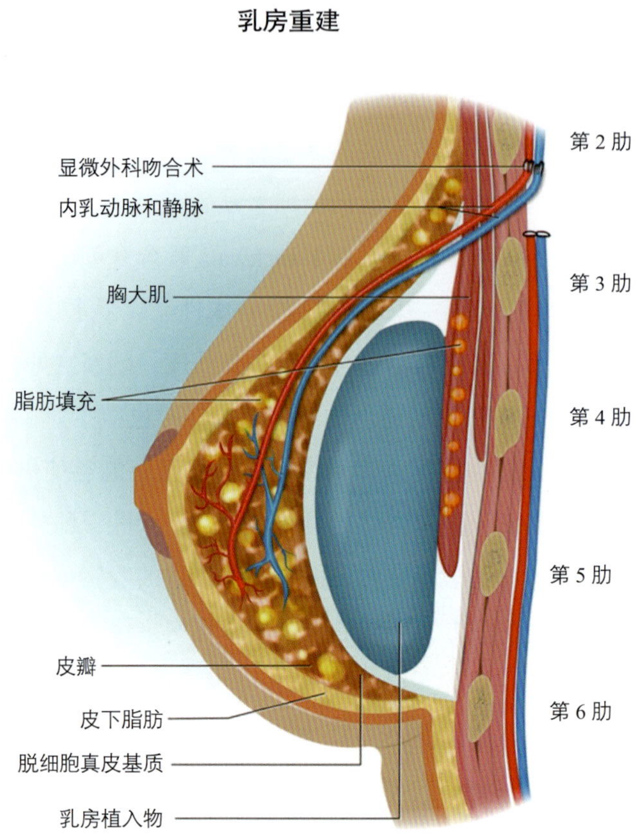

图 14-3　HyFIL® 技术（复合皮瓣、植入物、脂肪填充）将皮瓣、胸肌前植入物和脂肪移植整合为一种综合手术方式

（二）HyPAD ™：复合皮瓣、胸肌前脱细胞真皮基质

越来越多的女性在乳房重建的选择中避免植入假体，因为她们担心与植入物相关的间变性大细胞淋巴瘤和其他疾病。此外，由于挛缩、破裂、血清肿、假体位置不正和波纹征等原因，植入物术后并发症的发生率、不适感和重复手术率都较高[21]。

既往那些希望避免植入假体但又缺乏足够供体部位容积的患者并没有合适的重建方案。整合皮瓣和胸肌前脱细胞真皮基质（Hybrid Flap and Prepectoral Acellular Dermal Matrix，HyPAD ™）技术将 DIEP 皮瓣与叠加胸肌前 ADM 结合在一起并取代了假体（图 14-4）。叠加的 ADM 与小型假体的作用类似，但作用较小，可为皮瓣和乳头凸起提供软组织增量（图 14-5）。ADM 有不同的尺寸和厚度，作者则更倾向于使用 16 cm × 20 cm 的长方形超厚穿孔片，可为乳房额外增加 75~140 mL 的容积。只需将 ADM 简单折叠 3~4 次，即可形成 6~8 层厚的矩形垫。最近，我们采用了一种更复杂的折叠模式能够制作出形状更圆的 ADM 垫。这些垫片通常可以为重建后的乳头增加 1.5~2 cm 的凸起。ADM 的位置完全位于胸肌前区域，沿着乳房下皱褶处的垂直径线走行，这样可以获得最佳的乳房外形效果。此外，如果患者决定在重建后期使用假体进一步隆乳，ADM 还可作为保护皮瓣和血管蒂的屏障。

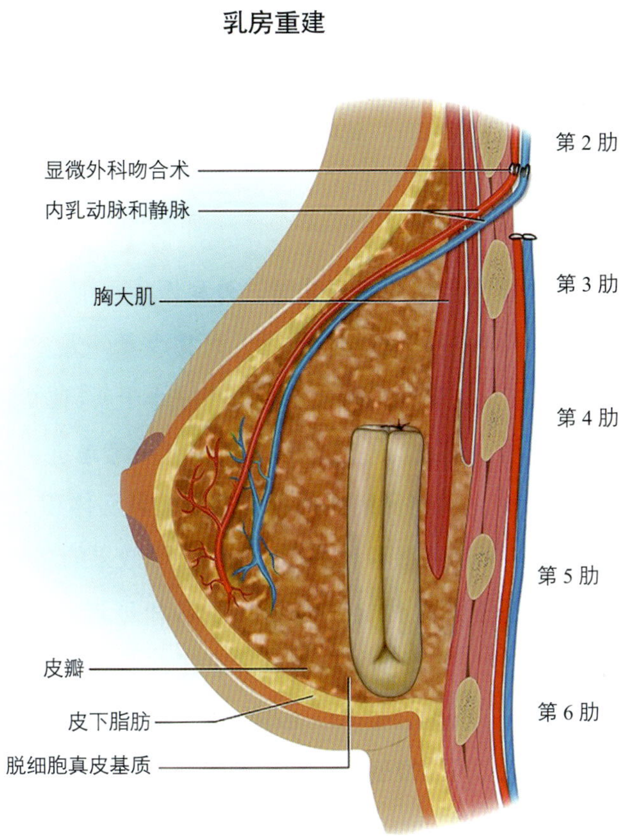

图 14-4　HyPAD™ 技术（复合皮瓣、胸肌前脱细胞真皮基质）是将 ADM 折叠后植入胸肌前的复合皮瓣乳房重建，从而增加乳房体积和增高乳房突度

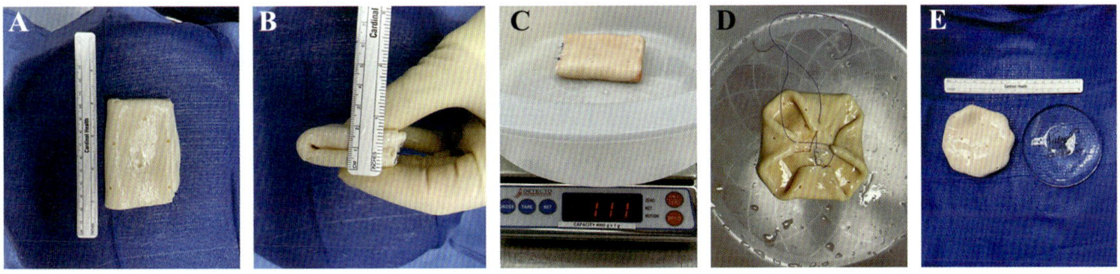

图 14-5　在 HyPAD ™（复合皮瓣、胸肌前脱细胞真皮基质）技术中，折叠 ADM 类似于小型植入物的作用，但作用稍逊于硅胶假体，它可以增加乳房体积和增高乳房凸度。（A~D）从不同角度显示了折叠的结构；（E）折叠 ADM 后与硅胶乳房假体对照示意图

ADM 常用于多个外科交叉领域，包括基于植入物的乳房重建，且已被证实具有众多优点[22,23]。ADM 改善了对乳房下极和植入物位置的控制，并能够提供额外的软组织覆盖[24-28]。从生物学角度看，ADM 可与受体组织结合，经历血管和细胞再生过程，极少有并发症[22]。ADM 尤其适合用于乳房重建，因为它有不同的厚度、大小和形状，可以根据患者的个性化需求进行定制。据研究报道，ADM 的并发症包括血肿、感染和血清肿[26]。鉴于 ADM 在乳房重建中的优势，目前已被常规用于复合乳房重建中。值得注意的是，在乳房重建中使用 ADM 是非标签性的，此内容会在所有患者的知情同意过程中被告知。

四、评估

在评估患者是否适合接受自体皮瓣重建时，外科医生可能会考虑供体部位可用皮瓣的体积与所需乳房重建体积的关系。根据这种关系可将患者分为三类，并对后续治疗过程产生影响。供体部位可用皮瓣的容积可能大于、等于或小于所需的乳房重建容积。第一类或第二类患者可接受传统的自体乳房重建；第三类患者可考虑进行 HBR，或者采用复合皮瓣或传统的植入物重建[17]。术前仔细评估患者期望的乳房体积、现有的原生乳房尺寸和体型，将有助于指导外科医生和患者对治疗方案和美学效果的期望[29]。

HBR 的主要考虑因素是手术时机。即刻、延迟和延迟 - 即刻组织扩张器置入时 HBR 均已成功完成[20]。从复合多类型组合的乳房重建方式的概念上讲，可以根据外科医生的要求分层次（乳房皮肤、皮瓣、ADM、假体）植入皮瓣的同时植入假体和 ADM。如果两步法植入假体，则每层之间的瘢痕囊袋须伸展足以容纳植入假体，因此这种方式可能会对囊袋的扩张造成一定的限制。

然而，一步法即刻重建最容易出现植入物压迫蒂的情况，而且乳房切除皮肤和皮瓣蒂对植入物大小的限制也最大[20]。但在实践中，我们发现这并不是一个大问题。相反，延迟植入重建尽管可减少对乳房切除皮瓣的压力，但需要额外的手术程序，不仅增加患者的麻醉负担，也增大了外科医生囊袋松解的难度[19]。延迟植入的患者平均需要 4 次，甚至多达 6 次手术才能获得最终结果[30]。此外，对于术后接受放射治疗的患者，延迟植入可能比较困难。一般来说，我们会为大多数患者选择 120~200 mL 范围内的较小假体。在极少数情况下，如果患者希望增大植入物的体积，那么在二次手术中松解囊袋以容纳更大的植入物，则要比在皮下瘢痕面扩张出一个新的囊袋或于胸大肌下解剖出一个新的囊袋简单得多。如果是在术中决定延迟植入，在皮瓣蒂下放置一片 ADM 可以在二次手术中更容易地保留蒂。最后，根据几例研究证实在植入假体时进行蒂部分割不会对皮瓣造成不必要的后遗症。

第三节　讨论

HBR 的适应证广泛，最常应用于供体皮瓣体积与所需乳房重建容积不一致的情况[16]，可能更适用于体型偏瘦、乳房过大或下垂、曾接受过腹部手术和（或）希望通过重建获得更大体积乳房的女性。

采用复合乳房重建方法进行游离皮瓣转移以及植入物和（或）ADM 的同步植入，可以实现一步法手术，既能获得理想的外观和手感，又能降低供体部位并发症的发病率和术后植入物的相关问题，包括触及波纹征、包膜挛缩和重建失败[2]。HBR 作为一种创新的重建技术具有独特的优势和一定的局限性。

HBR 在保持自然乳房外观和手感的同时，还能够增加皮瓣的体积[17,31]。HBR 避免了其他重建替代技术的缺陷，包括复合皮瓣的技术复杂性和替代供体皮瓣的额外并发症。对一些女性而言，自体组织乳房重建的主要好处是避免了放置植入物，以及随之而来的监测和后续操作。因此，如果在 HyFIL 技术中依然使用植入物就会适得其反，而创新性的 HyPAD 技术提供了一种无需植入假体即可实现额外增加组织皮瓣体积的解决方案。

与植入物重建相比，HBR 的优势在于可以恢复自然的乳房轮廓，随时适应体重的变化，并降低并发症的发生率[20]。HBR 对于接受过放射治疗的乳腺癌患者的获益更为显著，包括减少并发症和改善外观[2]。HBR 的主要劣势在于与单独进行植入物或组织重建相比，手术费用更高。然而从长远来看，如果由于皮瓣体积不足出现植入物术后并发症而需要进行二次手术，那么 HBR 最初高昂的手术费用和经济成本也就被抵消了[32-34]。

DIEP 皮瓣重建通常在媒体上被宣传为可以“收腹”的重建。然而，这很可能会产生误导，因为乳房重建需要获得足够的皮瓣体积，而这往往意味着与腹部整形手术相比，患者术后所形成的瘢痕更大，美观性也更差[17]。

在部分 HBR 病例中，由于使用了人造材料来增加游离皮瓣的容积，因此不需要从腹部中获取整个重建的皮瓣体积。这样就可以使得瘢痕的位置更低、切缘更松弛、更美观。

即使植入物和皮瓣之间的容积比为 1∶5，也能通过改善乳头凸度而带来显著的美学效果[35]。这种比例可以使皮瓣组织充分覆盖植入物。此外，接受 HBR 的患者在术后出现皮瓣坏死时也更易于处理，无需进行额外手术[16]。在对单一 DIEP 皮瓣供体部位容积不足的患者进行单侧重建时，可在复合 DIEP 皮瓣中加入植入物，比单独使用自体皮瓣显示出更好的外形和乳头凸度[36]。

乳房重建手术的复杂性导致了较高的再手术率。与单纯植入假体相比，HBR 能显著提高自体脂肪移植和乳头重建等辅助手术的成功率[17]。自体脂肪移植是针对乳房容积不足、假体可触及波纹征的一种治疗方法。然而，假体重建的乳房只有一层薄的皮肤包膜，对其进行脂肪移植往往会因为大部分脂肪被重新吸收而导致手术效果不理想。而在HBR中，脂肪可以直接沉积到血管丰富的皮瓣中，从而获得更大的容积和更好的移植效果[17]。

在保留皮肤的乳房切除术后，乳头重建和微色素沉着可以重建出逼真的乳头乳晕复合体。但随着时间的推移，作为自然乳头重要的标志性凸起则不可避免地会消失[37]。这一点在植入物重建中尤为明显，同时在自体重建中也是一个挑战。然而，HBR 可以通过充足的组织皮瓣和植入物下方的凸起解决这一难题[17]。

对于接受过放射治疗的女性，通常建议进行自体皮瓣重建，而不是植入物重建。HBR 为这些需要异体材料同时能够增加容积的患者提供了合理的替代方案。皮瓣覆盖保护植入物，最大程度地降低了包膜挛缩、假体外露和伤口破裂的风险[17]。在一项 1000 例接受放射治疗的乳腺癌患者研究中，与假体重建组相比，HBR 组的假体丢失率（5% *vs.* 30.3%）和重建失败率（15.2% 或 10.0% *vs.* 42.2%）明显较低[38]。

研究表明，HBR 术后并发症包括脂肪坏死、皮肤坏死、皮瓣脱落和静脉充血。HBR 组的非假体植入相关并发症的发生率与自体重建组相一致[17]。在 HBR 中使用植入物，与植入物相关的短期并发症包括血肿、感染和位置不正[17,39]。与单纯假体重建相比，HBR 重建中与植入物相关并发症的发生率以及因更换假体尺寸而进行再手术率更低[17]，使用 ADM 也可进一步降低植入物并发症的发生率[26]。

HyFIL 技术的一个重要局限性是导致了与植入物相关的并发症和后续监测。创新性的 HyPAD 技术则解决了上述问题，即用一片复合 ADM 取代了小型植入物用于皮瓣的凸起和增量。然而，ADM 最厚仍只能提供 90~140 mL 的额外容积，而植入物的容积范围为 120~800 mL（基于不同品牌）。因此，对于需要增加额外 140 mL 乳房预期容积的患者，HyFIL 方法可能优于 HyPAD 技术。

HyPAD 技术的另一个缺点是 ADM 的初期费用较高。不过与非 ADM 植入物重建相比，ADM 重建术后 2 年的相关费用较低，部分原因可能是并发症和再次手术较少[32-34]。此外，美国食品药品监督管理局（FDA）建议植入假体的患者需要在术后 5 年进行乳腺磁共振成像筛查，并在之后的每 2~3 年评估假体是否破裂，这也导致了 2010 年的医疗费用总额超过 3300 万美元[40,41]。因假体破裂或过期需要后续手术矫正的费用也将持续增加[42]。

因此，虽然 ADM 重建的初始费用可能与植入物重建相似或者略高，但由于并发症和后续筛查的降低使其具有一定的成本效益，甚至对患者和外科医生都有收益。

最后，作为一种相对较新的技术，目前关于 HBR 术后并发症和患者满意度的长期结果评价的研究还相对较少。未来前瞻性长期研究对于优化该技术的临床和美学效果至关重要。虽然 ADM 在乳房重建中的应用非常广泛，但根据 FDA 目前的指南，ADM 仍未被注册使用。

第四节　总结

在乳房重建中，供体部位皮瓣体积与预期乳房重建容积之间的差异会为临床带来巨大挑战[43-47]。HBR 则通过在皮瓣重建中加入胸肌前假体和（或）ADM 来解决这一问题。假体植入与各种组织瓣结合使用（尤其是 DIEP 皮瓣），可为乳房和腹部带来卓越的重建效果。在 HyFIL® 技术中，使用血管丰富的皮瓣组织覆盖植入物，与此同时植入也提供所预期的乳房的凸度和体积。然而，假体本身的高额成本、随访筛查以及并发症发生率值得我们深入思考。最新的 HyPAD™ 技术通过使用胸肌前复合 ADM 增加皮瓣体积，从而避免多种与植入物相关的问题。总而言之，HBR 技术拓宽了自体乳房重建的适用范围，并有助于提高患者对乳房重建后的效果和满意度。

临床治疗要点

- 有进行自体乳房重建意愿，但皮瓣体积不足以满足必需的或期望的乳房体积的女性，可能是 HBR 重建的理想候选者。
- 术前需细致评估患者重建后所期望的乳房体积、现有的原生乳房大小和体型，这将有助于指导外科医生和患者达到对治疗方案和美学效果的预期。
- HBR 是单纯植入假体乳房重建或使用替代皮瓣乳房重建的良好可选方案。与其他可替代的皮瓣类型相比，HBR 具有良好的美学效果和较低的术后总体并发症发生率[20,35]。

利益声明

作者与本文提及的任何产品、设备或药物均无任何经济利益关系。

参考文献

[1] Plastic surgery Statistics report. 2020. Available at: https://www.plasticsurgery.org/documents/News/Statistics/2020/plastic-surgery-statistics-full-report-2020.pdf. Accessed May 18, 2022.

[2] Chu M, Samra F, Kanchwala S, et al. Treatment options for bilateral autologous breast reconstruction in patients with inadequate donor-site volume. J Reconstr Microsurgery 2017;33(05):305–11. https://doi.org/10.1055/s-0037-1599074.

[3] Handel N, Jensen JA, Black Q, et al. The fate of breast implants. Plast Reconstr Surg 1995;96(7):1521–33. https://doi.org/10.1097/00006534-199512000-00003.

[4] Dieterich M, Dragu A, Stachs A, et al. Clinical Approaches to breast reconstruction: what is the Appropriate reconstructive procedure for My patient. Breast Care 2017;12(6):368–73. https://doi.org/10.1159/000484926.

[5] Arnez ZM, Pogorelec D, Planinsek F, et al. Breast reconstruction by the free transverse gracilis (TUG) flap. Br J Plast Surg 2004;57(1):20–6. https://doi.org/10.1016 /j.bjps.2003.10.007.

[6] Kind G, Foster R. Breast reconstruction using the lateral Femoral Circumflex artery perforator flap. J Reconstr Microsurgery 2011;27(07):427–32. https://doi.org/10.1055/s-0031-1281527.

[7] Profunda artery perforator flap for breast reconstruction. In: Perforator flaps for breast reconstruction. Georg Thieme Verlag 2016. https://doi.org/10.1055/b-0036-141879.

[8] LoTempio MM, Allen RJ. Breast reconstruction with SGAP and IGAP flaps. Plast Reconstr Surg 2010;126(2):393–401. https://doi.org/10.1097/prs.0b013e3181de236a.

[9] Park JE, Alkureishi LWT, Song DH. TUGs into VUGs and Friendly BUGs. Plast Reconstr Surg 2015;136(3):447–54. https://doi.org/10.1097/prs.0000000000001557.

[10] Stillaert FBJL, Lannau B, Van Landuyt K, et al. The pre-pectoral, hybrid breast reconstruction: the Synergy of lipofilling and breast implants. Plast Reconstr Surg - Glob Open 2020;8(7):e2966. https://doi.org/10.1097/gox.0000000000002966.

[11] Bennett KG, Qi J, Kim HM, et al. Comparison of 2-Year complication rates Among common techniques for Postmastectomy breast reconstruction. JAMA Surg 2018;153(10):901. https://doi.org/10.1001/jamasurg.2018.1687.

[12] Kanchwala SK, Glatt BS, Conant EF, et al. Autologous fat grafting to the reconstructed breast: the management of Acquired contour deformities. Plast Reconstr Surg 2009;124(2):409–18. https://doi.org/10.1097/prs.0b013e3181aeeadd.

[13] Stalder MW, Lam J, Allen RJ, et al. Using the Retrograde internal Mammary System for stacked perforator flap breast reconstruction. Plast Reconstr Surg 2016;137(2):265e–77e.

[14] Mayo JL, Allen RJ, Sadeghi A. Four-flap breast reconstruction. Plast Reconstr Surg - Glob Open 2015;3(5):e383. https://doi.org/10.1097/gox.0000000000000353.

[15] Blackburn NE, Mc Veigh JG, Mc Caughan E, et al. The musculoskeletal consequences of breast reconstruction using the latissimus dorsi muscle for women following mastectomy for breast

cancer: a critical review. Eur J Cancer Care 2017;27(2):e12664. https://doi.org/10.1111/ecc.12664.

[16] Momeni A, Kanchwala S. Hybrid pre-pectoral breast reconstruction. Plast Reconstr Surg 2018;142(5):1109–15. https://doi.org/10.1097/prs.0000000000004858.

[17] Kanchwala S, Momeni A. Hybrid breast reconstruction—the best of both worlds. Gland Surg 2019;8(1):82–9. https://doi.org/10.21037/gs.2018.11.01.

[18] Serletti JM, Moran SL. The combined Use of the TRAM and Expanders/implants in breast reconstruction. Ann Plast Surg 1998;40(5):510–4. https://doi.org/10.1097/00000637-199805000-00012.

[19] Roehl KR, Baumann DP, Chevray PM, et al. Evaluation of outcomes in breast reconstructions combining lower abdominal free flaps and permanent implants. Plast Reconstr Surg 2010;126(2):349–57. https://doi.org/10.1097/prs.0b013e3181de1b67.

[20] Yesantharao PS, Nguyen DH. Hybrid breast reconstruction: a systematic review of current trends and future directions. Ann Breast Surg 2022;6:17. https://doi.org/10.21037/abs-20-114.

[21] Handel N, Cordray T, Gutierrez J, et al. A long-term Study of outcomes, complications, and patient satisfaction with breast implants. Plast Reconstr Surg 2006;117(3):757–67. https://doi.org/10.1097/01.prs.0000201457.00772.1d.

[22] Eppley B. Revascularization of acellular human dermis (alloderm) in subcutaneous implantation. Aesthet Surg J 2000;20(4):291–5. https://doi.org/10.1067/maj.2000.109553.

[23] Breuing KH, Colwell AS. Inferolateral AlloDerm Hammock for implant coverage in breast reconstruction. Ann Plast Surg 2007;59(3):250–5. https://doi.org/10.1097/sap.0b013e31802f8426.

[24] DeLong MR, Tandon VJ, Farajzadeh M, et al. Systematic review of the Impact of acellular dermal matrix on aesthetics and patient satisfaction in tissue expander- to-implant breast reconstructions. Plast Reconstr Surg 2019;144(6):967e–74e. https://doi.org/10.1097/prs.0000000000006212.

[25] Margulies IG, Salzberg CA. The use of acellular dermal matrix in breast reconstruction: evolution of techniques over 2 decades. Gland Surg 2019;8(1):3–10. https://doi.org/10.21037/gs.2018.10.05.

[26] Vardanian AJ, Clayton JL, Roostaeian J, et al. Comparison of immediate implant-based reconstruction with and without acellular dermal matrix. Plast Reconstr Surg 2010;126:22. https://doi.org/10.1097/01.prs.0000388739.17215.17.

[27] Gamboa-Bobadilla GM. Implant breast reconstruction using acellular dermal matrix. Ann Plast Surg 2006;56(1):22–5. https://doi.org/10.1097/01.sap.0000185460. 31188.c1.

[28] Downs RK, Hedges K. An alternative technique for immediate direct-to-implant breast reconstruction—a case series. Plast Reconstr Surg - Glob Open 2016;4(7):e821. https://doi.org/10.1097/gox.0000000000000839.

[29] Spiegel A. Breast reconstruction: current Perspectives and state of the Art techniques. BoD – Books on Demand; 2013.

[30] Pien I, Anolik R, Blau J, et al. Delayed implant augmentation of breast free flaps. J Reconstr Microsurgery 2015;31(04):254–60. https://doi.org/10.1055/s-0034-1395416.

[31] Lee HC, Lee J, Park S-H, et al. The hybrid latissimus dorsi flap in immediate breast reconstruction. Ann Plast Surg 2020;86(4):394–9. https://doi.org/10.1097/sap.0000000000002565.

[32] Jansen LA, Macadam SA. The Use of AlloDerm in Postmastectomy alloplastic breast reconstruction: Part II. A cost Analysis. Plast Reconstr Surg 2011;127(6):2245–54. https://doi.org/10.1097/prs.0b013e3182131c6b.

[33] Salzberg CA, Ashikari AY, Berry C, et al. Acellular dermal matrix–Assisted direct-to-implant breast reconstruction and capsular contracture. Plast Reconstr Surg 2016;138(2):329–37. https://doi.org/10.1097/prs.0000000000002331.

[34] Qureshi AA, Broderick K, Funk S, et al. Direct Hospital cost of outcome Pathways in implant-based reconstruction with acellular dermal matrices. Plast Reconstr Surg - Glob Open 2016;4(8):e831. https://doi.org/10.1097/gox.0000000000000848.

[35] Figus A, Canu V, Iwuagwu FC, et al. DIEP flap with implant: a further option in optimising breast reconstruction. J Plast Reconstr Aesthet Surg 2009;62(9):1118–26. https://doi.org/10.1016/j.bjps.2007.12.089.

[36] Rodebeck E, Blum C, DellaCroce F. Stacked DIEP and implant for unilateral breast reconstruction. J Reconstr Microsurgery Open 2017;02(02):e124–5. https://doi.org/10.1055/s-0037-1606355.

[37] Momeni A, Becker A, Torio-Padron N, et al. Nipple reconstruction: Evidence-based Trials in the plastic surgical Literature. Aesthet Plast Surg 2007;32(1):18–20. https://doi.org/10.1007/s00266-007-9039-0.

[38] Chang DW, Barnea Y, Robb GL. Effects of an autologous flap combined with an implant for breast reconstruction: an evaluation of 1000 Consecutive reconstructions of previously irradiated breasts. Plast Reconstr Surg 2008;122(2):356–62. https://doi.org/10.1097/prs.0b013e31817d6303.

[39] Collins JB, Verheyden CN. Incidence of breast hematoma after placement of breast Prostheses. Plast Reconstr Surg 2012;129(3):413e–20e. https://doi.org/10.1097/prs.0b013e3182402ce0.

[40] Breast implants - Certain labeling Recommendations to improve patient Communication. U.S. Food and drug Administration. Available at: https://www.fda.gov/regulatory-information/search-fda-guidance-documents/breast-implants-certain-labeling-recommendations-improve-patient-communication. Accessed May 18, 2022.

[41] Chung KC, Malay S, Shauver MJ, et al. Economic Analysis of screening Strategies for rupture of silicone Gel breast implants. Plast Reconstr Surg 2012;130(1):225–37. https://doi.org/10.1097/prs.0b013e318254b43b.

[42] Walters JA III, Sato EA, Martinez CA, et al. Delayed Mammoplasty with silicone Gel implants following DIEP flap breast reconstruction. Plast Reconstr Surg - Glob Open 2015;3(10):e540. https://doi.org/10.1097/gox.0000000000000527.

[43] Alba B, Schultz BD, Cohen D, et al. Risk-to-Benefit relationship of Contralateral Prophylactic

mastectomy: the Argument for bilateral Mastectomies with immediate reconstruction. Plast Reconstr Surg 2019;144:1–9.

[44] Weichman KE, Broer PN, Thanik VD, et al. Patient-reported satisfaction and quality of life following breast reconstruction in thin patients: a Comparison between microsurgical and prosthetic implant recipients. Plast Reconstr Surg 2015;136:213–20.

[45] Weichman KE, Tanna N, Broer PN, et al. Microsurgical breast reconstruction in thin patients: the Impact of low body Mass Indices. J Reconstr Microsurg 2015;31:20–5.

[46] Tanna N, Broer PN, Weichman KE, et al. Microsurgical breast reconstruction for nipple-sparing mastectomy. Plast Reconstr Surg 2013;131. 139e-47e.

[47] Tanna N, Clayton JL, Roostaeian J, et al. The volume-outcome relationship for immediate breast reconstruction. Plast Reconstr Surg 2012;129:19–24.

第十五章
乳房神经化的现代方法

丽贝卡·C. 奥尼尔，阿尔多纳·J. 斯皮格尔

关键词

神经化；乳房感觉；乳房神经化重建

关键点

- 受体神经包括第四肋间神经外侧皮支和第三肋间神经前皮支。
- 与无神经支配的自体皮瓣相比，有神经支配的自体皮瓣重建的乳房具有更大的容量，并且感觉恢复地更早。
- 神经化与患者满意度评分的提高有显著关系。

第一节　引言

乳房重建为患者提供了各种心理社会益处以及整体生活质量的改善[1]。乳房感觉是乳房重建的一个重要方面，已被证实能提高患者满意度[2]。因此，在近年来，保留和恢复乳房感觉已成为乳房重建的焦点。

和身体的其他部分一样，天然的乳房可有多种感觉，包括触觉和保护性感觉。乳头乳晕复合体（nipple-areola complex，NAC）可感受触觉和保护性感觉以及性感觉。乳房也是分泌乳汁的功能器官，由分泌乳汁的小叶和将乳汁输送到乳头的导管组成。对许多女性来说，乳房在身体和性健康方面发挥着至关重要的作用，有助于她们的女性感觉。乳房切除术后，乳房感觉完全消失，稍好一点是感觉明显减少。部分或完全丧失感觉对许多患者来说都是一个问题，其范围从性行为的感知丧失到保护性感觉的丧失，正如多项证据所显

示的那样，常见家庭用品对乳房切除术后的乳房热损伤的报道[2]。由于这些原因，早就应该在乳房重建中纳入感觉恢复的处理。

1992 年首次发表的关于乳房神经化的描述，当时是横向腹直肌肌皮瓣（TRAM）使用腹直肌肋间神经通过直接与第四肋间神经的外侧分支相吻合[3]。自那时以来，神经化在乳房重建中的普及程度缓慢增长，但远未成为公认的实践标准。根据 ACS-NSQIP 数据，2015—2019 年间，美国有 73 507 例患者接受了乳房重建，其中 240 例患者接受了神经化，约占 0.3%。这期间神经化率有上升趋势，2015 年为 0.02%，2019 年为 0.65%。大多数接受神经化的患者进行了自由皮瓣重建（83%），其次是组织扩张器重建（5.8%）、自由皮瓣加假体重建（5%）、假体重建（2.5%）和带蒂 TRAM（1%）。对于接受自体重建的患者，神经化率约为 1.6%[4]。

目前，神经化在乳房重建中虽然未广泛利用，但它代表了恢复乳房重要感觉的可能性，并带来更高的患者满意度。作为一种风险最小且有显著潜在收益的方式，乳房神经化是在乳房重建中继续深入研究和探讨的重要领域。

第二节　解剖

一、神经解剖

感觉神经由神经外膜连接的多个神经束组成，每个神经束被神经周围膜包围。神经束由成束的神经纤维和它们周围的结缔组织（神经内膜）组成，其中包括弹性纤维和胶原纤维[5]。

神经元由被神经膜细胞包围的轴突组成。轴突允许中枢神经系统（CNS）和外周之间进行通讯。神经膜细胞是周围神经系统特有的细胞，可产生髓磷脂（神经传导的绝缘体）和神经生长因子，使周围神经再生。这是与中枢神经系统少突胶质细胞的一个显著特征性差别，因为它不提供生长因子，因此阻止了中枢神经系统神经元的再生[5]。

当神经被横断时，每个轴突的远端段都会死亡，这被称为沃勒变性。在此过程中，轴突的轴质退化，神经膜细胞再摄取髓磷脂，留下完整的神经膜细胞、神经外膜和神经内膜，远段内无瘢痕或纤维化。这为轴突的长入创造了一个框架，因此，如果神经被修复，就可以再生。这与挤压或牵拉损伤的神经不同有关，不同节段的神经可能会损伤并形成瘢痕，从而部分或完全抑制再生。经典研究证明周围神经每天可以再生大约 1 mm，或每月 1 in

（1 in=2.54 cm）。然而，如果横断发生在离背根神经节内的细胞体太近的地方，那么无论修复如何，一定比例的神经元都会死亡[5]。因此，神经恢复并不总是完美无缺，这取决于患者神经受损的情况。

二、乳房解剖

乳房受多种感觉神经支配，包括第 3~6 肋间神经以及颈丛的锁骨上分支。肋间神经沿着肋骨下方的胸壁走行，并向外侧和内侧分支。外侧皮支（LCB）在胸大肌外侧变得更加浅表，以支配外侧乳房。肋间神经继续向内侧延伸至胸骨，在浅表行进，并成为前皮支（ACB），供应内侧乳房。乳头乳晕复合体（NAC）的主要神经支配是第四肋间神经的 LCB，第五肋间神经的 LCB 以及第三和第四肋间神经的 ACB 贡献较小[6]。第四肋间神经的主要 LCB 穿过乳房后间隙，然后穿过乳腺实质到达 NAC，而第三和第四肋间神经的 ACB 的次要内侧神经支配则穿过腺体浅表到达 NAC[7]。在一项尸体研究中，100% 的半胸解剖中都发现了肋间神经的 ACB[8]。该研究还显示，通过组织学分析，肋间神经的侧向和 ACB 之间的轴突计数具有可比性[8]。

患者间肋间神经轴突的数量相对一致，但乳房的大小和表面积可能不同，尤其是在乳房较大的患者中，这进一步导致本已较低的神经支配密度和两点辨别力减少[5]。值得注意的是，乳房上极对轻压最敏感，因为它的神经支配来自颈丛锁骨上分支[6]。此外，NAC 对振动最敏感，对轻压最不敏感[6]。考虑到这些情况，乳房的敏感性可以使用振动、静压和温度的感知进行定量评估。

三、腹部解剖

腹壁受 T_7~L_1 肋间神经支配，包括感觉神经和运动神经成分。肋间神经在腹横肌和腹内斜肌之间的平面上行进，运动分支在肌肉内行进并支配肌肉，感觉分支通常伴随穿支血管朝皮肤表面行进[6]。在对 22 个半腹的尸体研究中，分离出 44 条感觉神经，其中 89% 由腹直肌筋膜穿出，11% 通过外斜肌筋膜穿出[9]。在离开直肌筋膜的感觉神经中，90% 具有伴随的穿支。此外，在穿支的内侧和外侧行中都发现了感觉神经[9]。

第三节　乳房切除皮瓣的敏感性

为了进行肿瘤学意义上的乳房切除术，必须切断乳房内大量的神经[10]。具体来说，肋间外侧神经是支配 NAC 的主要神经，它穿过乳腺实质进入 NAC，在乳房切除术中无疑会被破坏。然而，前肋间神经沿皮下组织浅表至标准乳房切除术手术平面，因此有可能在不损害肿瘤完整性的情况下被保留[10]。尽管如此，大多数乳房切除术皮瓣在乳房切除术后立即变得没有感觉，具有不可预测的长期感觉恢复。

乳房感觉的自发恢复有或没有重建（但没有神经化）已被报道。然而，这种感觉的恢复，往往是糟糕的和不可预测的。在一项研究中，报告非神经化自体重建良好或满意的感觉结果的患者不到 1/3，即使在长达 5 年的随访后也是如此[11]。另一项包括乳房切除外科医生保留前肋间神经血管束的研究显示，内侧乳房感觉保留得到改善，但仍有 24% 的患者在 1 年随访中报告乳房持续存在明显麻木感[10]。

感觉恢复也可能因乳房切除术的类型而异。与保留皮肤的乳房切除术（SSM）的患者相比，接受保留乳头的乳房切除术（NSM）的患者的轻触敏感性有所改善。此外，与接受 NSM 的患者相比，接受 SSM 的患者更有可能报告愉悦感显著丧失。一个考虑因素是，大多数 NSM 手术是为因基因突变而接受预防性乳房切除术的患者提供的，这可能会导致乳房切除术的侵袭性较小。然而，即使在预防性乳房切除术队列中，NSM 患者的轻触感保留仍得到改善，尽管 NSM 和 SSM 患者的温度感觉损失相当[10]。

第四节　适应证

无论并发症情况、是否有癌症或重建类型如何，所有患者都可以安全地尝试神经化治疗。目前没有神经化治疗的禁忌证。无法进行神经化的最可能原因是患者的解剖结构。

此外，应在术前与患者讨论神经化及其可能的结果。潜在的感觉保留可能因乳房切除术类型、普通外科医生和术前乳房感觉而异。乳房和 NAC 感觉的重要性对于每个患者来说也可能不同。有趣的是，计划接受乳房切除手术的患者并不经常讨论乳房感觉的变化[2]。这进一步强调了为什么外科医生需要将有关乳房感觉和感觉恢复的讨论作为护理讨论更大目标的一个重要方面。

第五节　神经吻合

自 19 世纪 70 年代以来，周围神经外科手术已经取得了重大进展，特别是由于显微外科技术的发展和改进以及对神经病理生理学的理解的增加 [12]。因此，神经吻合已被证明在实验室和临床环境中都是有效的，并且在文献中有很好的描述，包括手部手术、面部感觉恢复和前臂桡侧感觉神经皮瓣。

神经接合可以使用多种技术进行，包括初次接合、自体移植、同种异体移植和神经导管，目标是无张力修复（表 15-1）。神经转移和端侧神经移植也是可能的，由于它们与乳房神经化无关，这里不进行讨论。对于功能性神经修复，例如上肢穿透伤后的神经横断，初级神经修复可产生最佳效果，因此是可能的主要修复方法。然而，如果存在小间隙或者神经末端之间存在不同的神经束解剖结构，则直接接合的优越性就变得不明显。此外，如果无法在没有张力的情况下进行直接神经修复，则自体移植被认为是治疗的金标准，尽管其缺点包括供体部位发病率和移植物收获手术时间增加。对于乳房重建，由于其节段神经供应，可以很容易地从腹部获取 3~4 cm 的小型自体移植物，尽管由于存在可行的替代品，这种情况不太常见。接下来的研究表明，使用小直径感觉神经、间隙小于 3 cm 以及用作神经修复包裹时，神经导管的成功率最高，尽管结果各不相同。最后，由于需要全身免疫抑制，同种神经移植物的使用以前受到限制 [12]。如今，组织处理方法的进步已经创造了在不进行免疫抑制的情况下使用神经同种异体移植材料的能力，Avance 神经移植材料（Axogen, Inc.，Alachua，FL）证明，最大间隙达 70 mm 神经移植材料的感觉、混合和运动神经间隙恢复了 82%[13]。

表 15-1　根据间隙大小推荐的神经接合建议

神经间隙	连接器
无	神经连接器
＞ 1 cm	神经连接器
1~3 cm	神经导管（PGD 管）
3~5 cm	自体移植或同种异体移植
＞ 5 cm	同种异体移植

第六节 感官知觉评价

虽然有越来越多的关于神经化乳房重建的出版物，但在方法上存在显著的异质性。首先，一些研究通过乳房象限测量乳房感觉，而另一些研究则根据乳房切除术类型，使用乳房上的 9 个点来测量乳头和乳晕感觉的变化[14-16]。此外，对照组的存在和类型各不相同，从原生乳房到术前感觉再到非神经化重建，再次使研究之间的比较更加困难。

此外，感觉模式在研究之间是不一致的。振动刺激通常使用音叉进行评估，温度感觉使用冷热金属棒进行测试[14,17]。一些研究甚至使用了两点区分，尽管已知基线时乳房皮肤的两点区分很差[16]。压感通常使用 Semmes-Weinstein 单丝进行测试，该测试使用应用于皮肤的小型校准细丝，当施加力（g）时，这些细丝会弯曲，代表压感阈值范围的估计值（克每平方毫米）[17]。这种方式受到质疑，因为它无法以连续的方式提供感觉测量，而是以估计的对数值提供，这可能并不一致，并且可能会因检查者而异[5,17,18]。

另一种评估触觉灵敏度的机制是压力指定传感装置（PSSD），这是一种计算机辅助仪器，它使用一个半球探头连接到一个力传感器上，可以连续测量皮肤压力感觉[17]。该装置具有高灵敏度和特异性，并且可能是评估皮肤感觉的最一致的方法[18]。此外，除了静态触觉之外，PSSD 还具有测量移动触觉阈值的潜力。虽然本文中引用的研究中很少使用 PSSD，但作者怀疑该设备将帮助建立感觉测试的标准化，并使更均匀的数据能够用于获得关于神经化的强有力、有效和结论性证据。

第七节 自体重建中的神经化

自体重建在神经移位时是有优势的，因为它可以允许供体神经的加入。如前所述，神经化用于乳房重建术在 20 世纪 90 年代初首次发表，当时使用 TRAM 皮瓣。此后，腹壁下动脉穿支（DIEP）皮瓣取代 TRAM 皮瓣成为乳房重建的主力皮瓣。因此，基于腹部的皮瓣是研究最多的用于乳房神经化的皮瓣，这将是本节的重点。

一、腹部皮瓣技术

关于乳房神经化的理想受体神经已有大量讨论。一种选择是第四肋间神经的侧支[19]。优点是这是 NAC 的主要感觉神经支配。缺点包括横向位置，这会产生第二个显微手术区域和第二个附着点，可能会限制皮瓣的活动性，并且必须在普通外科医生进行乳房切除术时保留。此外，供体神经的长度可能无法到达侧支，需要同种异体移植并抑制皮瓣操作[20]。

受体神经的另一个主要选择是第三肋间神经的前分支[19]。它位于同一显微手术区域内，可以与标准受体血管解剖结合进行[20]。因此，可能需要较短的供体神经长度初级接合。一个潜在的缺点是乳房切除术后前分支可能是完整的，这意味着其横断可能会进一步降低乳房切除皮瓣的感觉。然而，无论在乳房切除术期间是否保留，前支都可能在血管解剖过程中被横断。

此外，皮瓣插入的方向可能进一步有助于受体神经决策。使用对侧皮瓣可能会在供体神经和侧支之间产生更小的间隙，但这不会改变对两个显微手术野的需求。

关于供体神经，在解剖穿支时识别腹部肋间神经。供体神经通常位于 T_{10}~T_{12} 水平[19]。腹部肋间神经的感觉分支通常与穿支并行，并且可以追溯到它们连接运动分支的位置。内侧和外侧穿支行可能都有相关的感觉神经，尽管一些研究人员对外侧行神经表示担忧，因为理论上存在损害神经运动分支的风险，并且后外侧肌肉去神经的风险增加[19]。

资深术者的神经化 DIEP 皮瓣乳房重建技术包括使用第三肋间神经的前分支，该分支在乳腺内血管的解剖过程中被仔细解剖出来。为此，使用 Bovie 电灼切除第三肋间上方的胸大肌。一旦看到，就使用双极电灼从外侧到内侧仔细解剖肋间肌。在解剖过程中，通常会识别出第三肋间神经的前分支，沿着第三肋骨延伸，然后表面穿过内乳血管到达胸骨，使其易于解剖并为神经接合做好准备。此外，该轨迹还意味着需要横断该神经分支，以便充分解剖内乳血管。因此，资深术者的技术在识别已经被牺牲的神经以及在同一显微外科领域内将其用于神经化方面具有双重优势。

为了尽量减少神经间隙，资深术者还使用同侧 DIEP 皮瓣，在腹穿支剥离过程中确定供区神经。神经缝合常采用文献中描述的 1 或 2 根 8-0 或 9-0 尼龙线进行神经末端的端端缝合，间断使用神经导管[14]。

二、自体重建神经化的替代选择

由于各种原因，患者可能不适合进行基于腹部的自体乳房重建，但他们仍然可以使用替代皮瓣接受乳房神经化。对于这些皮瓣，受体神经的选择保持不变。首先，背阔肌皮瓣也具有使用肋间穿支神经或胸背神经进行神经化的潜力[19]。与腹部供体神经类似，背阔肌神经被发现与脉管系统相关[19]。臀上动脉穿支（SGAP）皮瓣可以使用腰节神经的背支进行感知，腰节神经的背支在上方的深筋膜上穿孔。髂嵴和髂后上棘的外侧，并且经常伴随皮瓣上缘的小血管[19]。最后，臀下动脉穿支皮瓣使用股后皮神经的分支。股后皮神经近端分成 3 段，内侧分支负责会阴感觉，外侧分支负责大腿后部感觉，中间分支进入皮瓣[19]。

三、结果

多项研究结论指出，与非神经支配自体皮瓣相比，用于乳房重建的神经支配自体皮瓣具有更大的幅度和更早的感觉恢复[17,18]。重建过程中的神经化也增加了性感觉恢复的机会[2]。重要的是，乳房神经化不仅显示出临床结果的改善，亦与患者报告的结果的改善相关[18]。

然而，并非所有受神经支配的自体皮瓣都能产生相同的感觉恢复。研究表明，受神经支配的 DIEP 皮瓣的感觉恢复最大，然后是游离 TRAM 皮瓣、带蒂 TRAM 皮瓣和背阔肌皮瓣[11,17]。理论上认为，皮瓣感觉功能恢复的差异与相较于背部增加的腹部神经支配密度有关[17]。此外，与非神经支配的皮瓣相比，SGAP 皮瓣的神经支配皮瓣的感觉恢复更好、更快，尽管该研究的样本量很小[17]。

总体而言，在各项研究中，神经化 DIEP 皮瓣可改善静态和运动感觉，与非神经化 DIEP 皮瓣相比，轻压和触觉辨别感觉高出 50%。神经化 DIEP 皮瓣在术后 1 年也显示出保护性感觉，而非神经化皮瓣在最后一次随访时尚未恢复保护性感觉[14,21]。此外，神经化可在 6 个月时实现感觉恢复，而非神经化 DIEP 皮瓣则需要 9~12 个月[14,21]。Beugels 及其同事于 2021 年进行的一项前瞻性队列研究表明，与无神经支配的 DIEP 皮瓣相比，受神经支配的 DIEP 皮瓣在原生皮肤、皮瓣皮肤和全皮肤处的平均单丝值显著降低[21]。重要的是 Magarakis 及其同事使用 PSSD 装置评估神经化 DIEP 皮瓣，发现与非神经化 DIEP 皮瓣相比，静态和运动感觉得到改善[22]。同样，神经化 TRAM 皮瓣导致更早的触觉和温度感觉恢复，并且与无神经支配的 TRAM 皮瓣相比，压力阈值和温度辨别能力在统计上显著改善[14,16]。

乳房神经化研究还检查了使用不同接合技术的感觉结果，包括初次接合、同种异体移植和神经导管。关于自体神经化的文献经常描述端到端的初级神经接合技术。然而，2015—2019 年，大多数报道的乳房神经化是通过合成神经导管（62.9%）或同种异体移植（27.5%）进行的，而直接接合比例较低（1.3%）[4]。Momeni 及其同事表明，同种异体移植物的神经化与保护性感觉恢复的可能性更大有关。在接受感觉恢复测试的 9 个乳房区域中，55% 的神经支配皮瓣在 5~9 个区域实现了感觉恢复，而非神经支配皮瓣中只有 7% 的感觉恢复。此外，只有 27% 的神经支配皮瓣在 0~1 区域有感觉恢复，而非神经支配组在 1 年时为 64%[23]。此外，Spiegel 及其同事研究了神经导管与神经化 DIEP 皮瓣初次接合的结果，发现神经导管产生的敏感性在统计上明显优于直接接合[15]。

对于神经导管和神经同种异体移植物，潜在的优点包括避免解剖和牺牲大段腹部供体神经，这可能是耗时、困难和病态的[24]。对于神经导管，与直接修复相比，优点可能包括改善感觉结局，但缺点包括费用高和长度受限。其次，同种异体神经移植的优点还包括可以选择不同的移植物长度和尺寸，以及使用外侧肋间神经作为受体神经的机会。同种异体神经移植的潜在缺点包括成本高、移植物较长而疗效降低以及存在异物[23,24]。

与乳房重建中感觉恢复相关的因素也有所研究。较高的患者年龄、新辅助或辅助化疗以及较高的皮瓣重量与感觉恢复呈负相关[21]。较高的患者年龄和化疗药物都可能降低神经再生的能力。较大的皮瓣重量可能与较低的神经密度相关，因此感觉下降。有趣的是，放疗史与较差的感觉恢复无显著相关性，这可能与切除放疗后的乳房皮肤优于皮瓣皮肤有关[21]。感觉恢复的另一个重要因素是重建是即刻进行还是延迟进行。研究还表明，除了改善皮瓣皮肤感觉的恢复外，即刻重建还可以改善乳房切除皮瓣的感觉恢复，而延迟重建仅显示皮瓣皮肤感觉的显著改善[21]。

客观评估神经化对乳房的感觉恢复影响非常重要，该评估对患者、他们的满意度和生活质量的影响也很重要。神经化与患者报告的结果改善显著相关，包括患者满意度评分[18]。其中最彻底的研究是 Temple 及其同事进行的，他们调查了与 TRAM 皮瓣神经支配相关的患者评价的生活质量结果[25]。神经化的 TRAM 患者使用癌症治疗乳房功能评估验证调查，重建报告显示，与使用非神经化 TRAM 皮瓣的患者相比，神经化的 TRAM 患者在身体、社交、情感和功能健康以及生活质量方面有统计学上的显著改善[25]。值得注意的是，当前经过验证的调查是评估与神经支配相关的改善的不完善方法，主要与缺乏专门与感觉相关的问题有关。

尽管大量数据表明乳房神经化治疗取得了成功，但由于研究技术和方法之间存在显著的异质性，仍然很难得出明确的结论。

第八节　乳头 - 乳晕复合体神经化和基于植入物的重建

正如既定的那样，乳房切除术后皮瓣感觉恢复可能是自发的，但它也是可变的、减弱的和延迟的。特别是对于基于植入物的胸肌下重建，与未经治疗的对侧乳房相比，触觉、冷感、热感和热痛感明显受损 [26]。事实上，基于植入物的重建可能比初次闭合带来更差的感觉结果 [27]。此外，Magarakis 及其同事使用 PSSD 设备表明，接受辐射假体的患者的乳房静态和移动感觉在统计学上明显比未接受辐射假体的患者差。与使用植入物延迟或分阶段重建相比，使用植入物进行立即重建还可以改善静态和移动感觉 [22]。

关于基于神经化植入物的重建，由于缺乏自体供体神经，同种异体移植成为乳房切除皮瓣重建感觉的唯一选择，而乳晕后神经残端是可用的主要目标。Peled 及其同事对患有 NSM 的女性进行了研究，采用直接植入、胸前重建以及从 T_4 或 T_5 外侧肋间神经到乳晕下神经的同种异体移植接合 [28]。值得注意的是，乳晕下组织的活检使用 S-100 染色证实了神经元件的存在。结果显示，87% 的乳房保留了两点辨别力，所有患者的大部分重建乳房都具有完整的轻触感觉 [28]。此外，Djohan 及其同事利用第四肋间神经外侧前支和乳晕下真皮之间的同种异体移植物接合进行了植入物的重建。PSSD 设备用于测量感觉恢复情况，发现与非神经化乳房相比，神经化乳房在 8 个乳房区域中的 6 个区域具有更好的阈值 [24]。

进行保留乳头的乳房切除术的能力不断增强，这意味着 NAC 本身重新神经支配的机会也增加了。虽然基于神经化植入物的重建通常涉及 NAC 神经化，但也有涉及 NAC 神经化和自体重建的研究。首先，Tevlin 及其同事识别、解剖并保存了外侧肋间神经，然后将其与神经移植物接合并穿过自体腹部皮瓣，最终对 NAC 神经残端或 NAC 底部的真皮进行神经缝合术 [29]。使用这种技术，作者发现整个乳房的感觉显著改善，并且在最终随访时术前与术后的乳头感觉没有统计学上的显著差异，表明感觉恢复良好。此外，与未治疗的乳房相比，治疗后的乳房明显增加了乳晕感觉。有趣的是，小于 5 cm 的神经移植物和大于或等于 7 cm 的神经移植物的感觉恢复没有统计学上的显著差异 [29]。随着许多乳房重建患者接受基于植入物的重建，并且保留乳头的乳房切除术的发生率不断增加，外科医生必须继续研究神经化等技术，以改善感觉恢复以及患者的预后。基于植入物的重建和 NAC 感觉的神经化在这些研究的基础上取得了有希望的结果，并且仍然是未来研究的一个有趣的途径。

第九节 安全性和并发症

回顾 2015—2019 年 ACS-NSQIP 国家数据，在控制患者并发症和手术特征等其他变量时，神经化不会增加 30 天并发症率或 30 天再入院率。神经化既不会增加计划外再次手术的风险，也不会导致住院时间延长 [4]。

对全国数据的分析还发现，神经化的平均手术时间有所增加，但这不包括时间故障 [4]。相反，多项研究报告了神经化所需的手术时间，并发现神经接合使每条神经增加了 8~38 min[18,21,30]。同样，最近的一篇文章指出，2016—2018 年，在一家可行神经化手术的机构中，单侧腹部游离皮瓣平均需要 467 min，而没有神经化的平均需要 455 min，得出的结论是，神经化对于增加手术时间并不具有统计学意义 [20]。

此外，没有研究报告神经瘤或其他与神经化直接相关的并发症 [21]。文献表明，乳房重建中的神经化是一种安全的手术，对于显微外科医生来说相对快速且简单，并且不会出现明显的供体或受体部位发病率 [2]。

第十节 未来方向

为了将神经化纳入乳房重建护理标准，必须进行更加标准化、前瞻性和随机的研究。具体而言，测试方式的标准化将加强未来的研究成果，此外还倾向于计算机辅助压力指定的感觉设备，例如 PSSD 设备。此外，为了避免偏差，功能性 MRI 提供了一种客观的感觉测试方法，尽管可能既昂贵又耗时。有希望的未来途径还包括有关手术技术的大型数据集，包括接合类型，以及乳房切除术模式和皮瓣厚度如何影响感觉恢复。也许，最大的潜力在于患者报告的结果调查，这些调查也必须标准化和更新，以包括关于感觉及其复杂性的更有针对性的调查。

第十一节 总结

对于许多患者来说，乳房感觉缺失或减弱是一个持续存在的问题，缺乏基本的保护感觉可能会导致容易被烧伤。乳房神经化是改善感觉结果的一个机会，如果听之任之，感觉效果会很差且不可预测。几种自体和植入物重建技术已在临床感觉测试和患者生活质量报告中取得了成功的结果。神经化手术并发症小，是一种安全的手术，为未来研究推进乳房重建结果提供了巨大的机会。

临床治疗要点

- 神经移位的受体神经主要包括第 4 肋间神经的外侧支和第 3 肋间神经的前支。
- 与未受神经支配的自体皮瓣相比，受神经支配的自体皮瓣在乳房重建中具有更大的感觉恢复程度以及更早的感觉恢复时间。
- 神经化与患者报告的结局（包括患者满意度评分）改善显著相关。
- 目前还没有显示神经再支配直接导致了神经瘤或其他并发症的研究报告。

利益声明

作者无相关财物披露需报告。

参考文献

[1] Admoun C, Mayrovitz H. Choosing mastectomy *vs.* Lumpectomy-With-Radiation: experiences of breast cancer Survivors. Cureus 2021;13(10):e18433.https://doi.org/10.7759/cureus.18433.

[2] Hamilton KL, Kania KE, Spiegel AJ. Post-mastectomy sensory recovery and restoration. Gland Surg 2021;10(1):494–7.https://doi.org/10.21037/gs.2020.03. 22.

[3] Slezak S, McGibbon B, Dellon A. The sensational transverse rectus abdominis Musculocutaneous (TRAM) flap: return of sensibility after TRAM breast reconstruction. Ann Plast Surg 1992;28(3):210–7.

[4] Laikhter E, Shiah E, Manstein SM, et al. Trends and characteristics of neurotization during breast reconstruction: perioperative outcomes using the American College of surgeons national Surgical quality improvement Program (ACS-NSQIP). J Plast Surg Hand Surg 2021;1–7. https://doi.org/10.1080/2000656X.2021.1973484.

[5] Dellon A. Somatosensory testing and Rehabilitation. Institute for Peripheral Nerve Surgery; 2000.

[6] Buck D II. Breast anatomy, Embryology, and Congenital Defects. Review of Plastic surgery. Elsevier; 2016. p. 73–7.

[7] Sarhadi N, Shaw-Dunn J, Soutar D. Nerve supply of the breast with special reference to the nipple and areola: Sir Astley Cooper Revisited. Clin Anat 1997;10:283–8.

[8] Mohan AT, Suchyta M, Vyas KS, et al. A cadaveric Anatomical and histological study of recipient intercostal nerve Selection for sensory reinnervation in autologous breast reconstruction. J Reconstr Microsurg 2021;37(2):136–42. https://doi.org/10.1055/s-0040-1715878.

[9] Cakmakoglu C, Knackstedt R, Gatherwright J, et al. Determining the precise anatomic location of the sensory nerves to the abdominal wall: Optimizing autologous innervation of abdominally based free flaps. J Plast Reconstr Aesthet Surg 2021;74(3):641–3. https://doi.org/10.1016/j.bjps.2020.11.019.

[10] Khan A, Zhang J, Sollazzo V, et al. Sensory change of the reconstructed breast envelope after skinsparing mastectomy. Eur J Surg Oncol 2016;42(7):973–9. https://doi.org/10.1016/j.ejso.2016.03.018.

[11] Blondeel PN, Demuynck M, Mete D, et al. Sensory nerve repair in perforator flaps for autologous breast reconstruction: sensational or senseless? Br J Plast Surg 1999;52:37–44.

[12] Ray WZ, Mackinnon SE. Management of nerve gaps: autografts, allografts, nerve transfers, and end-to-side neurorrhaphy. Exp Neurol 2010;223(1):77–85. https://doi.org/10.1016/j.expneurol.2009.03. 031.

[13] Safa B, Jain S, Desai MJ, et al. Peripheral nerve repair throughout the body with processed nerve allografts: results from a large multicenter study. Microsurgery 2020;40(5):527–37. https://doi.org/10. 1002/micr.30574.

[14] Vartanian ED, Lo AY, Hershenhouse KS, et al. The role of neurotization in autologous breast reconstruction: can reconstruction restore breast sensation? J Surg Oncol 2021;123(5):1215–31. https://doi.org/10.1002/jso.26422.

[15] Spiegel AJ, Menn ZK, Eldor L, et al. Breast reinnervation: DIEP neurotization using the third anterior intercostal nerve. Plast Reconstr Surg Glob open 2013;1(8):e72. https://doi.org/10.1097/GOX.0000000000000008.

[16] Temple CL, Tse R, Bettger-Hahn M, et al. Sensibility following innervated free TRAM flap for breast reconstruction. Plast Reconstr Surg 2006;117(7):2119–27. https://doi.org/10.1097/01.prs.000021826 8.59024.cc. discussion 2128-30.

[17] Shridharani SM, Magarakis M, Stapleton SM, et al. Breast sensation after breast reconstruction: a systematic review. J Reconstr Microsurg 2010;26(5):303–10. https://doi.org/10.1055/s-0030-1249313.

[18] Weissler JM, Koltz PF, Carney MJ, et al. Sifting through the evidence: a comprehensive review and analysis of neurotization in breast reconstruction. Plast Reconstr Surg 2018;141(3):550–65. https://doi.org/10.1097/PRS.0000000000004108.

[19] Gatherwright J, Knackstedt R, Djohan R. Anatomic targets for breast reconstruction neurotization: Past results and future Possibilities. Ann Plast Surg 2019;82(2):207–12. https://doi.org/10.1097/SAP.0000000000001733.

[20] Xia TY, Scomacao I, Djohan R, et al. Neurotization does not Prolong operative time in free flap

breast reconstruction. Aesthet Plast Surg 2022. https://doi.org/10.1007/s00266-022-02833-7.

[21] Beugels J, Bijkerk E, Lataster A, et al. Nerve coaptation improves the sensory recovery of the breast in DIEP flap breast reconstruction. Plast Reconstr Surg 2021;148(2):273–84. https://doi.org/10.1097/PRS.0000000000008160.

[22] Magarakis M, Venkat R, Dellon AL, et al. Pilot study of breast sensation after breast reconstruction: evaluating the effects of radiation therapy and perforator flap neurotization on sensory recovery. Microsurgery 2013;33(6):421–31. https://doi.org/10.1002/micr.22124.

[23] Momeni A, Meyer S, Shefren K, et al. Flap neurotization in breast reconstruction with nerve allografts: 1-year clinical outcomes. Plast Reconstr Surg Glob Open 2021;9(1):e3328. https://doi.org/10.1097/GOX.0000000000003328.

[24] Djohan R, Scomacao I, Knackstedt R, et al. Neurotization of the nipple-areola complex during implantbased reconstruction: Evaluation of early sensation recovery. Plast Reconstr Surg 2020;146(2):250–4. https://doi.org/10.1097/PRS.0000000000006976.

[25] Temple CLF, Ross DC, Kim S, et al. Sensibility following innervated free TRAM flap for breast reconstruction: Part II. Innervation improves patient-rated quality of life. Plast Reconstr Surg 2009;124(5):1419–25. https://doi.org/10.1097/PRS.0b013e3181b98963.

[26] Lagergren J, Edsander-Nord A, Wickman M, et al. Long-term sensibility following Nonautologous, immediate breast reconstruction. Breast J 2007;13(4):346–51.

[27] Bijkerk E, van Kuijk SMJ, Beugels J, et al. Breast sensibility after mastectomy and implant-based breast reconstruction. Breast Cancer Res Treat 2019;175(2):369–78.https://doi.org/10.1007/s10549-019-05137-8.

[28] Peled AW, Peled ZM. Nerve preservation and allografting for sensory innervation following immediate implant breast reconstruction. Plast Reconstr Surg Glob Open 2019;7(7):e2332. https://doi.org/10.1097/GOX.0000000000002332.

[29] Tevlin R, Brazio P, Tran N, et al. Immediate targeted nipple-areolar complex re-innervation: Improving outcomes in immediate autologous breast reconstruction. J Plast Reconstr Aesthet Surg 2021;74(7):1503–7. https://doi.org/10.1016/j.bjps.2020.11.021.

[30] Spiegel AJ, Salazar-Reyes H, Izaddoost S, et al. A Novel method for neurotization of deep inferior epigastric perforator and superficial inferior epigastric artery flaps. Plast Reconstr Surg 2009;123(1):29e–30e. https://doi.org/10.1097/PRS.0b013e318194d257.

第十六章
乳腺外科的现代创新：机器人乳腺手术和机器人乳房重建

凯蒂·G. 伊根，杰西·C. 塞尔伯

关键词

机器人显微手术；机器人乳房重建；机器人保留乳头的乳房切除术；机器人乳房切除术；机器人阔肌皮瓣；机器人腹壁下动脉皮瓣；机器人腹壁下动脉穿支皮瓣

关键点

- 虽然机器人保留乳头的乳房切除术（NSM）存在学习曲线，但与传统手术相比，这种选择可以减少乳头乳晕复合体以及乳房切除术后的皮瓣坏死。
- 机器人保留乳头的乳房切除术可以联合皮下、胸肌前脱细胞真皮基质、胸肌后异体成形术以及自体乳房重建。
- 机器人获取腹壁下动脉带蒂皮瓣和阔肌皮瓣是安全的，并可降低供区部位的并发症发生率。
- 与传统的显微外科手术相比，机器人显微吻合术在自体乳房重建和淋巴水肿手术中可以通过运动缩放、消除震颤和改善人体工程学来提高精度。

第一节　历史

1979 年，美国国家标准局和美国机器人协会首次将“机器人”定义为“一种可重新编程的多功能机械手，其设计用来通过各种可编程的运动来移动材料、部件、工具或专用设备，以执行各种任务”[1]。第一个用于手术的机器人，即可编程通用机器 200（the programmable universal machine for assembly 200，PUMA）是由斯坦福大学研究员 Victor

Scheinman 在 1978 年为通用汽车公司开发的 [2]。PUMA200 由一个单臂和计算机控制监视器组成。而它将继续被加州长滩纪念医疗中心的一群放射科医生用于 CT 引导下的脑肿瘤活检 [3]。在 20 世纪 80 年代后期，该小组的成功促进了 PUMA 在泌尿外科领域中前列腺切除术中的应用 [4]。然而，由于固定臂的限制，早期的应用被限制在固定的目标上。

1989 年，前总统 George H.W. Bush 和美国国防部宣布了一项载人火星的计划，这推动了政府资助的机器人在手术中的应用研究。美国宇航局开始研究应用远程控制的外科手术仪器对宇航员进行紧急外科手术 [5]。早期有机器人控制手术手套的想法已经发展成机械手臂 [5]。自机器人技术诞生以来，机器人技术和应用程序一直在不断发展。现在现代机器人技术可以在动态环境中进行精确的手术控制，这使得该技术的应用越来越多。

2016 年，机器人技术被应用于乳腺癌基因（*BRCA*）患者的预防性保留乳头的乳房切除术（NSM）[6,7] 中。尽管机器人 NSM 的学习曲线很陡峭，但它现在被认为是一种可行的选择，它可能会改善患者的预后 [8,9]。可视化和改进的人体工程学被报道是机器人 NSM 的早期优势 [6]。机器人 NSM 已被证明在总体并发症发生率、伤口愈合并发症和乳头坏死率方面具有优越的结果，原因可能是对皮肤的牵引力减少和远程切口置入 [6,7,9-11]。机器人乳房切除术的患者满意度和美学效果也较高，肿瘤学安全性数据也很有前景 [9,12]。

2019 年国际内镜和机器人乳腺手术研讨会专家组制定了机器人 NSM 的共识声明 [13]。他们的建议摘要包括：①机器人 NSM 的适应证：预防性乳房切除术；乳房体积小，肿瘤分期为Ⅱ期或更低（最高可达 5 cm），术前影像学检查显示皮肤与肿瘤距离足够；对新辅助治疗有充分反应的ⅢA 期肿瘤；无皮肤受累。②机器人 NSM 的禁忌证：操作困难导致乳房肥大或下垂（相对禁忌）；高麻醉风险患者（相对禁忌证）；侵犯胸肌或胸壁；炎性乳腺癌；乳头乳晕复合体受累。③技术注意事项：推荐的切口位置是在乳头乳晕复合体水平的腋窝前线；建议对接前采用剪刀钝式隧道法、对接后采用单极剪刀法切取皮瓣；推荐术中乳头下冰冻活检；术后标准引流。④在美国，目前有一项由直觉外科公司与美国食品和药品管理局（FDA）合作申办的多中心试验性器械豁免试验，目的是在机器人 NSM 中实现 FDA 批准的达芬奇机器人适应证 [a]。终点包括 30 天并发症、转为开放手术、与装置相关的不良事件和重建并发症。预计会获得批准。

---

a　参与多中心保留乳头研究装置豁免试验的机构包括：得克萨斯大学 MD 安德森癌症中心、宾夕法尼亚大学、诺斯韦尔健康中心、罗切斯特梅奥诊所、北岸大学卫生系统和佛罗里达梅奥诊所。

第二节　机器人技术在乳房重建中的应用现状

一、保留乳头的乳房切除术后异体重建

（一）背景

机器人 NSM 术后即刻乳房重建可采用自体组织或同种异体移植假体完成。

（二）患者体位和机器人设置

手术期间患者保持仰卧位。同侧手臂置于头部上方是机器人乳房切除术和假体重建的首选体位 [13]。或者手臂可以屈曲成 90°，并固定在一个手臂板上。机器人（da Vinci Surgical System, Intuitive Surgical, Sunnyvale, CA）定位在患者头部。在乳房切除术前，可将含有肾上腺素的肿胀液浸润到乳房内，以协助止血和显影 [7,11,14]。可以用皮下注射针在乳房边缘注射蓝色染料，以防止过度剥离 [15]。在腋窝前线做一个 4~4.5 cm 的切口，以便进行乳房切除和乳房重建。我们倾向于在乳头乳晕复合体水平放置这个切口，这样机器人可以在手臂固定在臂板上的情况下进行无阻碍的旋转，而在腋窝放置更佳的切口可能会使手臂有被机器人损伤的风险（图 16-1）。乳房切除术采用单孔 8 mmHg 充气完成 [6,16]。充气可以使皮肤均匀地呈拱形，而无需使用外部牵开器（图 16-2）。首先从胸肌上提起乳腺组织，然后进行前剥离，以便于更容易地识别浅层剥离的终点 [15]。

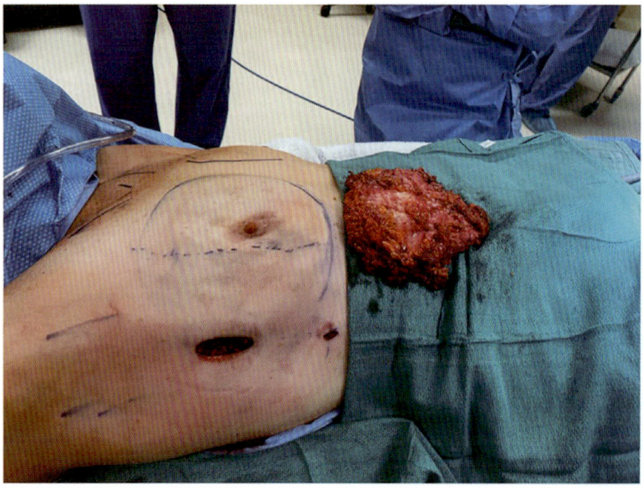

图 16-1　机器人保留乳头的乳房切除术的切口和标本

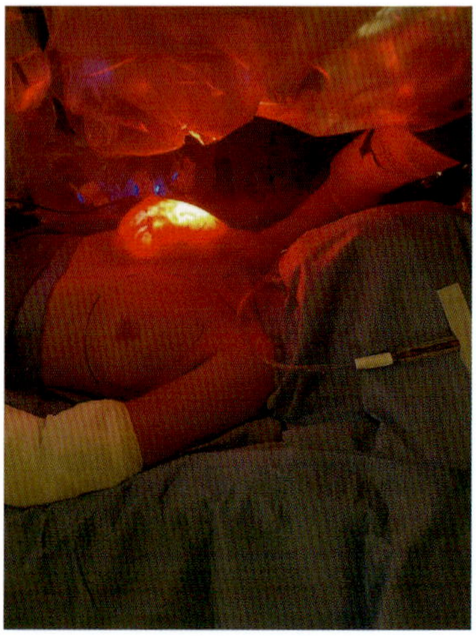

图 16-2　保留乳头的乳房切除术的机器人摆位和患者体位。乳房透光，有助于解剖标本

（三）手术技术

乳房切除完成后，重建可在胸肌前或胸肌后平面完成。胸肌后重建是通过侧胸壁切口直观显示胸肌后平面而进行的。然后重新引入单孔系统，开始注气。之后使用单极剪刀游离胸肌后平面。随后将机器人拆下并移除。部分前锯肌可在直视下抬高形成完整的肌下囊袋。然后放置一个硅胶植入物大小测量器，以验证囊袋剥离。如果需要修改囊袋，可以使用发光的外科发光二极管（LED）牵开器（OBP Surgical, Lawrence, MA）完成。这个区域是重新预备的，硅胶植入物被放置于此。然后，使用一个发光的牵开器用缝线重新缝合肌肉。进行冲洗，并在皮肤闭合前放置 2 个引流管。

如果保留足够的乳房切除皮瓣厚度，皮下植入假体也是可能的。另一种方法是使用机器人技术植入脱细胞真皮基质，这是我们的首选技术[17]。在皮下平面放置植入物尺寸器，在皮肤表面外部标记植入物边界，作为标志（图 16-3）。作为被选择的植入物，在后面的手术桌上将脱细胞真皮基质修剪到适当的大小和轮廓。如果选择了组织扩张器，那么将其放入囊袋中，并使用机器人来固定标签。将扩张器充满所需体积的空气（图 16-4）。然后将脱细胞真皮基质导入乳房切除袋并覆盖在扩张器上。然后重新引入机器人，助手触摸外部皮肤标记，引导机器人使用降落伞法将脱细胞真皮基质缝合到合适的位置。或者，对于直接植入物重建，首先使用机器人辅助缝合线在内侧、上方和外侧将脱细胞真皮基质固定在囊袋中的适当位置。接着放置植入物，然后在直接可视化下完成脱细胞真皮基质的外侧边界的缝合。囊袋控制和乳腺内褶皱的缝合也可以用机器人来完成。

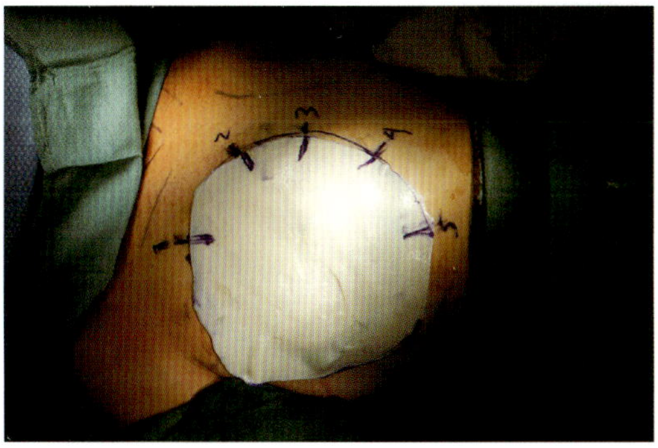

图 16-3　脱细胞真皮基质置入前已计划好

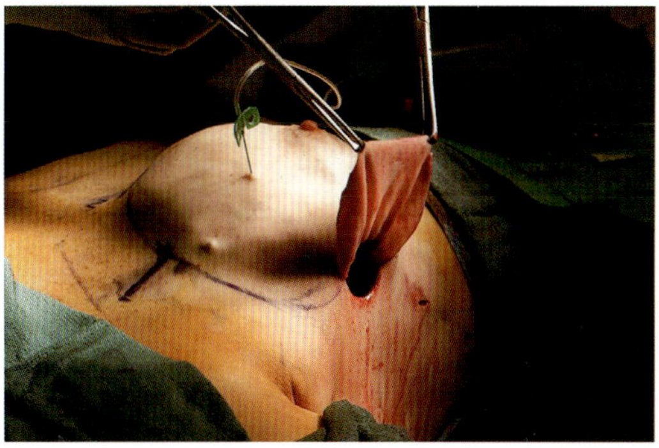

图 16-4　将组织扩张器放入乳房切除的囊袋中，用空气膨胀到所需的填充量。脱细胞真皮基质（ADM）覆盖在扩张器上，并使用机器人降落伞的方法固定在适当的位置

二、机器人腹壁下动脉穿支皮瓣的切取

（一）背景

随着以腹部供区为主力的自体乳房重建成为金标准，长期以来人们一直致力于降低供区发病率。肌肉保留技术的发展最终以腹壁下动脉穿支（DIEP）皮瓣为顶点，其在一定程度上减少了腹壁并发症的发生。然而，疝和膨出仍然是一个问题，据报道，DIEP 皮瓣切取后腹壁无力的发生率高达 20%[18-22]（图 16-5）。与内侧穿支皮瓣相比，外侧穿支皮瓣的肌内走行更短，因此，脂肪坏死的发生率更低，皮瓣切取更方便，但由于腹直肌的运动神经被牺牲，疝和膨出肌无力的发生率增加[21,23-26]。

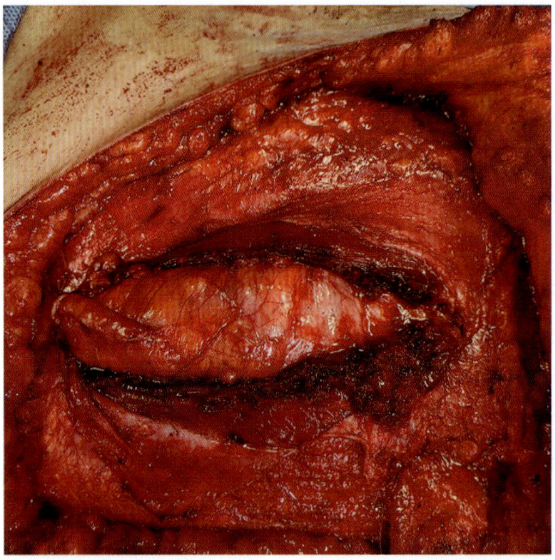

图 16-5　传统的腹壁下动脉穿支皮瓣切取术中可见筋膜切口

机器人腹壁下动脉穿支皮瓣的切取克服了这些挑战，可以从肌下入路快速切取蒂部，在限制筋膜切口的同时保留所有运动神经。Gundlapalli 及其同事首先描述了采用机器人、腹腔内途径切取 DIEP 皮瓣蒂部的方法[27]。多个研究中心的初步报告显示，使用机器人技术切取腹壁下动脉穿支皮瓣可获得良好的结果，目前尚无皮瓣损失、腹腔内并发症或术后疝 / 膨出的文献报道[28-31]。我们最近报道了迄今为止最大的一系列腹腔内机器人 DIEP，没有微血管并发症，并且主观上改善了供区不适[29]。目前，美国 4 家主要医疗中心正在全国范围内开展机器人腹腔内 DIEP，包括 MD 安德森癌症中心、诺斯韦尔健康中心、匹兹堡大学和克利夫兰诊所。其他微创方法（包括腹腔镜和腹膜外方法）也被探索，但采用的比较有限。

（二）术前计划

术前影像学检查是制定机器人 DIEP 皮瓣切取计划的必要条件。可根据外科医生的偏好实施计算机断层扫描血管造影或磁共振血管造影。穿支可在影像学上识别。单个优势穿支或两个紧密组合且肌内走行较短的穿支的患者可考虑采用机器人切取 DIEP 皮瓣。如果需要多个穿支或成排穿支的获取，则采用开放式方法。确定靶穿支后，确定肌内走行。为缩短肌内注射时间，尽可能选择外侧排穿支。测量肌内走行，并从总蒂长度中减去到髂外起点的长度，以确定保留筋膜切口长度的益处[32]（图 16-6）。在合适的患者中，影像学研究报告的筋膜切口获益平均长度为 9.1 cm[33]。据估计，27% 的腹部皮瓣患者适合使用机器人获取皮瓣[33]。这是基于 4 cm 肌内注射过程的临界值。如果适应证扩大到包括任何可以避免在弓状线以下剥离的患者，符合条件的患者数量将高达 70%。在弓状线以下避免切开被认为是对腹壁发病率影响最大的功能临界点，因为鞘膜的前层在弓状线以上提供了最完整的结构。

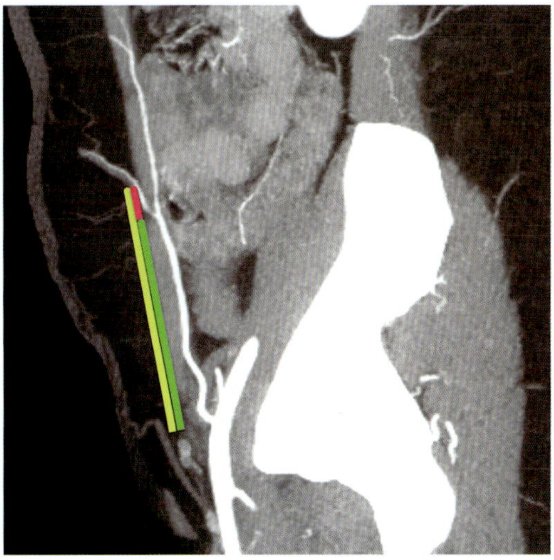

图 16-6 腹壁下动脉 CT 血管造影矢状面分析显示肌内走行长度（红色），血管蒂长度（黄色），以及从血管蒂长度减去肌内走行长度（绿色）所获得的益处

（三）患者体位和机器人设置

术前要进行标准的腹部皮瓣标记。患者取仰卧位，双侧手臂呈 90° 时在臂板上外展。手术开始于标准的 DIEP 皮瓣采集，根据术前影像学检查结果，在靶穿支上抬高并分离腹壁下动脉穿支皮瓣。在确认所选穿支有充分灌注后，切开筋膜并进行穿支肌内解剖。筋膜切口通常限于 2~4 cm（图 16-7）。当遇到蒂部的肌下部分时，将皮瓣固定并将机器

人带入手术区域。机器人的手臂与患者侧呈 90°，位于皮瓣的同侧，用于单侧切取，机器人手臂与患者的对侧腹部对接。对于双侧获取，脐上方的中央对接可暴露两个 DIEP 蒂。达芬奇 Si 或 Xi 机器人系统可用于 DIEP 皮瓣切取。然而，旋转臂可以在不重新定位机器人的情况下完成双侧重建。

（四）手术技术

我们首选的进入腹膜腔的方法是使用静脉穿刺针技术。放置一个 AirSeal 端口（CONMED, Utica, NY），气腹控制在 10~15 mmHg。通过充气口放置 30° 腔镜镜头。然后在皮瓣对侧的直视观察下，在连接腋前线和髂前上棘（ASIS）的直线上，通过筋膜放置三个 8 mm 的孔。头孔应置于肋缘下方，尾孔置于 ASIS 上方。中间的孔位于这两个孔之间。穿刺器套筒端口放置在半月线的侧面，以最大限度地提高可视化和自由移动（图 16-8）。

机器人对接后，可以看到腹壁下蒂位于腹膜浅表。用单极剪刀和双极钳锐性切开腹膜。解剖从髂外血管蒂起点附近开始，直至穿支。当遇到筋膜开口时，气体可能会从此口泄漏，可以用湿润的无菌垫子轻柔按压来控制。当游离完血管蒂时，在血管的起始处放置一个夹子。然后将蒂分离并通过筋膜孔取出（图 16-9）。接着将气腹降低到 8~10 mmHg，以实现无张力机器人闭合。用倒刺缝线闭合腹直肌后鞘。我

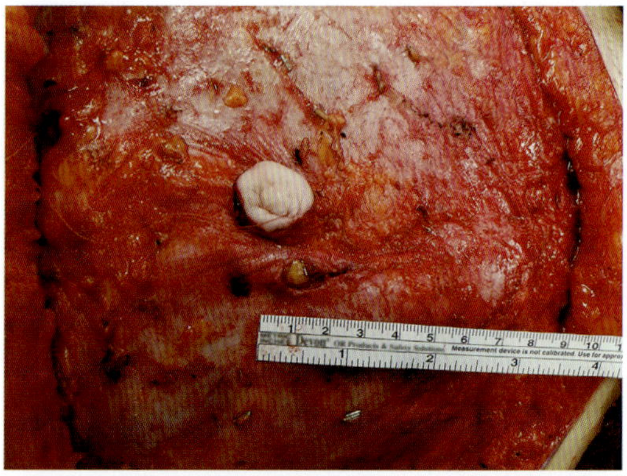

图 16-7　脐周穿支的筋膜切口长度如图所示

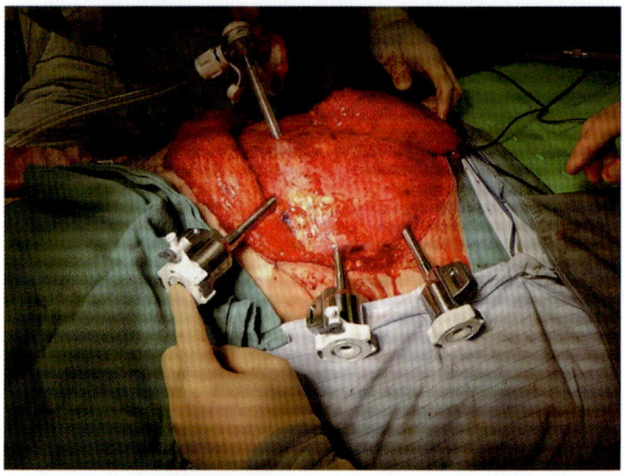

图 16-8　为机器人腹壁下动脉穿支皮瓣切取的端口放置。患者的头部在照片中偏左。左侧腹壁下动脉穿支皮瓣已完成切取

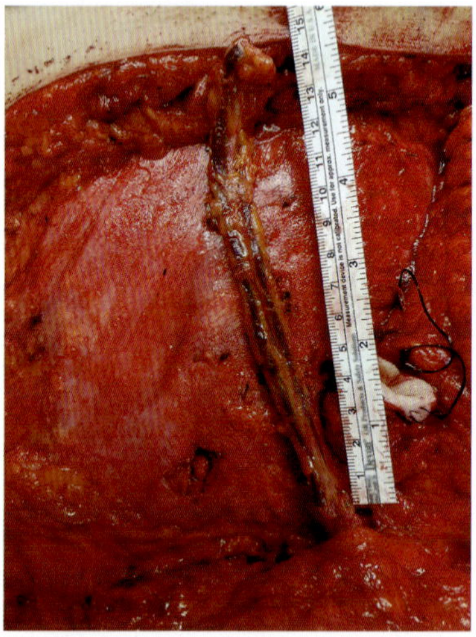

图 16-9　图中显示了机器人腹壁下动脉穿支皮瓣切取中蒂长度与筋膜切口的比较。注意图左下的筋膜切口角小于 2 cm。患者的头朝向照片的底部

们的做法是先关闭腹膜，尽管皮瓣是缺血的，因为这通常只需要不到 15 min。然后以经典的方式对皮瓣进行显微手术吻合。

（五）未来方向

Jung 及其同事 [34] 报告了机器人在腹膜外平面获取 DIEP 蒂的早期发现。他们报告了达芬奇 SP 机器人（Intuitive Surgical, Sunnyvale, CA）的使用。使用单孔系统，可以进入狭窄的腹膜前电位空间，并形成解剖平面。他们的早期发现很有希望，但需要进一步的经验。第一作者在实验室中使用了单孔系统，从剑突下的中心端口进行了双侧 DIEP 获取，这似乎是平稳和相对直接的 [35]。

三、机器人辅助显微手术

（一）机器人微吻合术

一些最早报道的机器人技术应用是进行血管吻合。机器人冠状动脉旁路移植术首先在动物模型中被报道，然后成功应用于人体试验，具有较高的桥血管通畅率 [36-39]。随后是显微外科手术的临床前可行性研究 [40-43]。Selber 报道了整形外科首例在体内进行的机器人显微吻合术，他用股前外侧皮瓣重建了口底缺损。采用黑钻机器人穿刺针机对 2 mm 动脉血管进行端端吻合 [44]。机器人系统可以使用高清晰度光学进行放大、运动缩放和消除震颤，这使得其适用于显微外科手术。机器人显微手术技能的掌握已被证明是快速的 [45-47]。

如果与机器人 NSM 联合使用，胸背血管可以很容易地通过腋窝前切口获取，使其作为受体血管使用。机器人吻合术可以在这种情况下完成，以获得一个独特的集成机器人乳房重建经验。机器人可以在狭窄的空间内完成显微吻合，也可以与腹壁下动脉穿支（DIEP）皮瓣一起用于乳房内血管重建，通过近端肋骨开口获得保留肋骨的血管，且具有良好的蒂长度 [48]。机器人显微吻合术符合人体工程学，特别是随着专门用于显微外科手术的机器人系统的不断发展，未来可能会成为显微外科技术的标准 [46,49]。

（二）机器人超显微手术

有两件事推动了机器人显微外科手术领域的向前发展。一是手术机器人继续分化为更面向任务的和特定的设备。这使得更小的、更紧凑的、具有更好的光学系统和更极端的运动缩放功能的设备出现。与此同时，淋巴水肿手术和超显微外科手术已经成为乳腺癌患者护理的更重要的组成部分。在 0.2~0.8 mm 的血管上进行超显微手术挑战了人类生理学的极限。我们的手术显微镜成倍地增强了我们的视力，但我们的身体运动能力却没有这样的增强。两种显微外科机器人已经出现，以解决超显微手术，特别是治疗和预防性淋巴静脉旁路手术。这些操作在技术上具有挑战性，在预防性淋巴静脉旁路手术中，需要在腋窝以陡峭的角度进行。MUSA（Microsure, Maastricht, Holland）就是这样一个机器人，它利用了现有的显微外科器械的优势，但使用手控制，允许连续的运动缩放和震颤消除[46,50]。SYMANI（MMI, Calci, Italy）已经基于大规模缩小版本的直观滑轮技术建立了自己的仪器[51]。这 2 种设备在欧洲都有欧洲安全认证（CE）标志，预计将在美国登陆。这些机器人很可能会在淋巴水肿和其他应用领域的精确吻合中找到一席之地。

四、机器人背阔肌带蒂肌瓣重建

（一）背景

对于不适合游离组织移植或缺乏显微外科手术能力的机构，背阔肌带蒂肌瓣仍然是重建的一种选择。由于传统的阔肌切取需要很长的切口来观察和分离阔肌蒂，因此，在 20 世纪后期，人们尝试使用内镜微创切取背阔肌，以改善供区并发症[52-54]。然而，这被证明其受到内窥镜刚性、胸腔曲率和器械尖端缺乏精细运动或多个自由度的限制。Selber 发表了机器人获取尸体阔肌可行性的第一份报告[55]。随后，Selber 及其同事报道了一个病例系列，包括 5 个带蒂阔肌用于假体乳房重建，显示了快速、平缓的学习曲线，并减少了皮瓣获取的手术时间[56,57]。与机器人 NSM 联合使用阔肌切取，以及延期使用阔肌切取用于机器人假体乳房重建，都被一些研究小组报道是安全的，并且结局良好[11,58,59]。

（二）患者体位和机器人设置

术前标记阔肌边界。患者取外侧卧位，类似于开放的阔肌瓣切取。在腋窝前线做一个短的垂直切口可用于乳房切除术和阔肌剥离术的即刻重建。另外，在进行延迟重建术时，可以重复使用之前的腋窝或乳房切除术切口。使用单极电刀和发光外科 LED 拉钩在直视下进行浅表解剖，以便放置端口。然后，机器人被放置在患者后方的手术台上，手臂与肌肉平面对齐，并与地板平行。

（三）手术技术

在浅表剥离后，在皮下放置 3 个穿刺器端口。端口位于距腋后线 7 cm、14 cm 和 21 cm 处，在肌肉边缘前方的一条线上。开始充气，并设置为 10 mmHg。肌肉的解剖首先沿着深层表面开始。这个平面相对无血管，充气有助于剥离。单极剪刀和抓手用于解剖，血管大多被烧灼。如果血管特别粗，可以用机器人夹钳夹住，但这种情况很少见。皮下剥离在浅表剥离完成后进行，以防止深部剥离时充气压力将肌肉挤压到胸壁。浅层解剖以类似的方式完成，肌肉从下方和后部附着处剥离。在肌肉解剖的上方和下方，助手可能需要重新定位机器人手臂，以避免机器人手臂在解剖的两端位置发生碰撞。最后完成腋窝解剖，分离肌腱，注意避免损伤蒂部。然后机器人被拆除，肌肉通过切口。引流管在闭合前通过两个下孔置入供区。对于仅需要阔肌进行乳房重建的患者，机器人手术提供了一种可靠、安全的微创技术。适应证主要适用于乳房切除术后放疗但延展性良好的患者，如果进行适当的包膜切除和假体植入，那其覆盖的皮肤将受到损害，从而使血管化的肌肉层变得有价值。它是插入的，并提供类似于脱细胞真皮基质（ADM）的功能；只是它有强大的血液供应，比胸肌有更好的行程和下极支撑。

（四）机器人技术在保乳治疗中的应用

对于乳房体积较小或肿瘤相对于乳房体积较大的患者，带蒂阔肌肌皮瓣也被认为是乳房区段切除术后缺损修复的一种安全选择[60]。机器人切取阔肌瓣也可安全应用于此。Lai及其同事[61]描述了在肿瘤整形重建中使用机器人阔肌来保留乳房体积的良好结果。

第三节　讨论

机器人手术在乳腺外科和整形重建外科中均有一定的应用。然而，目前美国食品和药品管理局尚未批准机器人乳房切除术或任何机器人手术在整形外科的应用。因此，目前所有的应用都被认为是没有被临床试验认可的。机器人乳房切除术和乳房重建手术已被证明是安全可行的选择。我们团队最近发表了一项510（k）研究，是美国食品和药品管理局批准的机器人取阔肌的前瞻性的安全性和结局研究[62]。

第四节　总结

在乳房手术和乳房重建中，机器人手术允许切口最小，并降低供区发病率。虽然该技术的使用存在学习曲线，但只要术前仔细规划，它可以安全地应用。对于合适的患者，机器人 NSM 可联合机器人同种异体或自体重建。

临床治疗要点

- 确保机器人乳腺手术中手臂的安全摆放，避免机器人对血管神经的损伤和撞击。
- 仔细计划切口位置和端口位置，以最大限度地进入手术区域和机器人摄像头视野。
- 机器人乳房切除术联合脱细胞真皮基质降落伞缝合术中乳房边界更容易发生方向迷失；因此，注意乳房边界的标记和规划是必要的。
- 推荐在机器人皮瓣供区部位和乳房切除部位标准使用引流管。
- 术前必须进行影像学检查，以确定哪些患者将从机器人切取腹壁下动脉穿支皮瓣中获益，通过从总蒂长度减去肌内长度来评估潜在的筋膜获益。
- 带蒂阔肌瓣可用于乳房重建术中假体的覆盖，也可用于小乳房患者保乳术后缺损的重建。

利益声明

作者无利益冲突。完成本文未接受任何资助。

参考文献

[1] Albus JS, United S, Robot Institute of A, Center for Mechanical E, Process T. NBS/RIA Robotics Research Workshop: proceedings of the NBS/RIA Workshop on Robotic Research, held at the National Bureau of Standards in Gaithersburg, MD, on November 13-15, 1979. NBS special publication ;602. U.S. Dept. of Commerce, National Bureau of Standards : For sale by the Supt. of Docs., U.S. G.P.O.; 1981:iv, 49 p.

[2] Šabanović PAS. Victor Scheinman, an oral history. Bloomington, Indiana: Indiana University; 2010.

[3] Kwoh YS, Hou J, Jonckheere EA, et al. A robot with improved absolute positioning accuracy for CT guided stereotactic brain surgery. IEEE Trans Biomed Eng 1988;35(2):153–60.

[4] Davies BL, Hibberd RD, Ng WS, et al. The development of a surgeon robot for prostatectomies. Proc Inst Mech Eng H 1991;205(1):35–8.

[5] Leal Ghezzi T, Campos Corleta O. 30 years of robotic surgery. World J Surg Oct 2016;40(10):2550–7.

[6] Toesca A, Peradze N, Galimberti V, et al. Robotic nipple-sparing mastectomy and immediate breast reconstruction with implant: first report of surgical technique. Ann Surg 2017;266(2):e28–

30.

[7] Sarfati B, Honart JF, Leymarie N, et al. Robotic da Vinci Xi-assisted nipple-sparing mastectomy: first clinical report. Breast J 2018;24(3):373–6.

[8] Lai HW, Wang CC, Lai YC, et al. The learning curve of robotic nipple sparing mastectomy for breast cancer: an analysis of consecutive 39 procedures with cumulative sum plot. Eur J Surg Oncol 2019;45(2):125–33.

[9] Lai HW, Chen ST, Mok CW, et al. Robotic versus conventional nipple sparing mastectomy and immediate gel implant breast reconstruction in the management of breast cancer- A case control comparison study with analysis of clinical outcome, medical cost, and patient-reported cosmetic results. J Plast Reconstr Aesthet Surg 2020;73(8):1514–25.

[10] Lee J, Park HS, Lee H, et al. Post-operative complications and nipple necrosis rates between conventional and robotic nipple-sparing mastectomy. Front Oncol 2020;10:594388.

[11] Houvenaeghel G, Bannier M, Rua S, et al. Robotic breast and reconstructive surgery: 100 procedures in 2-years for 80 patients. Surg Oncol 2019;31:38–45.

[12] Toesca A, Invento A, Massari G, et al. Update on the feasibility and progress on robotic breast surgery. Ann Surg Oncol 2019;26(10):3046–51.

[13] Lai HW, Toesca A, Sarfati B, et al. Consensus statement on robotic mastectomy-expert panel from international endoscopic and robotic breast surgery symposium (IERBS) 2019. Ann Surg 2020;271(6):1005–12.

[14] Sarfati B, Struk S, Leymarie N, et al. Robotic nipple-sparing mastectomy with immediate prosthetic breast reconstruction: surgical technique. Plast Reconstr Surg 2018;142(3):624–7.

[15] Selber JC. Robotic nipple-sparing mastectomy: the next step in the evolution of minimally invasive breast surgery. Ann Surg Oncol 2019;26(1):10–1.

[16] Lai HW, Lin SL, Chen ST, et al. Robotic nipple-sparing mastectomy and immediate breast reconstruction with gel implant. Plast Reconstr Surg Glob Open 2018;6(6):e1828.

[17] Jeon DN, Kim J, Ko BS, et al. Robot-assisted breast reconstruction using the prepectoral anterior tenting method. J Plast Reconstr Aesthet Surg 2021;74(11):2906–15.

[18] Park JW, Lee H, Jeon BJ, et al. Assessment of the risk of bulge/hernia formation after abdomen based microsurgical breast reconstruction with the aid of preoperative computed tomographic angiography-derived morphometric measurements. J Plast Reconstr Aesthet Surg 2020;73(9):1665–74.

[19] Siegwart LC, Sieber L, Fischer S, et al. The Use of semi-absorbable mesh and its impact on donorsite morbidity and patient-reported outcomes in DIEP flap breast reconstruction. Aesthetic Plast Surg 2021;45(3):907–16.

[20] Haddock NT, Culver AJ, Teotia SS. Abdominal weakness, bulge, or hernia after DIEP flaps: an algorithm of management, prevention, and surgical repair with classification. J Plast Reconstr Aesthet Surg 2021;74(9):2194–201.

[21] Elver AA, Matthews SA, Egan KG, et al. Characterizing outcomes of medial and lateral perforators in deep inferior epigastric perforator flaps. J Reconstr Microsurg 2022. https://doi.org/10.1055/s-0042-1744310.

[22] Mortada H, AlNojaidi TF, AlRabah R, et al. Morbidity of the donor site and complication rates of breast reconstruction with autologous abdominal flaps: a systematic review and meta-analysis. Breast J 2022;2022:7857158.

[23] Uda H, Tomioka YK, Sarukawa S, et al. Comparison of abdominal wall morbidity between medial and lateral row-based deep inferior epigastric perforator flap. J Plast Reconstr Aesthet Surg 2015;68(11):1550–5.

[24] Rozen WM, Ashton MW, Kiil BJ, et al. Avoiding denervation of rectus abdominis in DIEP flap harvest II: an intraoperative assessment of the nerves to rectus. Plast Reconstr Surg 2008;122(5):1321–5.

[25] Kamali P, Lee M, Becherer BE, et al. Medial row perforators are associated with higher rates of fat necrosis in bilateral DIEP flap breast reconstruction. Plast Reconstr Surg 2017;140(1):19–24.

[26] Hembd A, Teotia SS, Zhu H, et al. Optimizing perforator selection: a multivariable analysis of predictors for fat necrosis and abdominal morbidity in DIEP flap breast reconstruction. Plast Reconstr Surg 2018;142(3):583–92.

[27] Gundlapalli VS, Ogunleye AA, Scott K, et al. Robotic-assisted deep inferior epigastric artery perforator flap abdominal harvest for breast reconstruction: a case report. Microsurgery 2018;38(6):702–5.

[28] Wittesaele W, Vandevoort M. Implementing the Robotic deep inferior epigastric perforator Flap in daily practice: a series of 10 cases. J Plast Reconstr Aesthet Surg 2022;75(8):2577–83.

[29] Bishop SN, Asaad M, Liu J, et al. Robotic harvest of the deep inferior epigastric perforator flap for breast reconstruction: a case series. Plast Reconstr Surg 2022;149(5):1073–7.

[30] Daar DA, Anzai LM, Vranis NM, et al. Robotic deep inferior epigastric perforator flap harvest in breast reconstruction. Microsurgery 2022;42(4):319–25.

[31] Piper M, Ligh CA, Shakir S, et al. Minimally invasive robotic-assisted harvest of the deep inferior epigastric perforator flap for autologous breast reconstruction. J Plast Reconstr Aesthet Surg 2021;74(4):890–930.

[32] Selber JC. The robotic DIEP flap. Plast Reconstr Surg 2020;145(2):340–3.

[33] Kurlander DE, Le-Petross HT, Shuck JW, et al. Robotic DIEP patient selection: analysis of CT angiography. Plast Reconstr Surg Glob Open 2021;9(12):e3970.

[34] Jung JH, Jeon YR, Lee DW, et al. Initial report of extraperitoneal pedicle dissection in deep inferior epigastric perforator flap breast reconstruction using the da Vinci SP. Arch Plast Surg 2022;49(1):34–8.

[35] Choi JH, Song SY, Park HS, et al. Robotic DIEP flap harvest through a totally extraperitoneal approach using a single-port surgical robotic system. Plast Reconstr Surg 2021;148(2):304–7.

[36] Stephenson ER Jr, Sankholkar S, Ducko CT, et al. Robotically assisted microsurgery for endoscopic coronary artery bypass grafting. Ann Thorac Surg 1998;66(3):1064–7.

[37] Damiano RJ Jr, Ducko CT, Stephenson ER Jr, et al. Robotically assisted coronary artery bypass grafting: a prospective single center clinical trial. J Cardiovasc Surg 2000;15(4):256–65.

[38] Damiano RJ Jr, Tabaie HA, Mack MJ, et al. Initial prospective multicenter clinical trial of robotically-assisted coronary artery bypass grafting. Ann Thorac Surg 2001;72(4):1263–8 [discussion: 1268-9].

[39] Li RA, Jensen J, Bowersox JC. Microvascular anastomoses performed in rats using a microsurgical telemanipulator. Comput Aided Surg 2000;5(5):326–32.

[40] Karamanoukian RL, Finley DS, Evans GR, et al. Feasibility of robotic-assisted microvascular anastomoses in plastic surgery. J Reconstr Microsurg 2006;22(6):429–31.

[41] Katz RD, Rosson GD, Taylor JA, et al. Robotics in microsurgery: use of a surgical robot to perform a free flap in a pig. Microsurgery 2005;25(7):566–9.

[42] Katz RD, Taylor JA, Rosson GD, et al. Robotics in plastic and reconstructive surgery: use of a telemanipulator slave robot to perform microvascular anastomoses. J Reconstr Microsurg 2006;22(1):53–7.

[43] Knight CG, Lorincz A, Cao A, et al. Computer-assisted, robot-enhanced open microsurgery in an animal model. J Laparoendosc Adv Surg Tech A 2005;15(2):182–5.

[44] Selber JC. Transoral robotic reconstruction of oropharyngeal defects: a case series. Plast Reconstr Surg 2010;126(6):1978–87.

[45] Alrasheed T, Liu J, Hanasono MM, et al. Robotic microsurgery: validating an assessment tool and plotting the learning curve. Plast Reconstr Surg 2014;134(4):794–803.

[46] van Mulken TJM, Boymans C, Schols RM, et al. Preclinical experience using a new robotic system created for microsurgery. Plast Reconstr Surg 2018;142(5):1367–76.

[47] Selber JC, Alrasheed T. Robotic microsurgical training and evaluation. Semin Plast Surg 2014;28(1):5–10.

[48] Boyd B, Umansky J, Samson M, et al. Robotic harvest of internal mammary vessels in breast reconstruction. J Reconstr Microsurg 2006;22(4):261–6.

[49] Lindenblatt N, Grünherz L, Wang A, et al. Early experience using a new robotic microsurgical system for lymphatic surgery. Plast Reconstr Surg Glob Open 2022;10(1):e4013.

[50] van Mulken TJM, Schols RM, Scharmga AMJ, et al. First-in-human robotic supermicrosurgery using a dedicated microsurgical robot for treating breast cancer-related lymphedema: a randomized pilot trial. Nat Commun 2020;11(1):757.

[51] Ballestín A, Malzone G, Menichini G, et al. New robotic system with wristed microinstruments allows precise reconstructive microsurgery: preclinical study. Ann Surg Oncol 2022. https://doi.org/10. 1245/s10434-022-12033-x.

[52] Fine NA, Orgill DP, Pribaz JJ. Early clinical experience in endoscopic-assisted muscle flap

harvest. Ann Plast Surg 1994;33(5):465–9 [discussion: 469-72].

[53] Van Buskirk ER, Rehnke RD, Montgomery RL, et al. Endoscopic harvest of the latissimus dorsi muscle using the balloon dissection technique. Plast Reconstr Surg 1997;99(3):899–903 [discussion: 904-5].

[54] Lin CH, Wei FC, Levin LS, et al. Donor-site morbidity comparison between endoscopically assisted and traditional harvest of free latissimus dorsi muscle flap. Plast Reconstr Surg 1999;104(4):1070–7 [quiz: 1078].

[55] Selber JC. Robotic latissimus dorsi muscle harvest. Plast Reconstr Surg 2011;128(2):88e–90e.

[56] Selber JC, Baumann DP, Holsinger CF. Robotic harvest of the latissimus dorsi muscle: laboratory and clinical experience. J Reconstr Microsurg 2012;28(7):457–64.

[57] Selber JC, Baumann DP, Holsinger FC. Robotic latissimus dorsi muscle harvest: a case series. Plast Reconstr Surg 2012;129(6):1305–12.

[58] Lai HW, Lin SL, Chen ST, et al. Robotic nipple sparing mastectomy and immediate breast reconstruction with robotic latissimus dorsi flap harvest-technique and preliminary results. J Plast Reconstr Aesthet Surg 2018;71(10):e59–61.

[59] Fouarge A, Cuylits N. From open to robotic-assisted latissimus dorsi muscle flap harvest. Plast Reconstr Surg Glob Open 2020;8(1):e2569.

[60] Mericli AF, Szpalski C, Schaverien MV, et al. The latissimus dorsi myocutaneous flap is a safe and effective method of partial breast reconstruction in the setting of breast-conserving therapy. Plast Reconstr Surg 2019;143(5):927e–35e.

[61] Lai HW, Chen ST, Lin SL, et al. Technique for single axillary incision robotic assisted quadrantectomy and immediate partial breast reconstruction with robotic latissimus dorsi flap harvest for breast cancer: a case report. Medicine (Baltimore) 2018;97(27): e11373.

[62] Shuck J, Asaad M, Liu J, et al. Prospective pilot study of robotic-assisted harvest of the latissimus dorsi muscle: a 510(k) approval study with U.S. food and drug administration investigational device exemption. Plast Reconstr Surg 2022;149(6):1287–95.